"十四五"时期国家重点出版物出版专项规划项目

城市公共卫生安全风险防控丛书

编委会主任：王德学　　总主编：钟志华　孙 阳　　执行总主编：孙建平　邬惊雷

城市公共卫生风险防控概论

INTRODUCTION TO THE PUBLIC HEALTH RISK PREVENTION AND CONTROL OF URBAN AREAS

主　编　邬惊雷
副主编　吴立明　吴国柱

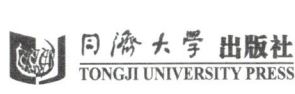

·上海·

图书在版编目(CIP)数据

城市公共卫生风险防控概论/邬惊雷主编；吴立明，吴国柱副主编. --上海：同济大学出版社，2025.3.（城市公共卫生安全风险防控丛书/钟志华，孙阳总主编）. -- ISBN 978-7-5765-1067-6

Ⅰ.R126

中国国家版本馆CIP数据核字第2024PA2740号

国家出版基金项目
"十四五"时期国家重点出版物出版专项规划项目
上海市促进文化创意产业发展财政扶持资金资助项目

城市公共卫生安全风险防控丛书

城市公共卫生风险防控概论
Introduction to the Public Health Risk Prevention and Control of Urban Areas

主　编　邬惊雷　　副主编　吴立明　吴国柱

丛书策划	高晓辉			
责任编辑	高晓辉　宋　立		助理编辑	陈妮莉
责任校对	徐逢乔		装帧设计	唐思雯

出版发行	同济大学出版社　www.tongjipress.com.cn （地址：上海市四平路1239号　邮编：200092　电话：021-65985622）
排版制作	南京文脉图文设计制作有限公司
印　　刷	上海安枫印务有限公司
开　　本	787mm×1092mm　1/16
印　　张	14.75
字　　数	279 000
版　　次	2025年3月第1版
印　　次	2025年3月第1次印刷
书　　号	ISBN 978-7-5765-1067-6
定　　价	98.00元

版权所有　侵权必究　印装问题　负责调换

内容简介

习近平总书记强调"构建起强大的公共卫生体系，为维护人民健康提供有力保障"。城市是社会经济文化发展的重要载体，加快打造与社会主义现代化城市功能定位相匹配的公共卫生体系，确保城市公共卫生安全是必须牢牢守住的底线。本书立足城市和公共卫生两个维度，对城市公共卫生风险的概念、来源、管理和防控进行了系统化分析。

本书首先对公共卫生风险的定义和范围进行系统的阐述，分析了公共卫生风险对城市可能产生的影响及应对策略。其次，对城市公共卫生风险的种类进行了划分；同时从环境危害因素、重点易发场所、易感及特殊人群等角度分析了城市公共卫生风险，并对公共卫生及其相关服务的可及性进行了阐述。再次，基于城市风险管理理念，结合具体案例，从风险识别、风险分析、风险评价、风险管理与沟通和健康影响评估等方面阐述了城市公共卫生风险管理的方法。最后，从加强体系建设、机制建设、能力建设和强化保障措施四个方面提出城市公共卫生风险防控的对策。本书将公共卫生领域已有的丰富研究和较成熟理论支撑的成果进行系统的梳理、总结，结合具体案例给出了公共卫生风险管理的方法以及城市公共卫生风险防控的对策。

本书是城市各级管理者、行业和企业相关管理人员，以及行业相关技术人员掌握城市公共卫生风险防控管理的必备读物。

作者简介

邬惊雷，上海市医学会会长，上海市卫生健康委员会原主任、上海市健康促进委员会原副主任、上海市中医药管理局原局长。主任医师，长期从事儿科医学和医院管理工作，具有丰富的临床经验和行政管理经验，历任复旦大学附属儿科医院副院长、复旦大学医院管理处处长、复旦大学附属妇产科医院院长。主编《实用儿科药物手册》第二版，参编《实用药物手册》第五版和《临床儿科学》第一版、第二版；《默克临床手册》中文第十八版、第十九版主要译者之一。

吴立明，现任上海市疾病预防控制局副局长，公共卫生硕士，主任医师。长期从事环境与健康研究、健康促进、疾病预防控制等工作。曾作为主要完成人或主要参与人获上海市科学技术普及奖二等奖、上海市决策咨询研究成果奖一等奖、上海市标准化优秀学术成果奖三等奖等奖项。

吴国柱，现任上海市疾病预防控制局卫生与免疫规划处处长，社会医学与卫生事业管理硕士，副研究员。长期从事疾病预防控制、公共卫生管理等工作。

"城市公共卫生安全风险防控丛书"
编委会

学　术　顾　问　高　福　中国科学院院士

编委会主任　　　王德学

总　主　编　　　钟志华　孙　阳

编委会副主任　　陈啸宏　徐祖远　周延礼　李逸平　方守恩
　　　　　　　　沈　骏　李东序　陈兰华　吴慧娟　王晋中

执行总主编　　　孙建平　邬惊雷

编委会成员（按姓氏音序排序）

蔡　军（上海市精神卫生中心）

蔡　军	陈秀平	盖博华	高　欣	顾春源
顾振华	胡伟国	蒋　勤	李　健	李永奎
凌建明	刘　坚	刘　军	刘中民	罗　蒙
马万经	彭少杰	沈　洁	施　骞	石　红
谭维勇	涂辉招	王跃全	魏建军	吴国柱
吴立明	武景林	项晓刚	谢　斌	谢　青
徐文停	余小萍	苑　辉	张建忠	张　林
张世翔	张兴根	张永怡	赵海磊	朱　圆

本书编委会

主　审　邬惊雷

主　编　邬惊雷

副主编　吴立明　吴国柱

编　委（按姓氏笔画排序）

王　俐	王　晔	王　彬	王一雄	王真瑜	毛盛华
方绮雯	尹　艳	石丽莎	叶　魏	白江涛	朱　民
朱奕奕	朱慧珺	伍　晨	任洋洋	刘洪霞	汤　杨
孙　平	孙　洁	孙力菁	孙玮奇	苏　怡	杜爱民
李　竹	杨　燕	杨建军	杨思佳	肖文佳	吴　筝
邱　琪	何　蓉	何飞龙	何锦怡	佘媛媛	沈小明
宋　夏	张　佳	张　诚	张　喆	张　智	张　瑜
张　静	张　霞	张伟波	张莉君	张宸罡	陆殷昊
陈　田	陈　勇	陈　哲	陈　健	陈非儿	陈卓蕾
陈瑛玮	邵海妍	林　声	罗宝章	金　权	金必红
周　娴	周江睿	郑　方	郑雅旭	赵　琦	胡逸欢
钟　姮	段胜钢	侯立光	俞　晓	姜晨彦	姜综敏
宫霄欢	祖　平	夏　天	钱海雷	徐　烈	高　勇
高剑晖	唐　颖	崔元起	阎　俊	隋少峰	蒋先进
韩若冰	童　玲	道　理	蔡　军	滕　峥	潘　翔
潘明华	戴　阳	戴思敏	戴秋霞		

总序 PREFACE

在城市日益快速发展的背景下，我们深刻认识到，公共卫生安全风险防控已经成为现代城市安全体系中不可或缺的重要组成部分。面对突发公共卫生事件的广泛性、突发性、关联性和深远性，我们意识到，这些事件不仅危及市民的生命安全，还会对城市运行造成系统性影响，并可能在社会治理、经济发展和人民生活等各个方面引发长期风险。城市高质量发展迫切需要针对这一领域的研究和实践提出系统化、专业化、全面化的成果总结，并进行宣传推介，以满足广大人民群众和城市管理者的需求。基于这一认识，自 2020 年起，我们开始策划并推进"城市公共卫生安全风险防控丛书"（以下简称"丛书"）的编撰与出版工作。

立足于现实，确保城市公共卫生这一复杂系统能够有效应对各类风险，特别是具有应对城市层面系统风险的能力，是这套丛书试图回答的核心议题。丛书的初衷在于填补城市视角下公共卫生安全风险防控领域系统出版物的空白，也是希望在"十三五"国家重点图书出版物出版专项规划项目、荣获第八届中华优秀出版物奖图书奖的"城市安全风险管理丛书"的基础上，进一步拓展和深化针对城市风险治理的研究。

"城市公共卫生安全风险防控丛书"的创新之处在于其视角的拓展。我们不仅关注突发公共卫生事件的风险防控，还从更广阔的视角审视可能影响城市公共卫生体系稳定运行的风险因素。例如，丛书探讨了极端天气灾害、基础设施老化、城市运行堵点等问题如何与公共卫生安全相互交织、相互影响，这也是本套丛书的一大亮点。通过跨学科的知识融合，丛书试图打造城市层面公共卫生风险防控的知识图谱，将城市安全风险治理的理念与公共卫生安全的具体实践紧密结合，力图在理论和实践之间架起一座桥梁。

这套丛书在内容上深化了对传统公共卫生突发事件防控的理解，汇总了最新的实践经验，并关注城市化进程中涌现的新问题。它涵盖了从传染病、食品安全、灾难医学，到心理韧性、老年护理、中医药等多个领域的风险防控。丛书不仅继承了传统公共卫生危机应对的理论与实践，还创新性地融合了现代城市管理、社区治理、健康传播等新兴领域，为城市应对复杂多变的公共卫生风险提供了更为系统和全面的策略与解决方案。丛书探索了新理念、新技术和新方法的应用，全面拓展了公共卫生管理的视野，力求为城市管理者、公共卫生专家以及相关决策者提供切实可行的参考和指引，力争为未来的城市公共卫生风险治理提供理论支撑和操作框架。

丛书的编撰出版不仅仅是学术成果的汇聚，更是一个为了共同目标，多方协作、共同努力、面向未来的耕耘与探索之旅。从丛书的策划，到构建起包含 13 个分册的完整体系，每个编写团队的精心打磨，直至出版团队的协同审校，丛书出版的每一个环节都凝聚了许许多多人的辛勤努力和智慧。丛书的编委会成员来自城市运行管理、应急管理和公共卫生管理领域，他们共同决定了丛书的定位与核心理念。各分册的编撰团队有来自公共卫生管理、城市管理等政府部门的专家，也有来自同济大学、上海交通大学、复旦大学、上海中医药大学、华东师范大学以及全国乃至海外多所高校和研究机构的研究人员，还有上海的瑞金医院、上海市东方医院、上海市精神卫生中心等多家医疗机构的一线工作人员，这些多元化背景的团队成员使丛书的内容更加丰富。出版团队则由同济大学出版社的专业编辑组成。可以说，整个团队不仅为科研与实践经验的转化奠定了坚实的基础，也为丛书成为高质量学术出版物提供了有力保障，对丛书的顺利完成起到了重要的支撑作用。

自丛书策划以来，编委会及专家团队便积极贡献智慧、充分交流，提出了许多宝贵的意见和建议，确保了丛书的编写工作更加周密、系统、完善与全面。在此，我要特别感谢所有参与的专家、学者，感谢你们的辛勤付出和对这套丛书所做的贡献。

随着本丛书的逐步完成，我们相信，它不仅仅是对现有公共卫生风险防控理论的补充，更是推动城市公共卫生安全体系建设的重要理论工具。我们期望通过丛书的出版、发行与传播，为城市在公共卫生风险治理方面提供可借鉴的经验、科学的方法和有益的思路，为推动"健康中国"的建设，保障广大人民群众的生命安全与健康，以及城市的高质量发展起到积极作用。

在此，我谨向所有参与本丛书的编委、专家以及工作人员表示衷心的感谢！正是你们的不懈努力和执着追求，使得这一意义深远的出版项目得以顺利推进。我坚信，在大家的共同努力下，这套丛书必将成为推动城市公共卫生安全风险防控理论研究和实践应用的最新重要成果。

中国职业安全健康协会党委书记、理事长

2025 年 2 月

前言 FOREWORD

健全公共卫生体系是保障全民健康的重要一环，也是建设健康中国的重要基础。习近平总书记指出，只有构建起强大的公共卫生体系，健全预警响应机制，全面提升防控和救治能力，织密防护网，筑牢筑实隔离墙，才能切实为维护人民健康提供有力保障。上海市委、市政府始终坚持人民至上、生命至上，把人民的生命安全和身体健康放在第一位，高度重视公共卫生体系建设。多年来，上海贯彻落实"政府主导、部门负责、社会参与"原则，从体系建设、制度完善和体制机制健全等方面构筑起保障人民群众生命安全和身体健康防线，全面提升全市公共卫生服务能力。

近年来，上海市卫生健康委、市疾病预防控制局认真贯彻落实党的二十大、二十届二中、三中全会精神和习近平总书记关于"推进疾控体系现代化"的重要指示精神，在上级主管部门关心和支持下，加强多部门协同，坚持预防为主、防治结合，持续构建和完善全市公共卫生应急管理体系，强化组织、法制等保障，完善综合防控机制，全面提升传染病监测预警、实验室检测等应急处置能力，抓紧推进疾控体系现代化、公共卫生三年行动计划、公卫人才队伍建设、应急科研攻关、应急物资保障等重大专项建设，全面加强疾控体系、人才队伍、科研力量、投入保障机制等建设，强化部门上下联动、医防融合、社区治理，形成了紧密有效的防治体系，初步建成了适应超大城市建设发展的公共卫生安全治理模式，在各类突发公共卫生事件和新发突发传染病应急处置中发挥了重要作用，有力保障了上海合作组织峰会、"亚信"峰会、上海进口博览会等重大活动的顺利举办。

当前，卫生健康和疾控工作正面临高质量发展的重要契机。上海将以国家疾控体系改革方向为指引，持续完善疾控体系现代化建设，进一步强化医防融合、防治结合，发挥疾控机构专业优势和技术支撑作用，加强医疗机构风险防范和医疗救治能力，提升社区卫生服务机构基层防控能力，加强全社会参与、功能互补、相互协调的公共卫生治理架构，努力发挥好"先行者"和"排头兵"的示范引领和辐射带动作用，努力把上海建设成为全球公共卫生最安全城市之一，为健康中国建设发展奠定坚实基础。

本书是"十四五"时期国家重点出版物出版规划项目"城市公共卫生安全风险防控丛书"的第一本。本书聚焦超大城市公共卫生风险防范和应急管理，梳理分析城市面临的主要公共卫生风险隐患，有针对性地提出综合防控措施，及时有效地处置各类公共卫生风险，为推动市民健康和城市公共卫生安全体系建设打下坚实基础，推动公共卫生体系高质量发展。

本书分为四章。第1章主要介绍城市公共卫生风险的基本概念及其影响因素、危害和应对策略。第2章概要介绍了城市公共卫生风险的种类与主要来源，包括病原微生物与传染性疾病、环境危害因素等。第3章聚焦公共卫生风险管理方法，简要介绍风险识别、风险分析、风险评价、风险沟通、健康影响评估以及相关案例。第4章主要介绍城市公共卫生风险防控的对策，包括加强体系建设、机制建设、能力建设和强化保障措施。

在本书的编写过程中，上海市疾病预防控制局吴立明虽然工作繁忙，仍殚精竭虑统筹参与编撰工作。上海市卫生健康委员会、上海市体育局、上海市疾病预防控制中心、上海市血液中心（上海市血液管理办公室）、上海市健康促进中心、上海市医疗急救中心、上海市精神卫生中心（上海市疾控精神卫生分中心）、上海海关卫生检疫处、复旦大学公共卫生学院等单位为本书编撰工作提供了丰富的学术材料和案例资料，感谢各单位自始至终的支持和贡献。

来自公共卫生、流行病学、环境卫生、卫生政策、应急管理、健康教育、社会医学、卫生管理、精神卫生和心理健康等领域的专家（按姓氏笔画排序）：王彤、王玲、艾晓金、杨超、吴宏、吴文辉、吴立明、吴春峰、何智纯、沈银忠、张晰、张志锋、郝为民、倪元峰、唐文娟、谢斌等为本书的撰写提供了具体的专业支持。感谢他们所投入的时间、经验和智慧。

限于编者团队水平和能力，本书编写存在遗漏或不足之处，恳请广大读者批评指正。

编者

2024年12月

目录

总序

前言

001	**第1章 城市公共卫生风险概述**	
001	1.1 基本概念	
001		1.1.1 公共卫生
002		1.1.2 风险与公共卫生风险
003		1.1.3 突发公共卫生事件
006		1.1.4 公共卫生安全
006	1.2 城市公共卫生风险	
006		1.2.1 城市与公共卫生风险事件
008		1.2.2 城市发生公共卫生风险事件的影响因素
011		1.2.3 城市公共卫生风险事件的危害
013		1.2.4 城市公共卫生风险的应对策略
016	**第2章 城市公共卫生风险的种类与主要来源**	
016	2.1 病原微生物与传染性疾病	
016		2.1.1 常见传染病
021		2.1.2 输入性传染病
028		2.1.3 新发与再发传染病
029		2.1.4 病媒生物
033		2.1.5 实验室生物安全
037	2.2 环境危害因素	
037		2.2.1 食品安全
042		2.2.2 饮用水安全
045		2.2.3 室内外空气污染

048		2.2.4	废弃物及土壤污染
051		2.2.5	职业危害
055		2.2.6	放射性因素与核安全
059	2.3	公共卫生及其相关服务的可及性	
059		2.3.1	上海市院前医疗急救体系概况
063		2.3.2	输血安全和用血保障
067		2.3.3	社区卫生服务中心
070		2.3.4	应急医疗诊断与救治
076		2.3.5	国际旅行卫生保健服务
077		2.3.6	体育锻炼场所
080		2.3.7	精神卫生与公共卫生
082	2.4	重点场所	
083		2.4.1	社区
086		2.4.2	学校
088		2.4.3	公共交通工具
093		2.4.4	商场、超市和农贸市场
095		2.4.5	大型活动与会议

104	**第 3 章　公共卫生风险管理的方法**		
104	3.1	风险评估与风险管理总论	
109	3.2	风险识别方法	
109		3.2.1	流行病学研究
112		3.2.2	毒理学研究方法
118	3.3	风险分析	
118		3.3.1	概述
120		3.3.2	控制措施评估

目录 CONTENTS

120	3.3.3	后果分析
120	3.3.4	可能性分析
121	3.3.5	不确定性和敏感性
122	**3.4**	**风险评价**
122	3.4.1	危害识别（来源/排放评估）
123	3.4.2	危害特征描述（剂量-效应评估）
123	3.4.3	接触评定
124	3.4.4	风险特征描述
124	3.4.5	新食品健康风险评价
128	3.4.6	涉水产品健康风险评价
133	3.4.7	消毒产品健康风险评价
137	**3.5**	**风险沟通**
137	3.5.1	风险沟通的发展
137	3.5.2	风险沟通的概念
138	3.5.3	风险沟通的目的
140	3.5.4	风险沟通的原则
141	3.5.5	风险沟通的模式
142	3.5.6	风险沟通的方法
143	**3.6**	**健康影响评估**
143	3.6.1	健康影响评估概念
146	3.6.2	健康影响评估方法的科学基础
147	3.6.3	健康影响评估实施程序
156	**3.7**	**案例**
156	3.7.1	传染病风险应急案例——上海市 2016 年寨卡病毒病输入疫情的风险评估
160	3.7.2	健康影响评估案例——上海市浦东新区职业病危害因素在线监测实施方案的健康影响评估

第4章 城市公共卫生风险防控的对策

- 168　　4.1　加强体系建设
  - 168　　　　4.1.1　公共卫生应急指挥体系
  - 173　　　　4.1.2　公共卫生监测预警体系
  - 181　　　　4.1.3　现代化疾病预防控制体系
- 186　　4.2　加强机制建设
  - 186　　　　4.2.1　联防联控机制
  - 188　　　　4.2.2　群防群控机制
  - 191　　　　4.2.3　平战结合机制
  - 192　　　　4.2.4　快速响应机制
- 194　　4.3　加强能力建设
  - 194　　　　4.3.1　基础设施建设
  - 197　　　　4.3.2　学科人才队伍
  - 199　　　　4.3.3　科技攻关能力
  - 200　　　　4.3.4　信息化建设
  - 203　　　　4.3.5　舆情应对和引导能力
  - 206　　　　4.3.6　实践案例：依托加强公共卫生体系建设三年行动计划，全面提升应对公共卫生风险能力
- 207　　4.4　强化保障措施
  - 207　　　　4.4.1　组织保障
  - 210　　　　4.4.2　法治保障
  - 211　　　　4.4.3　投入保障

第1章
城市公共卫生风险概述

1.1 基本概念

1.1.1 公共卫生

1. 公共卫生的定义

1920年，美国公共卫生领袖人物查尔斯·爱德华·阿莫里·温斯洛（Charles Edward Amory Winslow）教授提出了被广泛引用的经典定义（Winslow定义），即公共卫生是通过有组织的社区努力来预防疾病、延长寿命、促进健康、提高效益的科学和艺术。20世纪60年代，英国医学研究所委员会主席杰弗里·维寇（Geoffrey Vickers）从疾病、科学与社会价值观之间的互动关系出发，提出了"维寇定义"，即社会对各种健康问题在不同时空条件下的反应，取决于这些问题是否超越了当时社会的容忍程度，并从科学事实和社会价值观的角度理解不同传染病流行时的公共卫生应对措施。1988年，美国医学研究所（Institute of Medicine，IOM）提出公共卫生的使命是在保障人群健康的同时，实现社会的整体利益。2003年，IOM在《21世纪公共卫生的未来》报告中再次强调，公共卫生是社会为了保障每个人的健康而采取的集体行动。

2003年7月，在全国卫生工作会议上，时任中国国务院副总理兼卫生部部长的吴仪女士代表政府对公共卫生给出了明确的定义："公共卫生就是组织社会共同努力，改善环境卫生条件，预防和控制传染病及其他疾病的流行，培养良好的卫生习惯和文明生活方式，提供医疗服务，达到预防疾病、促进人民身体健康的目的。"该定义的内涵从根本上解决了我国公共卫生体系建设与国际接轨的问题。

2. 新公共卫生的内涵

20世纪60年代，"新公共卫生"（New Public Health）的概念首次被提出。1986年，世界卫生组织（World Health Organization，WHO）在第一届健康促进国际大会上发表的《渥太华宪章》中，对"新公共卫生"进行了定义：在政府的领导下，在社会的水平上，保护民众远离疾病和促进公众健康的所有活动。与传统公共卫生相比，新公共卫生进一步拓展了工作内容，工作范围从医疗卫生领域扩展到了整个社会层面（表1-1）。

表1-1 传统公共卫生与新公共卫生的差异

	传统公共卫生	新公共卫生
涉及的内容	为民众提供基础设施，如清洁的饮水、卫生的食物、住房和卫生设施等	同时强调给民众提供强有力的社会支持
关注的问题	主要关注威胁人类健康的传染病	同时关注慢性病和精神卫生问题等
干预的方式	重视教育人们改变生活方式以获得健康	强调社会对人们生活方式的决定性作用，着重于创造可以引导健康生活方式的社会环境
聚焦的群体	重视改善穷人和有特殊需求的人群的健康状况	创造公平的社会环境，以促进健康
研究的方法	以流行病学方法为主	采用多学科方法的集合
实施的主体	卫生专业人员	多部门合作

3. 公共卫生的领域

传统公共卫生是在生物医学模式下，以疾病（包括传染病、地方病和职业病）为中心的公共卫生服务。随着社会的不断发展和经济全球化的深入，现代公共卫生的范畴已经大大扩展，成为一项关系人民大众健康的重要公共事业。它不仅包括对重大疾病尤其是传染病的预防、监控和治疗，还涵盖了对食品、药品安全和公共环境卫生的监督与风险管理等内容。

1.1.2 风险与公共卫生风险

1. 风险

风险指可能发生的危险，即发生不幸事件的概率。德国社会学家乌尔里希·贝克（Ulrich Beck）在1986年提出的"风险社会"理论，标志着该研究的成熟。该理论指出，风险是当代社会的一个显著特征，现代风险主要是源于人类知识的增长和科学技术的快速发展，对整个世界带来的强烈作用所造成的结果。不同时期，人们对风险的理解和认知存在显著差异。2012年，特杰·阿文（Terje Aven）总结了风险概念的发展历程（图1-1），并将风险划分为由疾病、自然灾害等自然因素引起的自然风险，以及由人类活动、物质和技术等因素引起的人为风险。

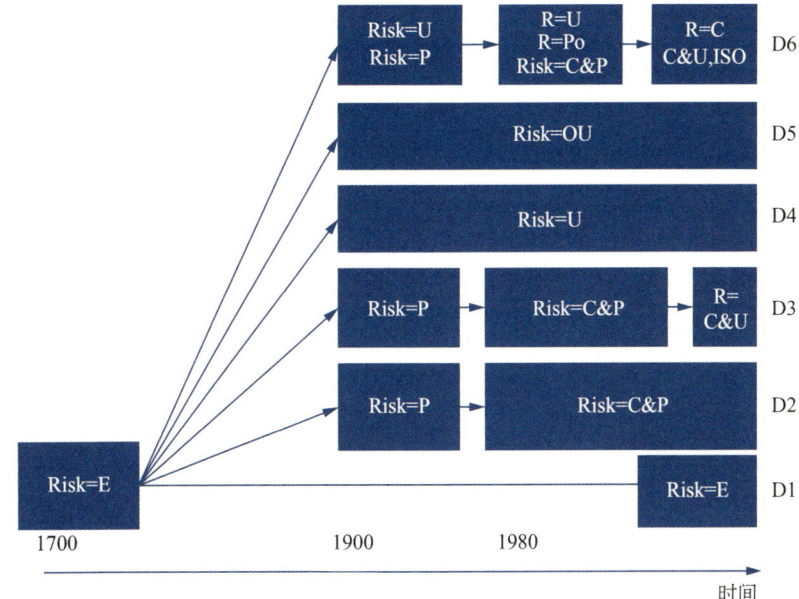

R=风险（Risk），E=预期损失[Expected Value（Loss）]，P=不良事件的概率（Probability），OU=客观不确定性（Objective Uncertainty），U=不确定性（Uncertainty），C=事件或后果（Event/Consequence），Po=潜在损失的可能性（Potential/Possibility），ISO=危险的定义（Definition of Risk）

图 1-1　风险概念的演化图谱（Terje Aven，2012）

2. 公共卫生风险

公共卫生风险既具有客观存在性，也有主观建构性。目前，公众和学界尚未对公共卫生风险形成一个明确的定义。从广义上讲，它指的是严重威胁公众健康与社会稳定的各种风险因素的总称。从狭义上讲，公共卫生风险特指那些突然发生的，对人类社会造成严重影响和巨大损失的事件的可能性，主要包括重大自然灾害与事故灾难的风险。2019 年，习近平总书记在省部级主要领导干部坚持底线思维着力防范化解重大风险专题研讨班等会议上专门提出，防范化解重大疫情和突发公共卫生风险，事关国家安全和发展，事关社会政治大局稳定。两个"事关"，强调防范化解重大疫情和突发公共卫生风险的紧迫性。

1.1.3　突发公共卫生事件

1. 突发事件

2007 年 8 月 30 日颁布、2024 年 6 月 28 日修订的《中华人民共和国突发事件应对法》对突发事件定义为：突然发生，造成或者可能造成严重社会危害，需要采取应急处置措施予以应对的自然灾害、事故灾难、公共卫生事件和社会安全事件。

2. 突发公共卫生事件

2003年5月9日发布的《突发公共卫生事件应急条例》将突发公共卫生事件定义为：突然发生，造成或者可能造成公众健康严重损害的重大传染病、群体性不明原因疾病、重大中毒、放射性损伤、职业中毒，以及因自然灾害、事故灾难或社会安全事件引起的严重影响公众身心健康的事件。突发公共卫生事件具有突发性、准备和预防的困难性、多样性、复杂性、群体性以及危害严重性。

根据《国家特别重大、重大突发公共事件分级标准（试行）》，突发公共卫生事件可按性质、危害程度、涉及范围划分为特别重大（Ⅰ级）、重大（Ⅱ级）、较大（Ⅲ级）和一般（Ⅳ级）四级，分级标准对比如表1-2所示。

表1-2 国家特别重大、重大突发公共事件分级标准对比

分类		特别重大（Ⅰ级）	重大（Ⅱ级）	较大（Ⅲ级）	一般（Ⅳ级）
重大传染病疫情	肺鼠疫、肺炭疽	大、中城市或波及2个以上省份，并有扩散趋势	在一个县（市）行政区域内，一个平均潜伏期内发生5例以上或相关联的疫情波及2个以上县（市）	在一个县（市）行政区域内，一个平均潜伏期内发生5例以下；腺鼠疫：在一个县（市）行政区域内，一个平均潜伏期内连续发病10例以上，或波及2个以上县（市）	腺鼠疫：一个县（市）行政区域内发生，一个平均潜伏期内病例数小于10例
	霍乱		一个市（地）行政区域内，1周内发病30例以上，或波及2个以上市（地）并有扩散趋势	一个县（市）行政区域内，1周内发病10~29例或波及2个以上县（市），或市（地）级以上城市的市区首次发生	一个县（市）行政区域内发生，1周内发病9例以下
	传染性非典型肺炎、人感染高致病性禽流感	有扩散趋势	疑似病例		
	乙类、丙类传染病		波及2个以上县（市），1周内发病水平超过前5年同期平均发病水平2倍以上	一个县（市）行政区域内，1周内发病水平超过前5年同期平均发病水平1倍以上	
	新传染病或已经消灭的传染病	发生或传入并有扩散趋势；周边以及与我国通航的国家和地区发生特大传染病疫情，并出现输入性病例	发生或传入，尚未扩散		
群体性不明原因疾病	群体性不明原因疾病	涉及多个省份并有扩散趋势	扩散到县（市）以外的地区	在一个县（市）行政区域内	

续表

分类		特别重大（Ⅰ级）	重大（Ⅱ级）	较大（Ⅲ级）	一般（Ⅳ级）
重大食物和职业中毒	食品安全事故	对2个以上省（区、市）造成严重威胁并扩散或跨地区、跨国并造成特别严重社会影响	对1个以上省（区、市）内2个以上市（地）造成危害		
	食物中毒		一次中毒人数超过100人并出现死亡病例，或出现10例以上死亡病例	一次中毒人数超过100人，或出现死亡病例	一次食物中毒人数30~99人，未出现死亡病例
	急性职业中毒		一次中毒50人以上，或死亡5人以上	一次中毒10~49人，或死亡4人以下	一次中毒9人以下，未出现死亡病例
其他严重影响公众健康的事件	烈性病菌株、毒株、致病因子等	丢失	境内外隐匿运输、邮寄烈性生物病原体、生物毒素造成我境内人员感染或死亡的		
	重大医源性感染事件		发生		
	预防接种或群体性预防性服药		人员死亡	群体心因性反应或不良反应	
	其他	危害特别严重	危害严重	市（地）级以上人民政府卫生行政部门认定的较大事故	县级以上人民政府卫生行政部门认定的一般事故

3. 国际公共卫生紧急事件

根据《国际卫生条例（2005）》，国际公共卫生紧急事件（Public Health Emergency of International Concern，PHEIC）是指"根据本条例规定所确定的不同寻常的事件"，包括"通过疾病的国际传播构成对其他国家的公共卫生风险，以及可能需要采取协调一致的国际应对措施"。国际公共卫生紧急事件的认定需考虑以下标准：①事件的公共卫生影响是否严重；②事件是否不寻常或意外；③是否存在国际传播的严重危险；④是否有限制国际旅行或贸易的危险。自《国际卫生条例》颁布以来，世界卫生组织（WHO）共宣布了七次国际关注的突发公共卫生事件，分别为2009年甲型H1N1流感疫情、2014年野生型脊髓灰质炎（小儿麻痹症）病毒疫情、2014年西非埃博拉病毒疫情、2016年寨卡病毒疫情、2018年埃博拉疫情、2020年新型冠状病毒疫情以及2022年猴痘疫情。

1.1.4 公共卫生安全

公共卫生安全是国家安全的重要组成部分，它指的是在一定地域内，社会群体能够克服其生存环境中的各种危险、威胁和损害，从而维持正常生活的和谐状态。这包括保障群体的生命安全、财产安全和心理健康等各个方面。黄建始教授在其《公共卫生的起源与定义》的大会报告中指出，与公众健康相关的领域几乎都可以被描述和界定为公共卫生安全的范畴。

1.2 城市公共卫生风险

1.2.1 城市与公共卫生风险事件

城市，是以非农业产业和第二、第三产业人口为主要居民集聚形成的较大居民点。在人类历史上，对于公共卫生风险来说，城市既是疫情孕育的温床，也是疫情控制和终结的空间。

流行于欧洲中世纪的黑死病（鼠疫）曾导致欧洲近三分之一人口死亡。作为最早进行工业革命的国家，英国的中心城市伦敦更是遭受了毁灭性的影响。1348年，一名被感染的水手将黑死病传入英国，随后三年内导致40%～50%的居民死亡。黑死病传播的成因较为复杂，包括：城镇数量不断增加，人口不断增加，使得较小的城市具有较高的人口密度和建筑密度，生存空间相对狭小；混杂的城市居住环境，城市管理不佳、基础设施不完善导致城市排污系统和垃圾处理系统混乱，卫生条件恶劣。上述因素加速了黑死病的传播，增强了其破坏力。类似地，19世纪英国又受到了对人类健康威胁最大的传染病之一——霍乱的困扰，1818年、1831年、1848年英国霍乱流行分别导致6万多、3万多、5万多人死亡，其流行原因与黑死病相似。

随着中国城市化与国际化进程的加快，公共卫生风险在人口密集和流动程度较高的城市愈发凸显。例如，1988年上海甲型肝炎大暴发、2003年非典型肺炎（Severe Acute Respiratory Syndrome，SARS）疫情、2020年新冠（Coronavirus Disease 2019，COVID-19）疫情，都是在城市中发生的公共卫生风险事件。1988年1月，甲肝疫情期间日增病例最高达1万例，成为历史上最大规模的甲型病毒性肝炎暴发。流行病学研究证实，该次疫情暴发是食用不洁毛蚶所致，这次疫情给城市化进程中的食品卫生问题敲响了警钟。2003年，SARS疫情遍及北京、香港等中国主要大中城市，东南亚乃至世界多国均有病例报告，而此期间中国农村基本上没有发现相关病例及疫情暴发。千万级人口城市武汉作为中部地区乃至全国重要的区域中心城市和交通枢纽，人员密集、人口流动频繁，加之春节返乡潮影响，使其成为中国最早发现COVID-19确诊病例且疫情最严重的城市。COVID-19疫情发生时，美国第一大城市纽约也是疫情重灾区，耶鲁大学内森·格鲁博（Nathan Grubaugh）指出，截至2020年5月，美国60%～65%的COVID-19病例可追溯到纽约。由此可见，人口规模大、密度高、流动性与聚集性强的城市所产生的公共卫生风险呈现出密集性、流动性和叠加性的特征，且超大城市更易发生和传导伴随深度全球化的社会风险和新兴系统性风险，因此城市往往是疫情的重灾区。然而，据联合国预测，到2050年全球城市人口比例将达到75%，世界四分之三的人口将聚集到城市，因此超大城市会不断涌现（图1-2）。目前中国城镇化水平正呈逐年递增的趋势，我国城镇化率从1978年的17.92%增长至2023年的66.16%。随着城市化的加速和人口流动规模的日益扩大，重大突发公共卫生风险开始呈现跨区域传播趋势，风险防控难度进一步加大。大量研究表明，重大公共卫生事件与城市的关系是充满张力的，我国不同时期城市化特点与重大公共卫生事件防控关系对比如表1-3所示。

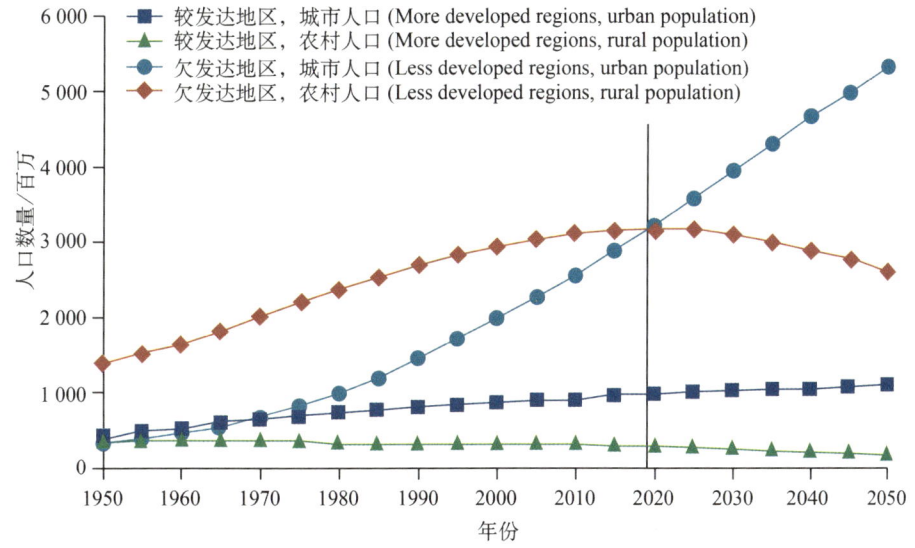

图1-2　1950—2050年间全球城乡人口的演变趋势

表1-3　我国不同时期城市化特点与重大公共卫生事件防控关系对比

	计划经济时期 （1949—1978年）	改革开放后 （1978年至今）
城市化特点	城市化相对缓慢，城市化水平由1949年的10.6%提升至1978年的17.92%	城市化快速发展，城市化水平从1978年的17.92%增加到2023年的66.16%。城市规模不断扩大，人口和资本的空间密度不断提高，人口流动性前所未有地加大

续表

	计划经济时期（1949—1978年）	**改革开放后（1978年至今）**
公共医疗卫生资源及公共卫生事件发生情况	（1）公共医疗资源在城乡之间的分配较平均。 （2）平均寿命从1949年左右的35岁升至1980年代早期的70岁。 （3）急慢性传染病、地方病基本被控制或消灭；多次暴发重大公共卫生事件，基本得到有效防治	（1）公共医疗卫生资源更多倾向城市地区，城乡人均医疗费用差距增大。 （2）平均寿命提高。 （3）亚健康和慢性病较普遍；传染病和重大公共卫生事件发生频率低，但一旦暴发，其传染速度和影响程度非常严重，如2003年的SARS和2020年的COVID-19
城市化与公共卫生事件的关系	（1）城市化进展缓慢，未有大规模人口聚集和人员流动，降低了公共卫生事件暴发和传染的概率。 （2）建立了合作医疗体系，发展了劳动密集型医疗技术，"赤脚医生"制度较好地契合了新中国成立初期城市化水平低，无法集中运用城市现代公共医疗体系进行重大公共卫生事件防控的状况	（1）城市集中了公共医疗卫生和疾控资源，可以通过规模效应更好地医治疾病和防控重大公共卫生事件。 （2）全球化背景下，人口的高度集中及流动高度频繁增加了公共卫生事件发生的风险。 （3）公共卫生服务和重大公共卫生事件防控功能的提高追不上快速的城市化步伐，城市应对重大公共卫生事件的压力较大

1.2.2 城市发生公共卫生风险事件的影响因素

1. 人口流动

人口流动以多种方式影响传染病的传播。

（1）城市可能为外来流动人口携带的细菌或病毒等病原体提供滋生条件。例如，经济收入水平较低的外来流动人口是结核病感染的重点监测人群，这是他们在城市中工作场所人员密集、生活环境较拥挤等因素所致，结核病主要通过呼吸道传播。

（2）被感染的流动人口可能增加城市中疾病传播的风险。19世纪后半期，美国城市人口快速增长和短期内人口大规模流动增加了城市传染病输入和传播的风险，导致天花、黄热病、霍乱等疾病频繁暴发。

（3）在2020年1—2月武汉市COVID-19疫情期间，对人口流动与空间关联的分析发现，人口流动是影响疫情扩散严重程度的关键因素（图1-3）。武汉与其他省市间的地缘关系和社会经济关联强度影响着人口流动的规模，流出人口规模与流入地的确诊病例数之间存在较强的相关性。

根据突发公共卫生事件的特点，当人口流动性增强时，疾病的传播更快、更广，会导致大规模传播，进而产生一系列连锁反应。研究证明，人口流动性较强的地区发生突发公共卫生事件的概率也会高些；且一旦流动人口成为突发公共卫生事件的传染源，则会造成更大规模的传播。因此，控制人口流动性有助于防止突发公共卫生事件

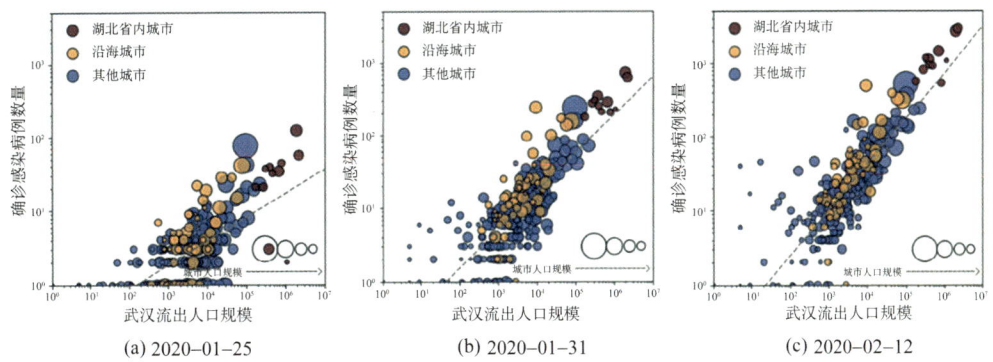

图 1-3 新冠疫情暴发期间武汉流出人口规模与当地确诊感染人数间的相关性变化

的跨区域传播,限制影响范围,避免疫情的大规模暴发。

2. 人口密度

高人口密度和共享空间的增多可能会增加呼吸道或肠道传染病的传播风险,并为新发传染病的传播创造有利条件。传染性突发公共卫生事件主要通过人与人之间的接触传播,在一定的社会经济背景下,人口密度会影响人群间的接触频率,进而影响人们对疾病的易感性。降低某个地区在特定时间点的人口密度可以减少人际传播的概率,反之,人口密度的增加则可能导致传播概率上升(图1-4)。

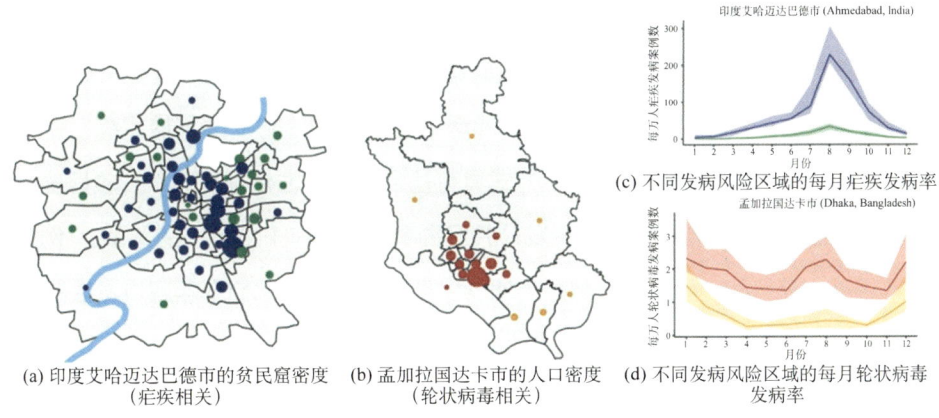

图 1-4 城市人口密度与公共卫生风险

注:点的大小与每行政区每平方千米的贫民窟数量成正比。绿点代表疟疾风险低的行政分区,蓝点代表疟疾风险高的行政分区。圆点的大小与每行政区每平方千米的人口数量成正比。红点代表城市的核心部分,橙点代表城市的外围。疟疾高风险区域多靠近河流(高湿度)有关,且与经济水平呈负相关。红色表示高感染率地区,往往与老城区、人口密集程度高、城市化程度高的区域有关

研究表明,发达国家城市的人口密度通常与社会经济活动的规模呈正相关,而在发展中国家则呈现相反的趋势。在中低收入国家,人们在经济、社会和生活条件乃至健康方面往往面临着高度的不平等性,例如,在一些城市,低收入和失业人群面临较高的登革热、血吸虫病和钩端螺旋体病的发病风险。社会经济状况的差异也导致了医疗资源可及性的差距,这对疾病的预防和治疗产生了很大影响,如在印度某市,虽有

许多大型综合医院、专科医院以及私人诊所，但贫困地区的儿童保健机构覆盖率仍然较低。

3. 环境污染

在快速城市化过程中，如果空间和人口的扩张与城市功能提升的速度不同步，则可能会导致重大公共卫生事件的风险增加，防控难度增大。例如，据亚洲银行估计，印度城市产生垃圾量从2001年的4 600万吨增加到了2010年的6 500万吨。当城市市政服务不完善时，这些垃圾废物则会堆积在空地和街道旁，污染土壤、空气和水，从而增加肠道寄生虫的感染率。作为登革热和黄热病传播媒介的伊蚊已经很好地适应了城市环境，并常在罐头、塑料瓶和轮胎中繁殖。然而，城市环境污染也可能阻碍了传播媒介的扩散，从而引发传染病发病率的下降。例如，城市环境破坏了中华按蚊的生存环境，导致其数量减少，进而降低了叮咬率和感染疟疾的风险。

4. 生活方式

世界卫生组织（WHO）认为，人的健康由生活方式与行为、遗传因素、社会因素、医疗保健因素和气象因素五个方面决定，其占比分别为60%、15%、10%、8%、7%，这表明生活方式管理是个人健康管理中的一个重要策略。同时，已有大量研究发现，生活方式与传染病、慢性非传染病之间存在一定的相关性。例如，性交时戴安全套可阻断艾滋病的传播；咳嗽或打喷嚏时捂住口鼻、保持居室通风良好可以减少结核病的传播风险；合理膳食、适量运动、戒烟限酒有助于预防及改善糖尿病、高血压等慢病患者的预后。然而，城市生活方式具有社会化和理性化程度高、开放程度大、变迁较快的特点，这些与近年来的突发公共卫生事件也存在千丝万缕的关系。例如，1988年甲肝大流行的一个主要原因是当地居民喜欢生吃毛蚶；2005年四川发生的猪链球菌病，病死率高达18.5%，与宰杀处理病猪和死猪有关。

5. 医疗卫生服务体系

医疗卫生服务体系是直接提供医疗和健康服务的供给体系，由各级医疗机构和公共卫生机构组成，旨在为个体或群体提供疾病诊疗、健康促进和维护等服务，保障人的身体、精神和社会适应性都处于良好的状态。相比于乡镇，城市医疗卫生服务资源配置明显更为完善，如各级各类医疗卫生机构数量较多、医疗卫生机构的可及性较高等。然而，城市公共卫生服务的利用以及基层卫生机构的使用效率低下的问题仍存在。因此，在面对公共卫生风险或突发公共卫生事件时，大型医疗机构可能无法与公共卫生机构、基层医疗机构有效融合，从而可能无法有效发挥监测、信息沟通及医疗救治的重要作用。

6. 城市信息管理

如今,建立一个可以有效、及时处置公共危机且科学合理的信息管理系统比以往任何时候都更为重要。城市应急联动是城市信息化管理的重要组成部分,城市政府运用信息化、数字化指挥调度模式对各相关部门进行协调指挥,形成城市公共事业的统一指挥调度平台,实现跨部门、跨地区的统一应急联合行动,提供社会紧急救助服务,并提高城市综合管理水平和处理特殊、突发、应急、重大事件的快速反应能力。因此,在政府进行公共卫生风险危机管理和应急联动时,信息的及时性、准确性、全面性、权威性极大地影响着事件的走向。一旦疏忽或延误造成相关信息断流、堵塞或失真,不仅会影响政府及时有效地做出可用于最快速度处置突发公共卫生事件的决策,还关系到能否最大限度地避免和消除公共卫生危机给社会公众带来的损失与恐慌,乃至影响社会经济的稳定与发展。

1.2.3 城市公共卫生风险事件的危害

公共卫生事件的暴发不仅带来巨大风险,还可能引发其他不同类型的风险事件,导致这些事件的发生、传播和扩散,从而扩大其影响范围和破坏程度。结合城市人口密集及人口流动性大等特点,公共卫生风险容易在以下几个方面产生影响。

1. 健康危害

健康危害主要指大规模突发公共卫生事件从生理上作用于人的身体,从而影响人的健康的一种危害,如食物中毒、病毒侵害等。由于公共卫生风险的发展受到具有变异性和不可预测性的生物学因素的影响较大,因此在风险暴发早期,极易在短时间内造成人员的死亡。据学者统计,截至 2021 年底,全球约有 1 800 万人死于 COVID-19 大流行。全球因 COVID-19 导致的超额死亡率为 120.3 人/10 万人,其中超额死亡率在 300 人/10 万人以上的国家有 21 个。如图 1-5 所示,据估计 COVID-19 导致超额死亡人数排名靠前的国家分别是印度、美国、俄罗斯、墨西哥、巴西。

2. 经济危害

城市公共卫生事件导致的经济损失与风险发生率往往成正比。这类风险对资金密集型和技术密集型城市社会秩序的影响,可以直接作用于城市的制造业、经济贸易、金融和社会服务等行业,甚至可能引发经济衰退。例如,根据亚洲开发银行的计算,2003 年 SARS 疫情使亚洲 GDP 损失了 180 亿美元,占 GDP 总量的 0.6%;其中中国香港地区的经济损失占该地 GDP 总量的 2.9%。在面对传染病疫情时,采取可切断传播途径的"封城"措施可能导致商场停业、员工失业以及经济发展缓慢等后果。

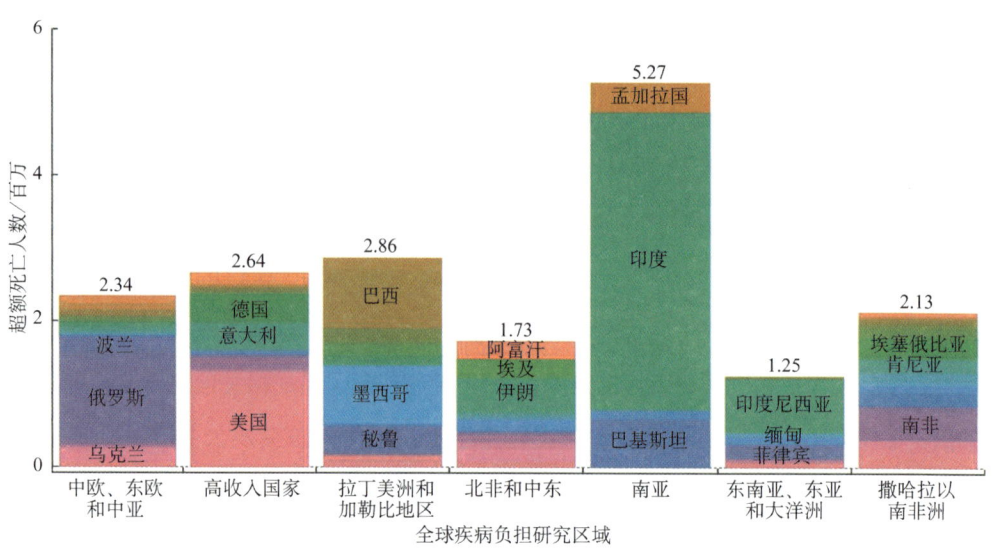

图 1-5　2020—2021 年全球疾病、伤害和危险因素负担研究（Global Burden of Diseases, Injuries, and Risk Factors Study）不同区域内国家的超额死亡人数分布图

3. 心理和行为危害

心理危害主要源于信任危机、恐慌和舆情风险。信任风险是指在大规模突发公共卫生事件中，由于社会或群体的道德原则和规范不被遵守，导致民众与政府、民众与媒体、媒体与政府、民众与民众之间的信任破裂的可能性。恐慌风险是指在事件发生过程中民众因担忧、害怕而出现慌张不安、恐惧等负面情绪的可能性。舆情风险是指围绕事件的发生、发展和变化，可能出现的负面信息、虚假信息等。以上风险所致的心理危害得不到控制，可能在一定条件下转化为行为危害，主要包括个体极端行为和群体间冲突。众所周知，具有突发性、意外性和群体危害性等特点的突发公共卫生事件可导致人群心理应激，引发心理和行为改变。不良信息会在短时间内对通信发达的城市造成极大社会影响，进而改变人们认知状态，产生极端、偏激等攻击性行为。事实证明，如果不及时干预和控制受个体感知与判断驱动后的极端行为，可能导致社会危机或政治动荡，如多起事件中因信息不透明和未能适时引导社会舆论而出现的抢购食盐、板蓝根、口罩等物资的行为。

4. 社会危害

社会危害侧重内部危害和外部危害两个方面。内部危害主要包括人际交往风险和社会稳定风险。传染病、动物疫情的发生在一定程度上阻碍了人际正常交往，而由此产生的恐慌和极端行为增加了社会稳定风险的可能性。外部危害主要包括国际形象风险和国际关系风险，这主要体现在事件的发展和应对过程中，他国对我们整体形象的判断以及国与国之间的关系影响等。

1.2.4 城市公共卫生风险的应对策略

根据哈登（Haddon）模型的原理，对公共卫生风险的应对策略应综合考虑发生前、发生中和发生后三个阶段，其中发生前策略包括危险评估、危险信息交流与传递、一级预防策略；事件发生中的干预活动涵盖危险信息交流、传递，多部门合作机制的建立和医疗干预；事件发生后的措施包括治疗由事件引起的生理和心理创伤及并发症，以及持续进行危险信息交流、沟通和监测等。在风险事件发生前，公共卫生风险评估与预警能力是风险管理的关键环节，贯穿于风险发生的全过程。这包括风险识别、风险分析、风险评价三个阶段，主要分析和识别风险发生的概率和可能产生的后果，以确定风险级别，并决定需要控制的风险内容及相应的控制措施。风险识别是发现、列举和描述风险要素的过程。风险分析是在风险识别的基础上，量化分析损失概率和损失程度的过程，内容包括风险发生的可能性和后果。风险评价则是在风险识别和分析的基础上，比较现有风险与给定的风险准则，以确定风险的严重程度并做出决策。常用的风险评价方法包括风险矩阵法、核查表评价、直方图评价等。风险矩阵可用于整合危害发生的可能性及其发生后果的严重性（图 1-6），表 1-4、表 1-5、表 1-6 则有助于理解风险水平、可采取的行动以及风险发生可能性和后果的定义。因此，公共卫生风险预警需要根据事件的名称、类型、影响范围、影响程度、流行特点等定义，以确定明确的预警指标和阈值。

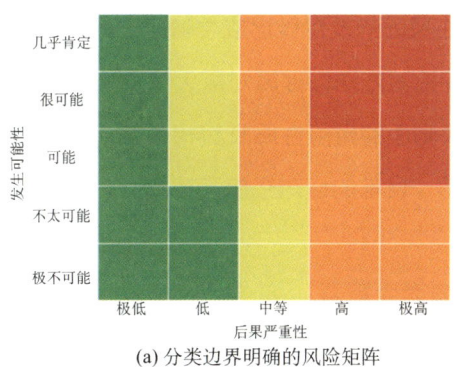
(a) 分类边界明确的风险矩阵

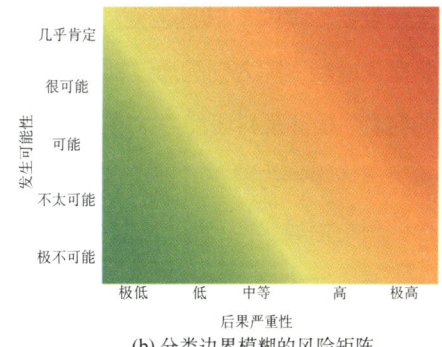
(b) 分类边界模糊的风险矩阵

图 1-6 风险矩阵图

表 1-4 不同等级的风险水平和可采取的行动

风险水平	可采取的行动
低风险	根据标准响应方案、常规控制项目和规范进行管理（如通过常规监测系统进行跟踪）
中等风险	明确响应的职责和分工，需要采取特定的监测和控制措施（如加强监测，强化免疫）
高风险	需要高级别的应急响应：可能需要建立应急指挥和控制架构；需要采取一系列应急控制措施，某些措施会产生显著的影响
极高风险	需要立即响应，即使事件报告时为非正常工作时间。立即启动高级别的应急响应（如应在几小时内建立指挥和控制架构）；控制措施的实施极可能会带来重要的影响

表1-5 风险发生可能性的定义

等级	定义
几乎肯定	绝大多数情况下会发生（如发生概率≥95%）
很可能	大多数情况下很可能发生（如发生概率为70%~94%）
可能	有时会发生（如发生概率为30%~69%）
不太可能	有时可能会发生（如发生概率为5%~29%）
极不可能	极个别情况下发生（如发生概率<5%）

表1-6 风险发生后果的定义

等级	对人群的影响	对正常生产生活的影响	应急控制措施	政府和利益相关者需投入的附加费用
极低	影响有限	几乎没有	无须采取	极少
低	对少部分或高危人群轻微影响	有限	采取少量的应急控制措施，消耗少量资源	少量
中等	对较多的人群或高危人群产生一定程度的影响	一定程度的破坏	一些应急控制措施，消耗一定的资源	一定量
高	对少部分人群或高危人群产生严重影响	严重破坏	强有力的应急控制措施，消耗大量资源	明显增加
极高	对大规模人群或高危人群产生极严重的影响	极严重的破坏	强有力的应急控制措施，消耗大量资源	急剧增加

在风险事件发生时，公共卫生风险的快速应对、实验室快速检测和风险沟通能力至关重要。其中，快速应对能力要求对公共卫生风险的发生做出应急响应与处置；实验室快速检测能力则需通过特定菌种表征分析等检验方法以提高对重大传染病等疾病的监测、检测及科研能力；风险沟通过程涉及多侧面的风险性质及其相关信息，其重点为描述事件的潜在风险和事件可能的发展趋势、目前的应对措施及成效，以及对个体的预防指导。

风险发生后，危机后的评估能力与重建能力尤为重要。其中，危机后评估能力包括事件概括、现场调查处理、病人救治、所采取措施的效果、应急处理过程中存在的问题、取得的经验及改进建议；应急管理工作过程和结果的评估，应围绕应急处理工作的各个环节展开，包括建立应急体系、流行病学调查、医疗救护现场处置等。危机后的重建能力主要包括短期重建和长期重建能力，短期重建主要指做好遭受事件影响人员的安置、疾病防治和环境污染的消除、事件近期影响的危害评估工作，努力消除突发事件给公众、社会的负面影响，恢复正常生产、生活秩序；长期重建能力则是指实事求是地评估风险发生的所有环节以认真审查体制和运行机制中的不足，从而健全评估机制。

公共卫生风险的监测预警、评价与响应等工作中，需要针对公共卫生风险管理实践中存在的各种问题开展研究，以支持公共卫生风险管理的循证决策活动。所需专业知识技能范围广泛，通常需要医学与多学科交叉作为基础，涉及流行病和统计学、医学生物学、临床医学、行为科学、社会医学、环境健康科学、政策管理和卫生行政管理等主要学科。

参考文献

[1] 戴建兵，王磊.特大城市重大突发性公共卫生风险防治研究[J].科研管理，2020，41（8）：229-239.

[2] 王超.大数据驱动的公共卫生风险治理研究[D].兰州：兰州大学，2020.

[3] 刘聪.公共卫生风险沟通中的新闻框架建构[D].重庆：重庆大学，2017.

[4] 赵晶.瘟疫、城市公共卫生与风景园林：论英国历史上两次重大公共卫生事件对城市公共卫生和风景园林的影响[J].风景园林，2020，27（4）：101-105.

[5] 王玮.山东省突发公共卫生事件应急管理研究[D].济南：山东财经大学，2021.

[6] 朱奕奕.上海市甲型病毒性肝炎免疫策略评价研究[D].上海：复旦大学，2012.

[7] 王刚，李芳菲.1988年上海成功应对甲肝疫情的措施与经验[J].上海党史与党建，2020（4）：34-39.

[8] 向云波，王圣云.新冠肺炎疫情扩散与人口流动的空间关系及对中国城市公共卫生分类治理启示[J].热带地理，2020，40（3）：408-421.

[9] 毛晖，王泯之."全周期管理"视角下超大城市公共卫生应急治理体系研究[J].经济研究参考，2021（11）：65-76.

[10] ALIROL E, GETAZ L, STOLL B, et al. Urbanisation and infectious diseases in a globalised world [J]. Lancet Infect Dis, 2011, 11（2）: 131-41.

[11] 刘姗姗，吴凡，梁鸿，等.超大城市公共卫生社会治理体系之上下联动机制探索研究[J].中国初级卫生保健，2022，36（5）：14-16.

[12] 赵春霞，赵营颖.现代城市的公共卫生服务保障现状分析：以郑州市为例[J].科技视界，2022（9）：93-95.

[13] 张春颜，王瑜.大规模突发公共卫生事件下衍生社会风险的类型与防控策略[J].中国行政管理，2022（4）：131-138.

[14] 贾建民，袁韵，贾轼.基于人口流动的新冠肺炎疫情风险分析[J].中国科学基金，2020，34（6）：667-674.

[15] MAURICIO S V, MARTINEZ P P, PASCUAL M. Climate forcing and infectious disease transmission in urban landscapes: demographic and socioeconomic heterogeneity [J]. Annals of the New Yourk Academy of Sciences, 2016, 1382（1）: 44-55.

第 2 章
城市公共卫生风险的种类与主要来源

2.1 病原微生物与传染性疾病

2.1.1 常见传染病

1. 肠道传染病

肠道传染病主要包括霍乱、细菌性痢疾、伤寒和副伤寒、肠出血性大肠杆菌 O157:H7 和感染性腹泻等。其中，感染性腹泻又可分为细菌性腹泻和病毒性腹泻。手足口病，由于其由肠道病毒引起，也归入肠道传染病的范畴。引起肠道传染病的主要病原菌有霍乱弧菌（包括霍乱 O139）、志贺氏痢疾杆菌、伤寒和副伤寒杆菌、大肠杆菌 O157:H7、沙门氏菌、副溶血性弧菌、致病性大肠杆菌、侵袭性大肠杆菌、肠产毒大肠杆菌、空肠弯曲菌以及轮状病毒、诺如病毒、腺病毒等。

1）霍乱

霍乱是一种由霍乱弧菌引起的急性肠道传染病，主要通过粪-口途径传播。霍乱弧菌广泛存在于自然界的水体中，水传播是霍乱的主要传播途径。在城市中，经食物传播成为主要途径，即摄入受污染的食品，尤其是半生食或生食海水、河水产品等。这种疾病能借助水和食物引起暴发流行。在预防方面，主要采取以饮水、饮食卫生为主导的综合性预防控制措施。

2）细菌性痢疾

细菌性痢疾是由志贺氏痢疾杆菌引起的急性肠道传染病。该病主要通过水、食物和日常生活接触传播，在幼托、小学等集体单位容易发生痢疾杆菌引起的食源性和水源性暴发流行。主要感染人群为幼儿、学龄前儿童、小学生和青壮年。5—11月是菌痢的流行季节，发病高峰集中在8—10月。目前尚无特异性疫苗用于预防，菌痢预防控制主要采取以切断传播途径为主的综合性措施，尤其要加强对重点人群的病例管理、集体单位饮食饮水卫生措施的落实和健康教育。

3）伤寒和副伤寒

伤寒和副伤寒是由相应的杆菌引起的急性肠道传染病。它们主要通过粪-口途径传播，在饮水设施不完善的地区，水传播是主要的发病途径，并且可能引起水型暴发；在自来水普及的地区和城市，食物传播成为主要途径，甚至能引起食源性暴发。伤寒和副伤寒的发病季节为夏秋季，8—10月份是高峰期；病人和带菌者是传染源；发病主要集中在青壮年。预防控制主要采取以切断传播途径为主的综合性措施。

4）大肠杆菌O157：H7

肠出血性大肠杆菌O157：H7是1982年新发现的一种危害严重的肠道致病菌，属大肠杆菌中的出血性大肠杆菌血清群。该病是感染性腹泻的一种，由于其发病较晚、属于新发传染病范畴，且致病性较高、症状较重，因此在疾病监测和防治中作为"独立成病"开展各项工作。该病在临床上可引起以无发热或低热、腹痛、腹泻、大便性状先为水样便后转为鲜血样便为主要症状的出血性肠炎。部分病例可出现溶血性尿毒综合征、血小板减少性紫癜等并发症，病死率一般为10%，老人和儿童病死率可高达50%。

5）细菌性腹泻

细菌性感染性腹泻病（简称细菌性腹泻）是指由各种细菌引起，以腹泻为主要症状的一组常见的肠道传染病。其常见的病原菌主要包括副溶血性弧菌、沙门氏菌、大肠埃希菌、弯曲菌、小肠结肠炎耶尔森菌等。主要通过食用被病原菌污染的食物或与病例接触而感染发病。临床上以急性胃肠炎为主要表现，常发生于夏秋季，部分病原菌（如副溶血性弧菌等）易造成集体单位食物中毒。该病特指除霍乱、细菌性痢疾、伤寒、副伤寒以外的细菌性腹泻，是《中华人民共和国传染病防治法》规定的丙类传染病。

6）病毒性腹泻

病毒性腹泻是由肠道病毒引起的一种感染性腹泻，主要病原体包括诺如病毒、轮状病毒、肠道腺病毒、星状病毒等，其中诺如病毒和轮状病毒引起的病毒性腹泻占比较大，对学龄前儿童、学生的健康造成严重威胁，并带来巨大的经济损失。病毒性腹泻有明显的季节性，发病高峰在秋冬寒冷季节（12月至次年2月）。成人和儿童中均有病例报告，尤其对学龄前儿童、学生、老龄人的健康造成严重威胁，在幼托机构、学校、老年护理院等集体单位常引起聚集性疫情。幼儿园和学校是人员高度密集的场所，教室是多种微生物滋生的温床，有限的空间、频繁的接触使得一旦有学生感染肠道病毒，如果含有病原毒株的呕吐物和排泄物未及时妥善消毒、发病学生未及时采取控制措施等，疫情会迅速扩散，极易引起聚集性疫情。

7）手足口病

手足口病是由肠道病毒引起的急性传染病。肠道病毒可经胃肠道（粪–口途径）传播，也可经呼吸道（飞沫、咳嗽、喷嚏等方式）传播。大多数肠道病毒感染以隐性感染为主，临床上并无任何症状和体征表现。即便出现症状，大多数患者也是症状轻微，以发热和手、足、口腔等部位的皮疹或疱疹为主要特征，自然病程一般为7～10天。总体而言，手足口病的病死率不高，是一种"高发病率、低死亡率"的传染病。全人群对肠道病毒普遍易感，通过疾病监测系统的监测可知，手足口病多发生于学龄前儿童，尤其是3岁以下年龄组发病率最高。幼儿园、托儿所等易感人群集中单位，如果出现散发病例后控制不当，也可能会引发手足口病的暴发疫情。一般5—7月为手足口病的发病高峰，其间各级医疗卫生机构均在重点关注手足口病相关疫情，全力做好幼托机构、学校内聚集性病例、暴发疫情的预防控制和手足口病患者的救治。

2. 呼吸道传染病

呼吸道传染病病原种类繁多、传播速度快、流行季节明显，并且儿童等免疫功能低下人群易受感染。近年来，随着世界人口的不断增加和国际合作交流的日益加深，人口流动性越来越大，各种突发传染病不断出现，城市也因此不断面临新的呼吸道传染病风险和挑战。

城市化进程显著增加了呼吸道传染病的传播和流行风险。呼吸道感染的传播途径易于实现，通常先在城市暴发，然后波及农村，沿交通路线传播。城市人口密度大、流动性强，这些特点增加了呼吸道传染病暴发和大流行的可能性。

呼吸道病原体的变异和跨物种传播大幅提高了防控难度。以流感病毒为代表的一些病原体，其基因组特性决定了它们具有高突变率，这种突变可能会改变病毒的致病力和传播力，而传染病流行与否主要取决于病毒变异情况和人群的免疫状态。在过去的一个世纪里，共暴发过4次全球范围内的流感大流行，分别是1918年"西班牙流感"（H1N1）、1957年"亚洲流感"（H2N2）、1968年"香港流感"（H3N2）和2009年甲型H1N1流感，它们极大地危害了全球人类健康、扰乱了社会秩序。

此外，全球生态环境的恶化导致了很多新的跨地域甚至跨物种的呼吸道传染病出现。例如，禽流感病毒（甲型 H5N1、H7N9 和 H9N2）、猪流感病毒（甲型 H1N1 和 H3N2）、冠状病毒（SARS、MERS）等，它们的天然突变使其能够在哺乳动物甚至人类之间传播。

因此，持续开展呼吸道传染病监测，尤其是不明原因肺炎疫情监测，提高病原学监测和基因检测能力，不断筛选新的疫苗代表株，并在流行高峰来临前完成高危人群的疫苗接种，对于降低呼吸道传染病的发病率和死亡率至关重要。同时，应密切监测携带病毒的动物和具有流行潜力的新发病毒，尤其要关注人畜共患病频发的东南亚地区，并完善疫情监测系统、公共卫生系统和医疗系统，以应对新发传染病。面对全球 COVID-19 疫情的持续流行，城市公共卫生系统必须适应常态化的呼吸道传染病防控，这不仅提升了对城市公共卫生风险管理的要求，也促使我们采取更为科学、精准的防控策略。未来应聚焦呼吸病房、ICU、门急诊、缓冲间、院感防控以及基层医疗机构的建设，加快推进"平急结合"的呼吸道传染病应对体系的创建。同时，进一步优化策略，以应对常见和新发呼吸道病原共同流行态势下的公共卫生问题，从而在未来可能出现的新发、再发传染病等多元威胁下，更有效地防控呼吸道传染病。

3. 自然疫源和虫媒传染病

疫源地是传染病传播扩散不可或缺的条件。对于一些以动物作为传染源的传染病而言，往往是这些传染病的动物传染源、传播媒介（如蚊、蚤、蜱等）导致病原体在动物间传播形成有利的自然条件。当人类生活在这类区域或者进入此类区域时，可能会被感染而患病，这类地区被称为自然疫源地，相应的疾病则被称为自然疫源传染病。这些传染病的病原体能在自然界中以动物为宿主长期携带或感染，并在一定条件下传染给人类。其中，由病媒生物传播的传染病称为虫媒传染病。

近年来，随着全球经济的快速发展，跨区域人员流动性加大，传染病的传播速度加快。超大型城市和全球重要的进出境口岸，始终面临着传染病输入的风险。城市开发和建设规模加速扩张，增加了人类与自然疫源地病原体接触的机会，从而增加了传染病传播的风险。此外，生态环境的剧烈变化，人类与动物接触频率和方式的改变，以及病原体变异的加速，导致了新发和再发传染病疫情的频繁发生。

超大型城市面临自然疫源和虫媒传染病的威胁具有以下特点：①由于国际交通运输条件成熟，超大型城市均承载着巨大的进出境人口流动量，因此境外输入风险较高。②超大型城市还承担国内人口流动的任务，人员往来情况复杂。来自全国各地的人员进入超大型城市，而超大型城市居民也会前往全国各地甚至全球各地旅行、工作和探亲等，这样的人员进出和频繁流动会带来传染病输入和传播的风险。③传染病病例可能前往超大型城市医疗机构求医就诊，这会导致城市传染病风险上升。加之以往一些超大型城市医疗机构的医生在诊治本地病例中并未接诊过此类传染病，可能导致病情延误或疫情扩散。如果防控措施不当，有可能导致疾病在超大型城市甚至更大区域范围内的传播和流行。④超大型城市一旦发生自然疫源和虫媒传染病疫情，由于人群普遍缺乏免疫保护，一旦疫情蔓延，临床表现复杂。网络媒体一旦出现负面信息，这些传染病不仅会危害健康，还可能引发市民的恐慌情绪，影响市民生活。如何在精准平衡各系统发展的基础上，及时、有效、科学地应对和处置上述情况，是超大型城市应对自然疫源和虫媒传染病疫情时的重点和难点。

4. 寄生虫类传染病

1）并殖吸虫病

并殖吸虫病，也称肺吸虫病，是一种由主要寄生在肺部的并殖吸虫引起的慢性食源性寄生虫病。除人类外，野生食肉类动物也能被感染，因此该病呈现出人畜共患性。并殖吸虫共有50种，我国常见的致病性虫种主要是卫氏并殖吸虫和斯氏狸殖吸虫。

并殖吸虫的生活史包括成虫、虫卵、毛蚴、胞蚴、母雷蚴、子雷蚴、尾蚴、囊蚴、后尾蚴和童虫等阶段。虫卵排出后在水中孵出毛蚴，并在第一中间宿主淡水螺内发育成尾蚴溢出，感染第二中间宿主淡水蟹或蝲蛄，形成囊蚴。囊蚴是并殖吸虫的感染期，被误食后在宿主体内转变为童虫，穿过肠壁进入腹腔，经过一段时间的组织移行后，进入胸腔和肺内，发育成熟并产卵。

并殖吸虫病的流行病学特征有以下几点。

（1）传染源。野生动物保虫宿主是主要的传染源，患者次之。

（2）传播途径。并殖吸虫具有典型的食源性传播的特征。人生食或半生食含囊蚴的第二中间宿主或含童虫的转续宿主是主要的感染途径。在我国东南地区，居民有吃醉蟹的习惯，而高浓度的酒精是不足以完全杀死囊蚴的；在东北地区，一道"蝲蛄豆腐"的家常菜就足以导致餐具和食物被囊蚴污染。

（3）易感染人群。人对并殖吸虫普遍易感。

（4）临床表现和治疗。肺吸虫病是以肺部病变为主的全身性疾病，感染者临床表现复杂多样。患者可有低热、咳嗽、乏力、盗汗、食欲不振、腹痛腹泻等临床表现。卫氏并殖吸虫病临床表现主要为咯烂桃样血痰和咯血，而斯氏狸殖吸虫病临床表现为皮下包块或结节和幼虫移行而导致的器官损伤。吡喹酮是治疗并殖吸虫病的首选药物，适用于各期患者，对成虫、童虫、虫卵均有效，疗效好、不良反应较轻。

（5）预防控制措施。预防并殖吸虫感染的关键措施主要是加强宣传教育，避免病从口入，防止生食或半生食淡水蟹、蝲蛄以及野生动物肉类；不随地吐痰、不随地大小便。

2）隐孢子虫病

隐孢子虫是一种为体积微小的球虫类寄生虫，广泛存在于多种脊椎动物体内。由隐孢子虫引起的疾病称为隐孢子虫病，这是一种以腹泻为主要临床表现的人畜共患传染病，属于新发传染病，被世界卫生组织（WHO）列为世界六大腹泻病之一。

隐孢子虫病患者、感染者以及隐孢子虫感染的动物是主要传染源。该病主要经水和食物等途径传播，粪-口途径是主要的传播方式。水源污染是引发隐孢子虫病暴发流行的主要原因，人类因摄入被隐孢子虫卵囊污染的水、食物或者与宠物（如犬、猫、鸟类等）、家畜（如猪、牛、羊）等动物，尤其是幼畜和野生动物等密切接触而感染。人类对隐孢子虫普遍易感，尤其是婴幼儿、免疫功能受损者和免疫功能低下者。

预防隐孢子虫感染应防止病人、病畜及带虫者的粪便污染食物和饮用水，注重粪便管理和个人卫生，保护免疫功能缺陷或低下的人群。凡接触者应及时洗手消毒。提倡饮用开水，饮用牛奶也要进行彻底消毒。

3）蓝氏贾第鞭毛虫病

蓝氏贾第鞭毛虫，简称贾第虫，是一种呈全球性分布的肠道寄生原虫，主要寄生于人和某些哺乳动物的小肠中，可引起以腹泻和消化不良为主要症状的蓝氏贾第鞭毛虫病，简称贾第虫病。贾第虫容易在旅游者中引发感染并导致腹泻，也称旅游者腹泻。目前，它已被列为全世界危害人类健康的十种主要寄生虫病之一。

贾第虫病呈全球性分布，不仅在发展中国家流行，在发达国家也有病例报道。近年来，关于贾第虫合并艾滋病病毒感染者（病人）及其在同性恋群体中流行的报道不断增多。一些家畜和野生动物也被认为是贾第虫的保虫宿主，所以该病也属于人畜共患病。排出包囊的人和动物的粪便都是贾第虫病的传染源，水源传播是感染该虫的重要途径。任何年龄的人群对该虫普遍易感，尤其是儿童、年老体弱者和免疫功能低下者。

预防贾第虫感染应加强人和动物宿主粪便管理，防止水源污染，同时做好环境、饮食和个人卫生工作。艾滋病病毒感染者（病人）和其他免疫功能低下者，均应接受预防和治疗措施。

2.1.2 输入性传染病

过去数十年间，随着全球经济贸易一体化不断深入，人员的国际流动日益频繁。大量人员的进出境，增加了各种传染病的感染和跨境传播的风险，给口岸城市公共卫生安全带来了极大挑战。

输入性传染病呈现以下四个特点：①传播速度快，便捷快速的现代交通运输实现人员在1天内进行跨洲旅行，这极易导致传染病的快速传播；②传播范围广，人员国际活动区域广泛，传染病极易跨国、跨洲传播；③可突破传统流行区域，受到病原体变异加速、气候剧变等因素影响，许多古老的传染病逐渐突破其原有的流行区域，在新区域引起暴发或流行；④口岸城市输入风险大，口岸城市大多具有航线种类丰富、数量众多，居住人口密集且流动人口数量大等特点。境外传染病一旦输入，极易在短时间内于城市人群中造成大面积感染扩散，产生极大的公共卫生安全风险。

目前较为关注的输入性传染病主要有中东呼吸综合征、埃博拉出血热、登革热和疟疾。

1. 中东呼吸综合征

中东呼吸综合征（Middle East Respiratory Syndrome，MERS）是由中东呼吸综合征冠状病毒（MERS-CoV）引起的一种疾病，2012年在沙特阿拉伯首次被发现并报告。MERS-CoV属于β冠状病毒，与已知的人类冠状病毒有一定的遗传联系。研究表明，其源头很可能来自蝙蝠，并通过单峰骆驼传播给人类。MERS-CoV主要通过飞沫传播，近距离接触患者的分泌物或医院物品有传播风险，骆驼被认为是可能的中间宿主。常见症状包括发热、咳嗽和呼吸困难等，部分患者有腹泻、恶心呕吐等消化道症状。在报告的病例中，约20%病例无症状或为轻症，48%为重症或死亡病例。70%的死亡病例有糖尿病、高血压、心脏病、慢性肾功能衰竭等基础疾病。

根据现有数据，MERS的人传人现象主要发生在医疗机构，社区传播较为有限。目前尚无特效疗法和疫苗。截至2022年10月，全球共报告了2 600例确诊病例，其中死亡935例，涉及27个国家，其中80%的病例发生在沙特阿拉伯。2015年，韩国一例输入性病例引发该国本地MERS疫情，最终导致186人感染，39人死亡，近1.7万人被隔离，对经济造成了一定的冲击。

自2019年7月以来，新报告的MERS病例数明显下降，但输入性病例的风险仍然存在。面对这样的情形，国内持续建立健全呼吸道传染病监测网络，关注国内外MERS疫情信息，适时对重点国家旅行史的发热患者开展MERS-CoV检测，以便及时发现输入性病例。同时，研究制定MERS疫情应急预案，做好疫情的分级分类处置；加强培训演练，提高防控能力；利用多种媒介开展宣传工作，提高公众对MERS的认识和自我防护意识；加强国际合作与交流，共同控制疫情。

2. 埃博拉出血热

埃博拉出血热（Ebola Hemorrhagic Fever，EHF）是由埃博拉病毒（Ebola Virus，

EBOV）引起的一种急性出血性传染病，埃博拉病毒属于丝状病毒科埃博拉病毒属。人类主要通过接触患者或感染动物的血液、体液、排泄物、分泌物等途径感染，临床表现主要为发热、出血和多脏器损害。EHF 的病死率高，可达 50%～90%。该病首次出现是在 1976 年的两起疫情中，一起在现今南苏丹的恩扎拉，另一起在刚果民主共和国的扬布库。后者因发生在埃博拉河附近的一处村庄而得名。

丝状病毒科病毒有三个种属：库埃瓦病毒属、马尔堡病毒属和埃博拉病毒属。目前已知有六个不同的埃博拉病毒种已得到确认：扎伊尔、本迪布焦、苏丹、泰福里斯特、莱斯顿和邦巴利。其中，扎伊尔、本迪布焦和苏丹种与非洲埃博拉病毒病的大型疫情相关。2014 年西非疫情的病毒属于扎伊尔种。

自 EHF 疫情首次出现以来，全球已发生数十起较大规模的 EHF 疫情。例如，1976 年在扎伊尔（现刚果民主共和国）的扬布库发生了 318 例病例，其中 280 例死亡（扎伊尔型病毒），2014 年，几内亚、利比里亚、塞拉利昂、尼日利亚等西非国家也发生 EHF 疫情。

感染 EBOV 的人和非人灵长类均可成为该病的传染源。研究表明，大蝙蝠科果蝠可能是 EBOV 的自然宿主。接触传播是该病最主要的传播途径。EHF 通过密切接触感染动物的血液、分泌物、器官或其他体液传播给人类，例如，在热带雨林中发现的患病或者死亡的黑猩猩、大猩猩、果蝠、猴子、森林羚羊和豪猪等。

EHF 随后通过人与人传播加以蔓延，主要通过破损皮肤或黏膜直接接触感染者的血液、分泌物、器官或其他体液，或受到这些液体污染的表面和材料（如床上用品、衣物等）。

自急性期至死亡前患者血液中均可维持很高的病毒含量，卫生保健工作者在治疗埃博拉病毒病疑似或确诊病人，或者处理病人尸体过程中，若未严格遵守感染控制预防措施，容易发生感染。医院内传播是导致 EHF 暴发流行的重要原因。

吸入感染性的分泌物、排泄物等也可造成感染。1995 年，有学者报道使用恒河猴、猕猴作为感染 EBOV 实验动物，含有感染动物分泌物、排泄物的飞沫通过空气传染了正常猴，证实了气溶胶在 EBOV 传播中的作用。

哀悼者在安葬仪式上与死者遗体直接接触，也可能对埃博拉病毒病的传播发挥作用。

关于性传播风险，仍需要获得更多监测数据并开展相关研究，尤其要了解随着时间推移精液中存活的具有传播力的病毒比率。根据对现行研究所做的进一步分析和世界卫生组织（WHO）应对埃博拉病毒病咨询小组的考虑意见，世界卫生组织（WHO）建议埃博拉病毒病男性幸存者自出现症状起 12 个月之内采取安全性行为和卫生措施，或者直至其精液检测两次呈 EBOV 阴性为止。

潜伏期是从获得病毒感染到出现症状的时间间隔，病毒的潜伏期可持续 2~21 天，一般为 5~12 天。感染 EBOV 后可不发病或呈轻型症状，非重症患者发病后 2 周可逐渐恢复。人们在出现症状后才具有传染性。

典型病例为急性起病，临床表现为高热、畏寒、头痛、肌痛、恶心、结膜充血及相对缓脉。发病 2~3 天后可有恶心、呕吐、腹痛、腹泻、黏液便或血便等表现，半数病人伴有咽痛及咳嗽。病后 4~5 天进入极期，发热持续并出现神志的改变，如谵妄、嗜睡等。重症患者在发病数日后会出现不同程度的出血倾向，有咯血，鼻、口腔、结膜、胃肠道、阴道及皮肤出血或血尿，病后第 10 日为出血高峰，50% 以上的患者出现严重的出血情况，并可能因出血、肝肾功能衰竭及其他致死性并发症而死亡。患者最显著的表现为低血压、休克和面部水肿，还可出现弥散性血管内凝血、电解质和酸碱的平衡失调等。90% 的死亡患者在发病后 12 天内死亡（一般为 7~14 天）。

口服补液或者静脉输液等支持性疗法以及针对特定症状的治疗可提高生存率。就埃博拉病毒病而言，尚没有经过验证的治疗办法。然而，目前正在评估包括血液制品、免疫疗法和药物疗法在内的可能治疗办法。

在几内亚开展的一次大型试验证明，一种实验性埃博拉疫苗对这种致命病毒具有很强的保护作用。这次试验采用的是环围接种试验方案，某些环形圈里的人员在发现病例后不久即得到接种，另有一些圈里的人员则在延迟 3 周后获得接种。该疫苗称为 rVSV-ZEBOV，2015 年在一项涉及 11 841 人的试验中得到研究。

EBOV 致病性强，传播能力较强，EHF 病死率高，曾经造成严重的公共卫生影响并在国际上迅速传播，是需要积极评估和应对的风险。

非洲等主要疫区埃博拉病毒疫情是全球流行的起源。密切关注疫情发生国及周边国家疫情发展动态，是风险研判的基础。同时，疫情发生相关国家疫情控制措施是否有效，极大关联疫情的输出风险。

一些国家大片国土被热带雨林覆盖，雨林里常见的果蝠被认为是 EBOV 的主要宿主。许多研究人员认为，当地居民可能因为接触到被感染动物的粪便或沾有被感染动物粪便等的水果而被感染，这是当地屡屡出现 EHF 疫情的主要原因。当地居民有捕食动物的习惯，而且当地有亲吻、触摸死去亲人的习俗，这都给 EBOV 传播提供了机会。1989 年及 1990 年在美国、1992 年在意大利、1996 年在美国从来自菲律宾的猴子中检出了 EBOV。

EBOV 在一次次肆虐过程中出现的基因变异，也给防控带来诸多变数和挑战。科研人员此前的研究显示，EBOV 的变异会增强病毒对人类以及其他灵长类动物细胞的感染能力，但没有提高对其他哺乳动物细胞的感染能力。

我国目前尚未发现 EHF 患者，但随着国际交往日益增多，不排除该病通过引进动物或通过隐性感染者及患者与运输货物输入的可能性。

输入性传染病的防控不仅依赖于健全有力的卫生检疫体系将疾病御之国门之外，也需要疾控体系及时发现并阻止疾病传播。同时，健全的疾控体系能够在疾病暴发的源头做出快速反应，为全球的疾病防治做出贡献。加强进境人员筛查，对近期来自疫区或具有疫区旅居史的发热病例及时采集标本送检，开展病例监测报告及相关物品尤其是黑猩猩、大猩猩、猴子等非人灵长类和蝙蝠等野生动物的检疫。针对出国旅游、留学，特别是外派劳务及派出医疗卫生工作人员等进出境人员，广泛开展 EHF 等输入性传染病的防治知识宣传教育，避免接触丛林中的灵长类动物，在医院接触患者时要增强警惕意识，做好个人防护。人员回国后应密切观察自身是否有相关疾病的可疑症状，及时就诊，以减少输入风险。

民众对新发传染病普遍缺乏认知和免疫力，当地的自然和卫生环境、气候适合输入传染病的流行，各级医疗机构医务人员如缺乏发现报告意识，一旦疑似病例或病例输入未及时发现或有效处置，存在续发或本地传播风险。在没有采取安全有效的感染控制预防措施的情况下，医疗机构在治疗埃博拉病毒病疑似或者确诊患者时与患者密切接触或处理病例尸体不当，可能会引发聚集性疫情，医护人员及就诊患者与家属或其他人员获得感染导致疫情传播。医院内传播常常是导致 EHF 暴发流行的重要因素。

民众缺乏对该疾病的了解和相关的防治知识与技能，未能采取有效的个人防护措施，与疑似或患病的人和动物接触，参加非必要聚会，在公共场所未能保持安全社交距离，出现疑似症状未能及时就诊或做好自我健康监测和隔离等，都极大地提高了本地疫情传播风险。

针对该病毒，目前尚缺乏有效的疫苗，人群中未建立免疫屏障，也进一步增加了疫情传播扩散的风险。

3. 登革热

登革热（Dengue Fever, DF）是一种在温暖、热带气候中常见的蚊媒传染病，由埃及伊蚊、白纹伊蚊传播。其病原体是登革病毒（Dengure Virus, DENV），属于黄病毒科黄病毒属。登革病毒有四种血清型，均可在全球范围内传播，引起不同程度的临床症状，这些症状通常在被感染蚊虫叮咬后 4~10 天出现。主要表现为急性起病，伴有高热、头痛、皮疹，以及全身肌肉、骨骼和关节酸痛，乏力等症状。病情严重程度差异很大，从轻微不易察觉到需要医疗干预、住院治疗，甚至死亡。研究表明，感染过某一种血清型的恢复者对该血清型的再次感染具有免疫保护作用，但对其他血清型的感染不能形成有效保护，甚至可能因引发抗体依赖性增强作用而增加发生重症的风险。随着疾病的进展，患者可能出现呼吸窘迫、鼻腔和牙龈出血，以及血压迅速下降。目前，针对感染本身没有治疗手段，但其症状是可控的。医院对 DF 病例的有效管理可帮助大多数受 DF 影响国家的病死率降低至 1% 以下。

DENV 通过人—蚊—人循环传播，埃及伊蚊是主要媒介，白纹伊蚊是次要媒介。作为全球增长速度最快的传染病之一，据世界卫生组织（WHO）估计，在过去的 50 年内全球 DF 发病率增加了 30 倍。2000—2013 年期间，全球每年约有 1 亿例 DF 患者发病，3 亿例无症状感染者。疾病负担以亚洲国家（75%）最重，其次是拉丁美洲和非洲。近年来，全球多国曾报道了 DF 暴发疫情，包括孟加拉国、巴基斯坦、尼泊尔、东帝汶、法国、智利、阿富汗、西班牙、苏丹、牙买加等国家和地区。我国地域辽阔、自然资源丰富，跨越热带、亚热带和温带地区，这有利于伊蚊孳生，周边的缅甸、菲律宾、越南、泰国、柬埔寨、新加坡等东南亚国家 DF 疫情高发，极有可能通过传染源和媒介的跨境传播和流动导致我国疫情风险上升。

持续有效的媒介控制措施对于降低 DF 疫情风险至关重要。研究表明，白纹伊蚊的抗药性、气候因素与东亚夏季季风，都很有可能导致我国 DF 发病率上升。目前，疫情暴发后往往采用化学杀虫剂迅速降低成蚊密度，但长期使用化学杀虫剂可能会使蚊媒产生抗药性，从而使传统控制手段失效。需要不断开展新方法的基础研究和进行工具的研发，并结合定期消除幼虫孳生地等环境友好的方式，来持续控制蚊媒密度。目前，针对 DF 提倡实施综合管理，即同时采用创新型和传统的病媒控制措施来高效降低蚊媒密度。在高流行地区强化宣传教育，增强群防群控意识，鼓励使用经杀虫剂处理过的蚊帐（特别是在清晨和傍晚前），定期清理废弃轮胎、收集废水、消灭蚊虫孳生地。此外，还应做好城市规划，加强基础设施和资源调配，避免积水导致幼虫孳生。与此同时，应当建立基于环境、媒介、周边国家疫情等多源大数据的 DF 早期预警系统，加强疫情监测和进出境管理，并做好风险提示。在 DF 流行高峰期，人们计划前往流行地区时，应学习 DF 预防知识，并尽可能接种相关疫苗以降低感染风险。

4. 疟疾

疟疾是由雌性按蚊叮咬感染疟原虫引起的一种传染病，主要分布于全球北纬 60°和南纬 45°之间的热带和亚热带地区。可感染人体的疟原虫虫种有五种：间日疟原虫、恶性疟原虫、三日疟原虫、卵形疟原虫和诺氏疟原虫。疟疾典型的临床表现为周期性的寒战、发热、大汗等症状，可伴肝脾肿大和贫血等体征。其中，间日疟和卵形疟常有复发情况，恶性疟发热规律不规则，容易发展为重症疟疾，病死率较高。疟疾患者及无症状带虫者是疟疾传染源，恶性疟原虫在人体内存活一般不超过 1 年，间日疟原虫可在人体内存活约 2 年，三日疟原虫则可在人体内存活超过 10 年。疟疾传播途径以经按蚊叮咬传播为主，少数可经输血传播，偶有患病孕妇经胎盘感染胎儿。除了某些具有遗传特质的人群，人群对疟原虫普遍易感。据世界卫生组织（WHO）报道，2023 年全球仍有 83 个国家流行疟疾，报告疟疾病例 2.63 亿，疟疾死亡病例 59.7 万，其中，非洲撒哈拉沙漠以南地区疟疾流行最为严重，每年疟疾发病数和死亡数均占全球的 90% 以上，绝大多数是恶性疟；间日疟分布最为广泛，在南美洲、东南亚、东地中海地区以及东非的埃塞俄比亚等国家均有分布；三日疟和卵形疟多见于非洲和东南亚地区；诺氏疟主要发现于马来西亚和印度尼西亚。

我国曾是疟疾的流行区域，流行虫种以间日疟为主，部分地区存在恶性疟。2016 年，我国报告了最后一例本地原发疟疾病例。2021 年 6 月 30 日，世界卫生组织（WHO）宣布中国通过消除疟疾认证，中国成为世界卫生组织（WHO）西太平洋区域 30 多年来首个获得无疟疾认证的国家。然而，消除疟疾并不意味着疟疾的彻底消失，每年我国仍有数千例境外输入性病例，数百例重症疟疾，数十例因疟疾死亡的病例。此外，原疟疾流行区的传播媒介——按蚊仍普遍存在，疟疾传播的条件尚未被彻底消除。因此，如不能及时发现和规范治疗输入性病例，很容易成为传染源，引起继发传播。尤其是输入的间日疟病例，因其适宜传播媒介分布广泛，导致消除疟疾地区再次出现本地传播的可能性较大。

城市尤其是超大型城市往往是经济、贸易、旅游、文化中心，交通运输极为发达，人员聚集且流动频繁，因此成为输入性疟疾的主要发生地。随着我国公民赴非洲和东南亚等疟疾流行国家从事劳务、商贸和旅游活动的人数不断增加，输入性疟疾在我国将长期存在，由此引起的继发传播风险也将持续存在。因此，输入性疟疾防控已经成为我国消除疟疾后持续维持无疟疾状态的工作重点。具体措施如下：一要重点针对前往疟疾流行区人员开展健康宣教，引导市民在外出时做好个人防护，并增强他们在感染后主动就诊和及时接受规范治疗的意识；二要强化疟疾防治的专业培训，提高临床医师对输入性疟疾的诊治意识和救治能力；三要加强多部门协作，完善输入性疟疾的防控管理机制，确保各项防控措施得到有效实施；四要持续开展输入性疟疾传播风险的监测、预警和评估，及时规范地处理疫情，防止输入性疟疾引起的继发传播；五要进一步加强科技支撑，开发特异、敏感、快速的检测技术，尤其是用于无症状感染者及潜在传染源筛查、病原追踪溯源和药物抗性监测。同时，应积极推进疫苗和新药研究，以用于疟疾的防治工作。

口岸城市长期面临多种传染病的输入风险。为有效防范传染病输入风险，口岸卫生检疫机构强化全球传染病疫情风险监测，开展传染病输入性风险分析研判，甄别高风险地区和高风险人群；在口岸实施健康申报验核、体温监测、医学巡查、流行病学调查、医学排查、采样检测等卫生检疫措施，对风险评估甄别的高风险人员进行传染病监测和分类处置；对口岸发现的传染病可疑病例进行科学规范的排查和送医处置；对疑似或确诊病例样本开展传染病病原体基因测序、变异株监测等工作，对发现的新型病原体或新型变异株，及时发出预警；为防范虫媒传染病输入和再传播风险，口岸卫生检疫机构常年开展口岸媒介监测工作，采取措施降低口岸媒介密度；强化多部门间的合作，建立和完善口岸城市联防联控机制和公共卫生应急处置机制，共同防范传染病的跨境传播，共同筑牢口岸检疫防线，保障口岸城市的公共卫生安全。

2.1.3 新发与再发传染病

1. 现状、产生原因及特点

近年来，随着社会的快速发展，人们生活习惯发生了显著改变，人员流动性增加，国际交往频繁，生态环境变化剧烈，人们与动物接触的频率和方式发生了改变，病原体变异速度加快，导致新发和再发传染病疫情频发。目前新发传染病的主要特点有以下五种。一是病原体种类繁多，包括病毒、细菌、朊粒、立克次体、寄生虫等，但近来出现的以病毒类病原体居多。二是多为人畜共患病，60%为人畜共患病，其中70%由野生动物引起。三是传播速度快，流行范围广，如2003年的SARS、2009年的甲型H1N1流感以及2020年的新冠疫情等，都是在较短时间内迅速发展为全球大流行。四是传播途径多样，包括呼吸道传播（SARS、MERS、人感染H7N9禽流感等）、消化道传播（如肠出血性大肠杆菌O157：H7等）、接触传播（如埃博拉出血热）、媒介传播（如拉沙热、莱姆病等），有些疾病还可以通过多途径传播（如寨卡病毒病、新型冠状病毒感染等），有些传染病获得感染和传播途径到目前尚不清楚。五是对社会和经济的危害巨大，除了较高的病死率外，还会对社会经济发展造成严重破坏，如2003年的SARS、2020年的新冠疫情等。

城市尤其是超大型城市面临的传染病威胁具有以下特点：①人口快速向超大型城市集聚，导致公共卫生资源的供需矛盾日益尖锐，城市卫生环境超负荷承载，城市传染病风险急剧上升；②超大型城市人口流动强度更大，交通运输极其发达，极易发生新发和输入性传染病，因此需要"外防输入"，同时还需做好"内防扩散"；如果防控不当，可能导致疾病在全国甚至全球范围的传播和流行，还需要"防输出"；③超大型城市的政治、经济、文化发展水平处于国内领先水平，城市的经济、社会、文化、卫生、生态等系统必须保持平衡发展、协同互融，一旦发生传染病疫情，如何在精准平衡各系统发展的基础上，及时、有效、科学地应对处置，是超大型城市应对传染病疫情的重点和难点。

2. 城市面临新发和再发传染病风险的剖析

从个体角度来看,传染病的传播必须具备传染源、传播途径和易感人群三个环节,因此在识别和分析风险点时需考虑传染源的发现与控制、传播途径的控制以及易感人群的保护等方面。

从生态角度来看,传染病的流行必须具有病原、宿主、环境三个要素,因此在识别和分析风险点时需考虑病原体的侵袭力、传染力及其变异情况,宿主对病原体的抵抗力及包容性,以及病原体和宿主对环境的适应性等内容。对于新发和再发传染病,也是从这些角度去识别和分析风险。

2.1.4 病媒生物

1. 病媒生物的概念与风险

病媒生物又称媒介生物,是指能通过直接或间接方式将病原体传播给人类的生物。病媒生物对人类的危害主要体现在传播疾病方面。同时,在不少场合,它们的骚扰、叮刺行为不仅影响人们的休息,还可能引发厌恶情绪,造成心理上的不良影响。此外,它们还可能损毁物品或降低物品的使用价值,从而带来经济损失。

在我国,法定报告传染病中与病媒生物有关的有 12 种,包括鼠疫、流行性出血热、流行性乙型脑炎、钩端螺旋体病和登革热等。同时,一些法定报告肠道传染病,如痢疾,也与病媒生物有关。此外,还有多种尚未列入法定报告传染病的疾病,如莱姆病等也与病媒生物有关。世界卫生组织(WHO)宣布全球 80% 的人口面临一种或多种由媒介生物传播的传染病风险,17% 的全球传染病负担是由这些媒介生物传染病造成的,每年有超过 70 万人死于这类传染病。目前,全球新发和再发的媒介生物传染病异常活跃,我国面临的媒介生物性传染病风险存在新发和再发、输入和本地暴发的双重挑战,形势日益严峻。

2. 病媒生物的种类

1)蚊虫

蚊是最常见的卫生害虫,广泛分布于除南极洲和个别岛屿以外的几乎所有陆地区域。常见的传病蚊类主要有三属,即按蚊属、库蚊属和伊蚊属,分别简称按蚊、库蚊和伊蚊。

蚊的一生包括卵、幼虫(孑孓)、蛹和成虫四个阶段。成虫生活在陆地,其他阶段都生活在水中。雌蚊在水中产卵,幼虫孵出后被称为孑孓;孑孓经 4 次蜕皮发育成蛹,经约 2 天,蛹完全成熟后,成虫从蛹中羽化。羽化后的成蚊在清晨或黄昏时,通过群舞交配；交配后的雌蚊通常需要吸血后才能产卵，雄蚊则不吸血，以植物汁液为食，寿命也较短。在夏季，蚊虫繁殖一代需要10～15天。

蚊叮咬人后，不仅使人皮肤瘙痒、影响睡眠，还能传播多种疾病（如疟疾、流行性乙型脑炎、登革热、丝虫病、黄热病、西尼罗河热、寨卡热、东方马脑炎、西方马脑炎、委内瑞拉马脑炎和基孔肯雅热等），严重危害人类健康。

2）蝇类

蝇是极为常见的卫生害虫，分布十分广泛。蝇的种类繁多，包括蝇科、花蝇科、丽蝇科、麻蝇科、舌蝇科、皮蝇科、狂蝇科等，总数超过10 000种。蝇的生命周期包括卵、幼虫（蛆）、蛹和成虫四个阶段。成虫在羽化2～3天后进行交配，再过2～3天产出乳白色卵。卵经过一段时间的发育，孵出幼虫（蛆）。幼虫（蛆）经过两次蜕皮，发育为三龄幼虫，幼虫成熟后形成棕褐色的蛹，经过4～8天羽化出成虫。蝇繁殖一代的时间与温度有关，例如，家蝇在27 ℃繁殖一代需要15天，而在30～40 ℃时仅需8～10天。蝇除了对人类的工作和生活造成骚扰外，其主要危害在于机械性传播疾病，如脊髓灰质炎、肝炎、伤寒、副伤寒、痢疾、阿米巴痢疾、霍乱、炭疽、结核等，还可传播原虫包囊和蠕虫、绦虫的虫卵。某些蝇类的幼虫可寄生在器官组织中，引起蝇蛆病。

3）蟑螂

全世界种类有近5 000种，我国有250余种。蟑螂大部分在室外自生生活，与人类关系不大，一般不被视为卫生害虫。少数蟑螂在人类居室内活动，常见的约10种，如德国小蠊、美洲大蠊、褐斑大蠊、澳洲大蠊、黑胸大蠊等，可传播多种疾病，是重要的卫生害虫。

蟑螂一生经历卵、若虫和成虫三个阶段。雌虫和雄虫交配后，受精卵在雌虫体内形成卵荚。卵荚露出部分呈褐色或深褐色，从卵荚的受精卵中孵化出来的小蟑螂体型小，初期几乎透明，与蟑螂成虫相似，称为若虫；若虫经过多次蜕皮发育为成虫；成虫羽化后3～5天交配，随后产卵于卵荚中。蟑螂为杂食性昆虫，对含糖和淀粉的食物尤为喜欢，喜欢温暖、潮湿、有缝隙和食物丰富的地方，如厨房、食堂、食品仓库、动物房、饮料间、下水道、沟槽、垃圾污物堆积处等。蟑螂白天主要隐藏在各种黑暗场所，尤其喜欢藏匿于木质或纸质的缝隙中，夜晚出来觅食活动。

蟑螂的危害主要是机械性传播多种疾病，如伤寒、副伤寒、霍乱、细菌性痢疾、阿米巴痢疾、脊髓灰质炎、结核病和寄生虫病等；此外，还携带其他多种病原体，如铜绿假单胞菌、麻风杆菌、黄曲霉菌等。蟑螂的尸体碎片和粪便能使人过敏，引起瘙痒，诱发过敏性疾病。另外，蟑螂还可作为寄生虫的中间宿主，传播长膜壳绦虫病和美丽筒线虫病。

4）鼠类

鼠类，通常被称为啮齿类动物。啮齿类动物与其他哺乳动物的主要区别是它们的门齿无齿根，能终生生长。门齿呈凿状，无犬齿，因此在门齿与臼齿之间有一个很长的无齿空隙，称为齿隙。在1741种啮齿类动物中，鼠类有1687种，占全世界哺乳动物总数的40.61%。鼠类是演化最成功的类群，广泛分布在世界各地，使用各种栖息地，有陆栖、树栖，有营地下生活的，也有营半水栖生活的。

我国鼠类有159种，其中小家鼠、褐家鼠、黄胸鼠是城市和乡镇各类建筑物的主要害鼠，野外农田中则以黑线姬鼠、黑线仓鼠、黄毛鼠为主。

鼠有很多特殊习性，如啃咬习性，鼠经常啃咬硬物，主要是防止门齿无休止生长。经测试，鼠的凿状门齿的切咬力高达150 MPa以上，不仅能轻而易举地咬破门窗、家具和电缆，而且还能咬穿钻头、铝管等坚硬物质，可见其破坏力极大。部分鼠类还有避新行为，如黄胸鼠和褐家鼠两种鼠类不仅有很强的记忆力，而且多疑狡猾，对熟悉环境中出现的新物体，一般不会立即去触动，只有经过反复试探，有时甚至高达几十次试探，确认该物对其无伤害后，才开始小心谨慎地接触。鼠的这种对新出现的物体不敢立即接触的现象称为鼠的新物反应，又称避新行为。

鼠会给人类造成极大的危害，它们不但能传播疾病，严重危害人类健康，而且还损害农业、林业、牧业及工业，造成巨大损失。鼠传播的疾病主要是鼠疫、流行性出血热、钩端螺旋体病、森林脑炎、斑疹伤寒以及黑热病等。鼠类还经常啃咬树苗，盗食树籽，使很多人工林场受到损害；尤其是啃咬电缆绝缘材料或钻入变压器而引起短路，造成电器烧毁、停电及火灾事故等。

5）白蛉

白蛉属双翅目毛蠓科，是一种小型吸血昆虫，个体比蚊小。白蛉的头部呈球形，复眼较大，呈黑色，胸背隆起呈驼背状。白蛉的翅狭长，末端尖，有许多长毛，停息时两翅向背面竖立，呈"V"字形。其足细长多毛，腹部分为10节。

白蛉的一生经历卵、幼虫、蛹和成虫四个阶段。成虫飞行能力不强，呈跳跃式起飞和停落，于夜间活动。在白蛉中，只有雌性成虫吸血，可吸食两栖类、爬行类、鸟类及哺乳动物的血液。幼虫孳生于动物巢穴、墙洞及周围疏松的土壤中，生长较缓慢，一般一年繁殖1~2代。

白蛉刺叮吸血时，可引起强烈的皮肤过敏反应，局部会出现红色丘疹、风团、小结节或者出现糜烂、水疱等损害，待愈后可留下色素沉着的斑片。此外，白蛉还能传播内脏及皮肤利什曼病、白蛉热和巴尔通体病等。

6）蜱

蜱属于蛛形纲、寄螨目、蜱总科。蜱不是昆虫，昆虫的成虫有 3 对足，而蜱的成虫有 4 对足。全世界已报道的蜱超过 800 种，根据其背面有无盾板可将其分为硬蜱和软蜱两大类。

硬蜱：成虫背腹扁平，呈椭圆形，长 2～23 mm；体壁为革质，有伸缩性，能大量吸血，吸血后虫体显著增大。头、胸、腹分界不明显。蜱的背面有盾板，雄虫的盾板覆盖整个背面，雌虫的盾板约覆盖前 1/3。可见假头从身体的前方伸出，假头是蜱的口器，用来刺入宿主皮肤吸血。而软蜱的假头从背面一般不可见，依据此特点可区分硬蜱与软蜱的成虫。

软蜱：成虫背腹扁平，呈椭圆形，长 8～13 mm；体壁强韧似皮革，多皱褶，常有细小结节或颗粒。软蜱背面无盾板，假头位于腹面，背面不可见。

蜱的发育过程分为卵、幼虫、若虫和成虫四个阶段，属于不完全变态发育类型。蜱的成虫交配后吸血，在草根、树根、畜舍等处表层缝隙中产卵。蜱卵呈球形或椭圆形，堆积成团。2～4 周有幼虫可孵出，幼虫很小，有 3 对足，经 1～4 周蜕皮为若虫。若虫与成虫形态相似，但较小，有 4 对足。若虫吸血后再经 1～4 周蜕皮而发育为成虫。硬蜱的若虫只有 1 期，软蜱则有 1～6 期若虫。硬蜱完成一代生活史所需时间为 2 个月至 3 年，成虫的寿命为 1 个月至数十个月；软蜱完成生活史需半年至 2 年，成虫可多次吸血、多次产卵，寿命可达 5～6 年，甚至数十年。蜱的耐饥力很强，成虫甚至可达 1～2 年。蜱的孳生环境因蜱种不同而异，一般来说，在动物体表、巢穴、草地、落叶等处较容易发现硬蜱，而软蜱大多生活在动物巢穴内。硬蜱多在白天叮咬，吸血时间可长达数天；软蜱则多在夜间吸血，吸血时间较短，一般数分钟至 1 h。蜱叮咬人吸血可引起皮肤水肿、发炎，甚至溃疡。蜱的唾液腺中含有麻痹毒素，可导致蜱瘫痪。此外，蜱还可传播多种疾病，包括森林脑炎、莱姆病、克里米亚-新疆出血热、蜱媒斑点热、蜱媒回归热、Q 热、鼠疫等，其中许多疾病诊治困难，对人类健康构成严重威胁。因此，人们在可能有蜱孳生的野外环境训练、活动时，应当特别注重个人防护，尽量避免被蜱叮咬。

7）恙螨

恙螨的成虫和若虫都不叮咬人，但其幼虫叮咬人和动物，可传播疾病。恙螨的幼虫非常小，体长 0.15～0.3 mm，肉眼难以发现，呈红色至浅黄色。恙螨主要孳生在隐蔽潮湿、多草、多鼠的场所，在鼠类身体特别是内耳郭部位常见。恙螨幼虫喜欢寄生在宿主身体潮湿、皮薄、有皱褶且分泌物多的部位，如腹股沟、外生殖器、腰部、腋下、乳房等处。恙螨幼虫叮咬后，会在叮咬局部引起恙螨皮炎，叮咬部位常会留下焦痂样痕迹，并引起周边淋巴结肿大，可能传播恙虫病和肾综合征出血热。

8）臭虫

臭虫成虫为卵圆形，无翅，背腹扁平，体长 5～7 mm，未吸血时呈淡黄色或淡棕色，吸血后呈深红褐色。头部宽短，有 1 对复眼，1 对触角，喙细长，不吸血时向后弯折，吸血时向前下方摆动，3 对足细长。吸食人血的臭虫有两种：温带臭虫和热带臭虫，二者形态类似。前者分布广泛，后者主要分布在热带和亚热带地区。臭虫主要栖息在室内的床架、墙壁、天花板、被褥、草垫、床席等的缝隙和糊墙纸的后面。栖息场所常可发现许多棕褐色的粪迹。雌、雄成虫和若虫都吸血，白天隐藏，晚间出来吸血，喜欢群居，被发现则迅速逃离。每次吸血数分钟，吸血量可以超过自身体重的 1～2 倍。臭虫的主要危害是吸血骚扰，有些人被叮咬后反应强烈，被叮咬部位可形成丘疹，瘙痒难忍，甚至夜不能眠。

2.1.5 实验室生物安全

1. 实验室生物安全重要性

随着全球人口的不断增加和国际合作交流的加深，人口流动性增加，城市不断面临各种传染病，尤其是新发和突发传染病的威胁。实验室在传染病病原体分离鉴定、感染模型建立、疫苗研发、生物防护等领域的研究中扮演着关键角色。实验室工作人员在开展实验活动时会频繁地接触到各种病原微生物，若不加强实验室生物安全管理工作、不注重安全防护或操作不规范，都会使病原微生物的传播风险加大，导致严重后果。

实验室生物安全是指实验室的生物安全条件和状态不低于容许水平，符合相关法规、标准等对实验室生物安全责任的要求，可避免实验室人员、来访人员、社区及环境受到不可接受的损害。因此，实验室生物安全是确保病原微生物相关实验活动顺利开展的重要保障。党的十八大以来，以习近平同志为核心的党中央高度重视生物安全工作，站在保护人民健康、保障国家安全、维护国家长治久安的高度，把生物安全纳入国家安全体系。我国于 2021 年 4 月 15 日施行的《中华人民共和国生物安全法》明确提出，"生物安全是国家安全的重要组成部分。维护生物安全应当贯彻总体国家安全观，统筹发展和安全，坚持以人为本、风险预防、分类管理、协同配合的原则"，并将实验室生物安全管理作为单独章节进行规定，凸显了实验室生物安全的重要性。

2. 实验室生物安全管理

我国根据病原微生物的传染性、感染后对人和动物个体或者群体的危害程度，对病原微生物实行分类管理;根据对病原微生物的生物安全防护水平,对病原微生物实验室实行分等级管理。从事病原微生物实验活动应当在相应等级的实验室进行,低等级病原微生物实验室不得从事国家病原微生物目录规定应当在高等级病原微生物实验室进行的病原微生物实验活动。对我国尚未发现或者已经宣布消灭的病原微生物,未经批准不得从事相关实验活动。病原微生物实验室应当符合生物安全国家标准和要求,设立病原微生物实验室应当依法取得批准或者进行备案,个人不得私自设立病原微生物实验室或者从事相关实验活动。

病原微生物实验室的设立单位应负责实验室的生物安全管理,设立单位的法定代表人和实验室负责人应对实验室生物安全负责。从事病原微生物实验活动应当严格遵守有关国家标准和实验室技术规范、操作规程,根据风险评估结果采取安全防范措施,并制定相应的生物安全事件应急预案。同时,病原微生物实验室设立单位还应建立和完善安全保卫制度,确保实验室及病原微生物的安全。

3. 我国实验室生物安全相关法律法规和标准规范

我国实验室生物安全相关法律法规和标准规范的制定和施行,为规范国内实验室生物安全管理工作和持续改进提供了法律和技术层面的保障。当前,我国现行有效的实验室生物安全相关法律法规和标准规范主要如下。

(1)法律:《中华人民共和国传染病防治法》(2013年修正);《中华人民共和国生物安全法》(中华人民共和国主席令第五十六号)。

(2)行政法规:《病原微生物实验室生物安全管理条例》(国务院令第424号);《医疗废物管理条例》(国务院令第380号)。

(3)部门规章:《可感染人类的高致病性病原微生物菌(毒)种或样本运输管理规定》(卫生部令第45号);《人间传染的高致病性病原微生物实验室和实验活动生物安全审批管理办法》(卫生部令第50号);《人间传染的病原微生物菌(毒)种保藏机构管理办法》(卫生部令第68号);《病原微生物实验室生物安全环境管理办法》(国家环境保护总局令第32号)。

(4)规范性文件:《人间传染的病原微生物目录》(国卫科教发〔2023〕24号);《医疗机构临床实验室管理办法》(卫医发〔2006〕73号);《人间传染的病原微生物菌(毒)种保藏机构指定工作细则》(卫科教发〔2011〕43号);《医疗废物分类目录(2021年版)》(国卫医函〔2021〕238号)。

(5)标准:《生物安全实验室建筑技术规范》(GB 50346—2011);《实验室 生物安全通用要求》(GB 19489—2008);《人间传染的病原微生物菌(毒)种保藏机构设置技术规范》(WS 315—2010);《病原微生物实验室生物安全通用准则》(WS 233—

2017）；《病原微生物实验室生物安全标识》（WS 589—2018）；《生物安全领域反恐怖防范要求 第1部分：高等级病原微生物实验室》（GA 1802.1—2022）；《生物安全领域反恐怖防范要求 第2部分：病原微生物菌（毒）种保藏中心》（GA 1802.2—2022）。

4. 实验室生物安全风险评估与风险控制

1）风险评估与风险控制意义

病原微生物实验室风险管理是保障生物安全的核心工作，而风险评估是建立健全风险管理体系的基础。完善的风险评估制度对于保证实验室生物安全具有非常重要的意义。

通过风险评估，对各因素开展风险识别与分析，进而提出降低风险的措施，并评估采取措施后的残留风险。这可帮助生物安全实验室设计者及使用者确定实验室的规模、设施要求与合理的平面布局，帮助操作者正确选择生物安全防护水平（设备和操作）及个体防护装备，制定相应的操作程序、预防风险发生和可能发生风险后的处置方案及相关管理规程，以便实验室在运行过程中采取适宜的安全防护措施，从而减少危险性事件的发生，将工作人员职业暴露风险和对环境的污染降到最低限度。

2）风险评估与风险控制要求

实验室应建立并维持风险评估和风险控制程序，明确实验室持续进行风险识别、风险评估和风险控制的具体要求。

实验室在开展风险识别时，应当考虑但不限于以下要素：本项实验活动涉及生物因子的已知或未知特性、常规实验活动、非常规实验活动、实验活动涉及遗传修饰生物体时新的重组体可能引起的危害、涉及致病性生物因子的动物饲养与动物实验活动、感染性废物处置过程中的风险、实验活动管理带来的次生风险、涉及致病性生物因子实验活动的人员相关的风险、设施设备相关的风险、实验室生物安保制度和安保措施、对国内外已发生的实验室感染事件原因分析，必要时还需考虑化学、物理、电气、火灾、水灾、自然灾害等的风险。

当实验室依据风险评估结论采取相应风险控制措施时，宜首先考虑控制风险源，其次考虑采取其他措施降低风险，最后考虑采用个体防护装备。当然，风险控制措施在实施过程中可能无法满足所有风险控制要求，此时应把监督和检查作为风险控制措施计划的有机组成部分，以保证风险控制措施持续有效。

实验室风险评估应由具有经验的不同领域的专业人员（不限于本机构内部的人员）来进行。风险评估所依据的数据及拟采取的风险控制措施、安全操作规程等，应以国家主管部门和世界卫生组织（WHO）、世界动物卫生组织、国际标准化组织等机构或行业权威机构发布的指南、标准等为依据。

实验室风险识别、风险评估和风险控制的过程不仅适用于实验室、设施设备的常规运行，而且适用于对实验室、设施设备进行清洁、维护或关停期间。

3）风险评估报告编制与用途

风险评估人员对已识别的风险进行分析，形成风险评估报告。风险评估报告的内容至少应包括实验活动（项目计划）简介、评估目的、评估依据、评估方法/程序、评估内容和评估结论。在编制风险评估报告时，应结合本实验室实际情况，避免将其他实验室的风险评估报告照搬照用，以防发生实验室安全事故。

风险评估报告编写完成后，应得到实验室所在机构生物安全主管部门的批准；对未列入国家相关主管部门发布的病原微生物名录的生物因子的风险评估报告，在适用时，应得到相关主管部门的批准。

风险评估报告应当作为实验室采取风险控制措施、建立安全管理体系和制定安全操作规程的依据。

4）风险评估实施时机

当实验室活动、人员、过程和技术发生变化时，风险也会随之变化。因此，风险评估工作应始于实验室设计建造之前，实时评估于实验活动之中，阶段性再评估于使用之后。

5. 实验室生物安全应急处置

实验室生物安全意外事件是造成实验室感染的主要原因，因此，提升病原微生物实验室应急处置能力，能够将事故的危害程度和危害范围降到最低。

1）应急预案编制原则

依据《中华人民共和国生物安全法》的要求，病原微生物实验室的设立单位应制定生物安全事件应急预案，以降低各类意外事件造成的危害及影响。在应急预案编制、修改和执行过程中，除应始终坚持救护优先、保护生命的原则外，还应坚持针对性、科学性和充分性原则。

2）应急预案编制审核和批准要求

应急预案应经过单位生物安全委员会组织的专家审核，并通过管理层批准。实验室负责人应定期组织对预案进行评审和更新工作。此外，从事高致病性病原微生物相关实验活动的实验室制定的实验室应急处置预案，应向所在地的省、自治区、直辖市卫生主管部门备案。

3）应急预案编制内容

应急预案编制内容至少包括组织机构、应急原则、人员职责、应急通信、个体防护、应对程序、应急设备、撤离计划和路线、污染源隔离和消毒、人员隔离和救治、现场隔离和控制、风险沟通等方面，以应对实验活动过程中可能遇到的生物性、物理性、机械性、放射性等意外事故，以及火灾、水灾、冰冻、地震或人为破坏等突发紧急情况。

4）实验室生物安全应急处置培训和演练

实验室生物安全事件应急处置的培训和演练是实验室生物安全应急管理中不可或缺的一项内容。一方面，通过培训和演练，可促使每一位工作人员熟悉应急预案内容、提高应急处置的熟练程度和操作水平，确保在实验室意外事件发生时，能按照应急预案规定的方式有序应对，保障实验室安全；另一方面，通过实验室应急培训和演练，可在实验室意外事件真正发生前，暴露应急预案实施过程中可能存在的诸如文件可操作性和人员意识薄弱等不足，通过循序渐进的培训和不断演练的方式，增强多方实施人员之间的有序衔接的通畅性，以此提高整体应急反应能力。

病原微生物实验室生物安全应急处置培训和演练形式包括理论培训、桌面推演、功能演练和全面演练等。理论培训是通过对管理制度、程序文件、操作规程等的学习，提升安全意识；桌面推演是结合图片、模型、文字来进行重点安全行为和流程的细节掌握，以"口头"走一遍的方式模拟实施意外事件的应急处置；功能演练是将应急预案中的某项功能或应急响应行动单独演练；全面演练是将应急预案中的大部分或全部应急响应功能进行演练。应急演练应尽量逼真，这样才能发现问题，为应急预案的评审提供输入信息，切实提高实验室应急处置能力。

应急演练前需要撰写演练方案，对开展演练的课目所涉及的时间、地点、人员组成进行安排，以确保演练顺利开展。演练方案的撰写需要细化到每一个步骤。演练前，要对参与演练和观摩人员进行讲解，演练结束后要进行小结。对演练过程中发现的问题应及时改进，对文件中不完善部分进行修订，且通过再培训的方式提高人员的应急处置能力。

2.2 环境危害因素

2.2.1 食品安全

1. 食品中微生物污染种类及来源

1）细菌性污染

细菌性食物中毒是最常见的食物中毒类型，也是全球重大的公共卫生问题之一。常见的食源性致病菌包括沙门氏菌、副溶血性弧菌和弯曲菌等。沙门氏菌是全球食物中毒最常见的致病因素之一，通常与动物性食品（如鸡蛋、肉类和家禽等）有关。大肠杆菌污染引起中毒的食品种类与沙门氏菌类似，通常与餐饮行业的餐具被污染有关。弯曲杆菌属中空肠弯曲菌感染最为常见，它可能存在于未煮熟的禽肉、未经高温消毒的牛奶、受污染的水中。金黄色葡萄球菌主要污染的食品包括乳类及乳制品、肉类、剩饭等，在食物准备过程中，冷藏、烹饪不足或个人卫生差时易致感染。单核细胞增生李斯特氏菌是食源性致病菌致死的主要原因之一，尤其对孕妇、新生儿、老年人和免疫功能低下的人群构成威胁。它广泛存在于各种生食（如未煮过的肉类和蔬菜）以及经烹饪或加工后被污染的即食食物中，容易在冰箱等低温环境中繁殖，可能会在食品加工厂持续污染加工的食品，是现代城市生活和加工食物的严重隐患。蜡样芽孢杆菌食物中毒以夏、秋季多见，引起中毒的食品以米饭及其制品为主。志贺氏菌属（又称痢疾杆菌）常见于卫生条件差的环境，常见的中毒食物为凉拌菜，食品生产加工、餐饮企业从业人员中的痢疾患者或带菌者的双手是污染的主要来源。

弧菌是水产品及海水环境中常见的一类致病菌，在已知的约100种弧菌中，对人类具有致病性的约12种，其中最为典型的有副溶血性弧菌、霍乱弧菌、创伤弧菌等。弧菌感染通常与食用生的、未充分煮熟、煮熟后再次被污染的海鲜（如鱼、虾、蟹、扇贝等）或在高温季节交叉污染、烹调和储存不当有关。近年来，副溶血性弧菌一直是中国、日本、印度等国家细菌性食源性疾病暴发的主要原因之一。

其他细菌污染还包括产气荚膜梭菌、椰毒假单胞菌、小肠结肠炎耶尔森菌、肉毒梭菌、克罗诺杆菌属等。

2）病毒性污染

食品的病毒污染以诺如病毒和肝炎病毒为主。诺如病毒的感染可能与食用生的或未煮熟的牡蛎有关。肝炎病毒中，甲肝病毒感染主要通过被污染的水产品，特别是水生贝类（如毛蚶、牡蛎、蟹等）引起；食用未熟透的携带戊肝病毒的猪产品可能存在戊肝病毒感染风险。

3）真菌性污染

真菌对人类的威胁主要来自其在污染的食物中产生的有毒代谢产物，霉菌是部分真菌的俗称，主要产毒霉菌有曲霉菌属、青霉菌属、镰刀菌属等。目前已知的霉菌毒素有400余种，对人类有害的约30种，污染较为严重的食物主要是玉米、花生、小麦等，霉变甘蔗中的节菱孢霉可产生强烈的神经毒素3-硝基丙酸。

4）寄生虫污染

食源性寄生虫主要包括原虫、节肢动物、吸虫、绦虫和线虫。最常见的食源性寄生虫是环孢子虫、刚地弓形虫和旋毛虫等。环孢子虫可经水源传播，主要相关的食物有草莓、莴苣、色拉等。刚地弓形虫感染通常是因摄入生肉（猪肉、牛肉等）或未煮熟的肉中的包囊引起的。旋毛虫感染主要因摄入含有旋毛虫包囊的生猪肉或未煮熟的猪肉，其次为野猪肉和狗肉。华支睾吸虫（又名肝吸虫）是最常见的寄生虫疾病之一，与居民吃生的或未煮熟的鱼肉的习惯有关。食用生鱼片、刺身、寿司存在异尖线虫感染的风险。食用醉虾、醉蟹等生食虾蟹，容易感染肺吸虫。生食螺肉可导致广东圆线虫的感染等。食用生的或未煮熟的牛肉、猪肉、鱼类等可能会引起绦虫感染。

5）转基因食品

转基因食品主要包括以耐受除草剂植物、抗病虫害、改善食物成分、改善农业品质、延长食品的货架期等为目的研制的食品。它们能极大地提高农业的劳动生产率，是现代食品产业革命不可避免的趋势。然而，由于目前的科学水平还不能精确地预测转基因生物可能出现的所有表现性状与遗传变异效应，其安全性也引起人们的广泛关注，是城市公共安全防控中不容忽视的一环。

2. 食品中化学污染物种类及来源

1）兽药及禁用药物残留

兽药残留是指动物产品的任何可食部分所含兽药的母体化合物及（或）其代谢物，以及与兽药有关的杂质。兽药残留既包括原药，也包括药物在动物体内的代谢产物和兽药生产中所伴生的杂质，主要有抗生素类、驱肠虫药类、生长促进剂类、抗原虫药类、灭锥虫药类、镇静剂类、β-肾上腺素受体阻断剂等。部分毒性较大的禁用药物也可能被违禁用于养殖环节，包含β-受体激动剂（瘦肉精）、催眠/镇静剂、激素、硝基呋喃及其代谢物等。其主要来源是用于治疗禽、畜、水产等疾病的药品以及饲料。

2）有毒金属元素污染

有毒金属元素主要包括铅、镉、铬、汞、锰、铜等，主要来自被污染的种植养殖环境（包括土壤、水源等），例如，天然形成的高本底的含量、人为工业"三废"污染，还有部分在食品加工、存储、运输和销售过程中因接触材料而被污染。

3）农药残留

农药残留是指使用农药后残留于生物体、食品、环境中的微量农药原体、有毒代谢物、降解物和杂质等。其主要来自种植过程中常用的杀虫剂（如有机磷类、氨基甲酸酯类、拟除虫菊酯类、有机氯类）、杀菌剂、除草剂、植物生长调节剂等，也来自受污染的土壤和灌溉水等环境污染物。此外，其还存在因食物链逐级浓缩引起的生物富集作用。

4）生物毒素污染

生物毒素也称为天然毒素，是由各种生物（包括动物、植物、微生物等）的代谢产物。根据产生毒素的生物分类，可分为细菌毒素、真菌毒素、植物毒素、动物毒素和海洋生物毒素。生物毒素污染来源是多样性的，包括细菌、真菌、植物、昆虫、爬行动物、两栖动物以及海洋生物等，产生的原因可能是贮存方法不当、种植的气候条件等因素。

5）有机污染物

持久性有机污染物（Persistent Organic Pollutants，POPs）是一系列在环境介质中长期残留和长距离迁移、有脂溶性和生物蓄积性、通过食物链的生物富集作用对人体产生有害影响的含碳化合物，可分为天然有机污染物和人工合成有机污染物。主要包括多环芳烃、指示性多氯联苯、二噁英及其类似物、邻苯二甲酸酯类、双酚A、壬基酚等，主要来自垃圾焚烧、销毁有机化学品、工业生产等过程中产生的副产物，以及人类生产的杀虫剂和有机氯农药等在土壤与水体中的残留等。

6）非食用物质污染

食品的非食用物质污染一般是指食品生产经营中违法添加非食用物质导致对人体产生有害影响，主要包含苏丹红、三聚氰胺、罂粟壳生物碱、酸性橙和碱性橙染料等，主要来自生产者在食品生产经营中为谋取利益而违法添加非食用物质。

7）食品加工贮藏过程产生的污染物

食品加工、贮存、运输及烹调过程中产生的物质或工具、用具中的污染物，主要由于食品贮存、加工等方式不当引起过程污染物增多。

8）食品接触材料污染物

食品接触材料是指用于食品的包装材料和容器，包括包装、盛放食品或者食品添加剂用的纸、竹、木、金属、搪瓷、陶瓷、塑料、橡胶、天然纤维、化学纤维、玻璃等制品和直接接触食品或者食品添加剂的涂料，是对所有可能与食品接触的材料的统称。在食品接触材料与食品的接触过程中，有毒金属、塑化剂、荧光增白剂、增塑剂迁移量、芳香族伯胺迁移量、二噁英迁移、双酚A等有害物质向食品中迁移而引起食品接触材料污染。

3. 动植物中的天然有毒物质种类及来源

动植物中的天然有毒物质是指某些动植物中本身存在的某种对人体健康有害的非营养性天然物质成分，或因加工、贮存不当，在一定条件下产生的某种有毒成分。常见动植物中的有毒物质种类及来源如下。

1）植物中的天然有毒物质

植物中的天然有毒物质有以下几种。

（1）毒蕈的来源及中毒特征。蕈类通常称为蘑菇，属于真菌。蕈的种类超过

300 种，其中少部分是毒蕈。人们常因误食毒蕈而中毒，中毒事件多发在高温多雨季节，在我国云南、广西、四川等地常有发生。

（2）豆类毒素与扁豆中毒。扁豆又叫四季豆、菜豆、芸豆等，含有皂苷、植物红细胞凝集素，如果加热不彻底，毒素不能被破坏，人食用后就可能引起食物中毒。扁豆中毒一年四季均可能发生，但多发生于其上市的旺季。

（3）龙葵素与发芽马铃薯中毒。马铃薯又叫土豆、洋山芋等，发芽的马铃薯中含有龙葵素（又称龙葵碱、茄碱），人们常因摄入芽体未被去除干净的马铃薯引起中毒。

（4）氰苷与苦杏仁中毒、木薯中毒。苦杏仁、木薯、桃仁等植物含有毒性很强的氰苷，误食后容易发生氰苷类物质中毒，此类中毒多发生在杏子成熟的初夏季节，儿童中毒较为多见。

2）动物中的天然有毒物质

动物中的天然有毒物质主要有以下几种。

（1）河鲀毒素的来源及中毒特征。引起河鲀中毒的毒素是河鲀毒素，主要存在于河鲀的卵巢、肝脏和其他内脏、皮肤和血液中。河鲀中毒主要发生在我国沿海地区，春季为高发季节。中毒原因主要是误食或加工处理不当。

（2）贝类毒素的来源及中毒特征。贝类毒素的来源主要与海水中的某些藻类有关，毒素可在贝类体内蓄积。人食用这种贝类后，就会导致人体中毒。贝类毒素是一种毒性很强的神经毒素，中毒在全世界均有发生，有明显的地区性和季节性，以夏季沿海地区多见。

（3）组胺的来源及中毒特征。海产鱼类中的青皮红肉鱼，如鲐巴鱼、金枪鱼等鱼体蛋白质中含有较多的组氨酸，当鱼不新鲜或腐败时可形成大量的组胺，一旦食用可引起中毒。

4. 食品的放射物质污染与安全

1）放射性物质的来源

天然食物中都有微量的放射性物质，一般情况下对人无害或影响很微小。但放射性元素通过动植物富集而污染食品时，会对人类身体健康产生危害。核能利用的迅速发展、核泄漏、核试验和核爆炸等产生的大量的放射性核素，也成为水产食品放射性物质污染的一个重要来源。另外，放射性核素在工农业、医学和科研领域的应用也会向外界环境排放一定量的放射性物质，成为新的污染来源。

2）放射性物质对人体的危害

进入人体的放射性物质，大部分不会被人体吸收，而会被排出体外。被吸收的部分将参与人体代谢，在人体内引起内照射。当所受有效剂量较小时，生理损害不明显，主要表现为患癌症风险增大。但是全身辐射剂量的增加，可能会引发辐射病，导致恶心、腹泻和身体虚弱，严重时会破坏人体免疫系统，发生身体感染，甚至导致死亡。

2.2.2 饮用水安全

1. 水源地污染及来源

水体污染源通常指向水体排放污染物的场所、设备和装置等，也包括污染物进入水体的途径。造成水体污染的原因是多方面的，其主要来源有以下几方面。

1）工业废水

工业废水是世界范围内水污染的主要原因。工业生产过程的各个环节都可产生废水，如冷却水、洗涤废水、水力选矿废水、水力除渣废水、生产浸出液等。工业废水的特点是水质和水量因生产品种、工艺和生产规模等的不同而有很大差别。

2）生活污水

生活污水是人们日常生活的洗涤废水和粪尿污水等，水中含有大量有机物，如纤维素、淀粉、糖类、脂肪、蛋白质等，还有微生物（包括肠道病原体等）。生活污水中也含有大量无机物质，如氯化物、硫酸盐、磷酸盐、铵盐、亚硝酸盐、硝酸盐等。来自医疗单位的污水，包括病人的生活污水和医疗废水，是一类特殊的生活污水，其主要危害是引发肠道传染病。

3）农业污水

农业污水指的是农牧业生产排出的污水，以及降水或灌溉水流过农田或经农田渗漏排出的水。随着大规模农业生产的扩张，尤其是现代化工工业化肥和农药的广泛使用，含氮、磷、钾等化肥引起的水体富营养化，以及高残留、高毒性农药引起的水质污染，已成为全球水质污染的重要来源。此外，农村养殖业的规模化经营，引发抗生素的大量滥用，在农业污水乃至城市河流中形成了抗生素污染的新格局。

2. 水处理工艺污染及来源

常规的水处理工艺包括混凝、沉淀、过滤和消毒等环节，其中消毒环节带来的消毒副产物是主要的污染来源。迄今为止，在饮用水中已发现近700种消毒副产物。水中能与化学消毒剂反应形成消毒副产物的有机物被称为有机前体物，例如腐殖酸、富里酸、藻类及其代谢物蛋白质等。

1）氯化消毒副产物

氯化消毒副产物是指在氯化消毒过程中，氯与水中有机物反应所产生的卤代烃类化合物。最常见的氯化消毒副产物有两大类：①挥发性卤代有机物，主要是三卤甲烷，包括三氯甲烷、一溴二氯甲烷、二溴一氯甲烷和溴仿；②非挥发性卤代有机物，主要是卤代乙酸，如氯乙酸、二氯乙酸、三氯乙酸等，此外还有卤代醛、卤代酚、卤代腈等。

2）二氧化氯消毒副产物

二氧化氯作为饮用水消毒剂，与水中天然的有机物和无机物接触时，会迅速分解为亚氯酸盐、氯酸盐和氯化物。一些动物实验表明，亚氯酸盐能影响血红细胞，导致高铁血红蛋白血症和溶血性贫血，还可能诱发神经、心血管和甲状腺等系统的损害等。二氧化氯能直接氧化水中的腐殖质等有机前体物，减少三氯甲烷生成量高达 90%。

3）臭氧消毒副产物

臭氧作为饮用水消毒剂，不会生成氯化消毒副产物，但可能产生甲醛和溴酸盐等具有潜在毒性的臭氧消毒副产物。吸入甲醛对人类具有致癌风险，但目前很少有证据表明甲醛经口摄入具有致癌性。在溴酸盐中，尤以溴酸钾最受关注。动物实验表明，溴酸钾对动物的体细胞或生殖细胞的染色体、基因或 DNA 表现出明显的遗传毒性，是一种潜在的致突变剂。国际癌症研究机构（International Agency for Research on Cancer，IARC）将溴酸盐（钾）列为对人类可能的致癌物（2B 类）。

3. 输配水过程中的污染来源

1）输水管网污染

输水管网污染包含管网老化和渗漏、管网卫生管理不规范、管网中微生物的繁殖。

（1）管网老化和渗漏。我国部分城市管网老化，不仅渗漏率高，而且其材质腐蚀后会直接污染水质。20 世纪末，我国居住区和住宅供水管多为经过沥青防腐处理的铸铁管和冷镀锌钢管，二次供水水箱也曾采用沥青防腐或者采用镀锌钢板，也有使用防锈漆（红丹）的情况，这些防腐措施相应地带来了其渗出物对水质的二次污染问题。我国城镇自来水的渗漏率高达 20%，有些地区甚至达到 40%。一旦水厂停电，再通水时形成的负压可能会将周围污水和污物吸入管网内，导致水质中微生物或化学有害物质超标。

（2）管网卫生管理不规范。例如，有的城市不按《生活饮用水集中式供水单位卫生规范》的规定对管网末端定期冲洗，导致管网末端用户水质超标率高；有的生产厂家违反规定，将生产用水管网和市政水管网直接相连，导致市政用水受工厂化学原料的污染。

（3）管网中微生物的繁殖。尽管出厂水通过加氯消毒杀死了大量微生物，并保持一定的余氯量以维持消毒作用，但是用水点处细菌学指标合格率仍可能下降。主要原因包括：一是细菌和总大肠菌群的再度繁殖；二是耐氯微生物的孳生；三是自养型铁细菌的繁殖；四是硫转化菌的繁殖；五是硝化与反硝化细菌的繁殖。

2）二次供水污染

造成二次供水污染的原因主要有：水设备内表面涂层渗出有害物质；贮水设备的设计尺寸不合理，导致水在设备中的停留时间过长，影响饮用水水质；贮水设备结构设计不合理；泄水管与下水管连接不合理，溢、泄水管与下水或雨水管线直接连通；水设备位置选择不当，周围环境脏、乱、差；贮水设备配套不完善，如通气孔缺乏防污染措施、人孔盖板密封不严密、埋地部分缺乏防渗漏措施，以及溢、泄水管出口无网罩等；二次供水系统管理不善，未定期进行水质检验，未按规定进行清洗消毒。

4. 桶装水、饮水机的污染来源

1）桶装饮用水生产过程中的可能污染

（1）水处理工艺不合理，无法彻底去除污染物；选用的设备材质不合格，导致重金属铅及氯乙烯单体等有毒有害物质含量超标。

（2）微生物污染。主要来源包括：①工厂选址、布局、厂房设施不当，受周围环境空气尘毒污染，或因车间通风消毒不当、受潮霉变导致微生物和霉菌等污染；②水处理设备在安装前后未及时清洗消毒，生产过程中石英砂滤料反冲洗不到位，滤料未及时更换，管道使用一段时间后未清洗消毒，导致微生物和亚硝酸盐污染；③水处理车间和灌装车间通风和空气净化不足，导致产品微生物超标；④从业人员服饰不洁和不卫生行为引起的微生物污染；⑤其他包装容器的污染。

2）桶装饮用水包装容器桶、盖和罐装封盖的可能污染

（1）包装物本身的污染，使用劣质材料，材质中含有重金属铅和氯乙烯单体等有毒有害物质含量超标。

（2）桶和盖设计加工不规范，桶盖易变形，桶加盖时旋不紧，封口不严密，搬运运输中松动，造成外界空气、污物污染；桶是循环使用的，往往清洗消毒不彻底。

（3）有的企业采用人工灌装和封盖，导致封口不严密和清洗消毒不彻底的双重污染问题。

3）桶装饮用水贮存、运输、销售的可能污染

（1）桶装饮用水贮存的库房、运输车及销售点配送水站的环境不洁，给桶装饮用水带来新的污染。

（2）配送水站使用自来水手工灌装制假，冒充优质桶装饮用水，损害消费者健康。

4）桶装饮用水使用中的可能污染

（1）饮用过期的桶装饮用水产品。桶装饮用水保质期一般在 1~3 个月。有些消费者出差数月回来，既不更换新鲜水，也不对饮水机进行清洗消毒，导致存放数月的水中微生物、亚硝酸盐可能严重超标，饮用后身体可能会出现不适症状。

（2）饮水机的二次污染。老式饮水机结构上的缺陷在桶装水使用过程中可能造成水的二次污染，饮水机利用空气压力原理工作，若饮水机周围空气污浊，则空气中的灰尘、微生物甚至飞虫可能通过透气口进入饮用水。

5. 水质处理器的污染来源

1）原材料污染

水质处理器生产使用的原材料污染是它通不过卫生安全试验的主要原因之一。有的供货商采用普通 304 不锈钢，有的用 302 不锈钢甚至不锈铁冒充 304 不锈钢，这就导致在卫生安全试验浸泡过程中铬、镍、锌等重金属析出而超标。还有的净水器生产商为了降低生产成本，不惜采用偷工减料的方式使用劣质原材料，例如，使用回收的废旧塑料生产滤筒、滤芯和容器。

2）生产场所污染

水质处理器生产需要良好的生产环境，而在个别生产企业中，空气中粉尘弥漫、垃圾满地，活性炭被随意堆放在地上，受潮长霉，使得生产的净水器品质无法得到保证。

3）生产工艺污染

典型的案例是滤芯的封盖，正确的方法应该是采用旋熔机或超声波焊接，但有的生产企业却用胶水粘，车间内弥漫着刺鼻难闻的有毒气味，而且滤芯封接处也会慢慢溶出有害物质。另一个案例是膜元件的清洗、消毒、储存，有的企业用甲醛作为反渗透（Reverse Osmosis，RO）膜元件的清洗液、消毒剂和保存液，超滤膜元件也有类似情况。

2.2.3 室内外空气污染

1. 室内空气污染物危害与来源

1）室内空气污染概况

随着社会经济的发展，人们的日常生活越来越多地转向室内。据统计，人的一生中约有 80% 的时间都在室内度过的。因此，室内空气质量的好坏与我们的身体健康息息相关，一旦室内空气受到污染，我们的生命健康就可能受到严重威胁。室内空气污染通常是指由于学校、住宅、商场、宾旅馆、办公室等各类封闭场所空气中的有害物质超出了室内环境的自净能力或通风不良，导致室内空气中的污染物水平升高，进而引发一系列不适症状的现象。早在 2002 年，世界卫生组织（WHO）就已将室内空气污染列为人类健康的十大威胁之一。这足以表明，室内空气污染已成为我们必须关注和研究的重要环境问题，它关乎着每个人的健康与未来。

2）室内空气污染物及其危害

室内空气污染物犹如"隐形的敌人"，正悄无声息地威胁着我们的健康。这些污染物种类繁多，既有有机污染物、无机污染物，也有放射性物质、微生物和寄生虫等。这些污染物对儿童、孕妇、老年人等敏感人群的影响尤为显著。其中，甲醛、苯及其同系物、总挥发性有机物等有机污染物是最为常见且危害严重的一类。它们有着致畸、致癌、致突变的潜在危险，可能导致急慢性呼吸道疾病、神经系统受损、皮肤黏膜刺激、消化功能异常、月经紊乱、妊娠综合征及多器官肿瘤。无机污染物（如氨、臭氧、一氧化碳等）则以强氧化或刺激作用为主要健康危害，可引发眼胀、头晕、咽喉干燥、咳嗽、视力减退、头晕等症状，严重时还可能影响肺功能，甚至导致中毒性肺水肿和神经系统病变，或通过竞争结合血红蛋白，降低氧合血红蛋白携氧能力，造成机体发生缺氧甚至死亡。氡及其子体这类放射性物质也具有致癌性，与肺癌、白血病等疾病的发生有密切的关联，还可以引起呼吸道的其他病变。同时，生物性室内空气污染物（如细菌、病毒、真菌、尘螨等）与近年来频繁发生的呼吸道传染病和一些过敏性疾病等密切相关。此外，室内空气正离子的危害效应也值得我们关注，在较高正离子的环境中工作和生活，易造成人体内分泌和自主神经功能紊乱，出现头晕、失眠、记忆力下降、食欲下降、四肢无力等症状。

3）室内空气污染物来源

室内空气污染物的来源主要包括室外大气污染、人类活动带来的污染、建筑装修装饰材料的释放、家用设备及化学品污染。掌握室内空气污染物的来源是采取针对性控制措施的基础。工业废气、火力发电的烟尘、汽车尾气以及道路扬尘等污染物一旦排入室外大气，便可能通过空气流动，经门窗、建筑物的缝隙和管道进入室内，直接影响室内的空气质量。另外，土壤与生活饮用水亦可能存在污染源，如致病菌、化学污染物和放射性物质，它们同样有可能通过空气或水雾渗入室内，造成室内空气污染。烹调、烟草烟雾、人体代谢、燃烧取暖等人类活动也是室内空气污染的重要源头。其中，烹调和烟草烟雾产生的空气污染物具有浓度高、毒性大的特点，是控制室内空气污染的关键点之一。近些年，经济发展迅速，住宅及其他室内公共场所更新换代加速，装修装饰材料的更新频率更快，使用量也越来越大，这些材料可能会释放出挥发性有机物（Volatile Organic Compounds，VOCs）、甲醛、氯乙烯、苯、甲苯、二甲苯、过敏原、氡及其子体、氨气等物质，进而被人体吸入。部分建筑中还使用了石棉等隔热材料，这也可能成为室内石棉纤维污染的来源。此外，家用电器及办公设备（如电视机、消毒柜、空调、复印机和打印机等）也是室内空气污染不容忽视的来源。

它们在运行过程中会产生二氧化碳、空气正离子、臭氧及颗粒物等有害物质，对人类健康造成严重威胁。同时，家用化学品（如消毒剂、洗涤剂、防虫剂和杀虫剂等）的不当管理或使用，其含有的挥发性有机物也会造成室内空气污染。女性广泛使用的化妆品中可能含有一些有毒有害的挥发性有机物，这也无疑对室内空气质量造成了不可忽视的负面影响。综上所述，室内空气污染物的来源极为广泛和复杂，需要深入了解这些源头，从而针对性地采取措施，净化室内空气，确保人们的健康生活。

2. 室外空气污染物种类与来源

1）室外空气污染概况

室外空气污染是全球关注的环境问题之一，也是影响人们健康的一个重要环境风险。根据国际标准化组织（International Organization for Standardization，ISO）的定义，室外空气污染是指人类生产、生活或自然过程引起某些物质进入大气中，达到一定浓度且持续一定时间，进而对人体健康和生态系统产生不利影响的现象。自改革开放以来，随着我国工业化和城市化的快速发展，煤炭消耗量和机动车保有量急剧上升，室外空气污染问题凸显。《2023中国生态环境状况公报》数据显示，2023年我国大气环境主要污染物为细颗粒物和臭氧。

2）室外空气污染物及其危害

室外空气污染物种类繁多，根据现行国家标准《环境空气质量标准》（GB 3095—2012），我国六种常规污染物包括二氧化硫（SO_2）、二氧化氮（NO_2）、臭氧（O_3）、一氧化碳（CO）、可吸入颗粒物（PM_{10}）、细颗粒物（$PM_{2.5}$）。这些污染物不仅对人体健康构成威胁，损害机体的心脑血管、呼吸等系统，还可能对动物和粮食作物等造成损害，对自然环境或建筑造成破坏。

大量的流行病学研究证据表明，室外空气污染能够引发包括过敏、呼吸道疾病、心脑血管疾病、癌症（肺癌）等多种系统性疾病，对人体健康影响极大。研究显示，空气污染每年造成我国约50万人死亡。个体对空气污染物的反应程度受多种因素影响，包括接触的污染物类型、暴露程度以及个人的健康状况和遗传因素。处于生长发育期的儿童和免疫功能衰退的老年人对室外空气污染物较为敏感。

室外空气污染对动植物、建筑物等的损害同样不容忽视。据2014年《卫报》报道，同1980年相比，2011年黑炭和地面O_3导致的空气污染使印度某些地区的作物产量减少了50%。全球大气污染健康经济损失研究指出，由于生产力下降和生活质量降低，空气污染每年给世界经济造成约5万亿美元的损失。

3）室外空气污染物来源

室外空气污染物的来源可分为自然源和人为污染源。自然源主要包括由风沙、野火、火山活动等自然现象产生的粉尘。人为污染源则涵盖了工业污染、生活污染、交通污染和农业生产污染。工业生产是室外空气污染的重要来源之一，工业生产中化石燃料燃烧过程伴随着大量大气污染物的产生。日常生活中，传统生物质（如木材、农作物废料和粪便等）燃烧也是重要的污染源。交通污染源是现代社会空气污染的主要原因之一，机动车尾气中含有多种污染物，包括 CO、碳氢化合物、氮氧化物、SO_2、含铅化合物、苯并芘及固体颗粒物，它们是光化学烟雾的重要成因。农业生产过程也会产生一定的污染，施肥的农田是氮氧化物的主要来源，此外，秸秆焚烧也会产生氮氧化物、SO_2、碳氢化合物、烟尘等空气污染物，在阳光作用下还可能产生二次污染物 O_3 等。

大气污染的形成受气象条件、地形地物等多种因素的影响。风向、风速、气温、降水等气象条件对室外大气污染物的稀释和扩散能力有着显著影响。地形、地物条件的不同也会造成污染物危害程度的差异。例如，在丘陵和山谷盆地等窝风地区，污染物难以扩散，容易形成污染区；工厂企业的选址布局对大气污染有直接影响，污染严重的工厂应设置在居民区的下风向。污染物之间的综合作用形式多样，包括单独作用、相加作用（氯气、NO_2、SO_2 等酸性气体对酸雨形成的效应）、相乘作用（如光化学烟雾）和拮抗作用（如氮氧化物和 CO）。花草树木在过滤大气粉尘和净化有害气体方面扮演着关键角色，为减轻室外空气污染发挥着不可忽视的作用。

2.2.4 废弃物及土壤污染

1. 土壤污染基本特点

土壤污染的基本特点如下。

（1）隐蔽性和滞后性。大气污染、水污染和固体废物污染通常比较直观，常能通过感官发现。然而，土壤污染往往需要通过对土壤样品分析化验、对农作物的残留进行检测，甚至通过研究土壤污染对人畜健康状况的影响才能确定。因此，土壤污染从产生污染到出现问题，通常会滞后较长时间。

（2）积累性和地域性。污染物在土壤环境中并不像在水体和大气中那样容易扩散和稀释，因此容易不断积累而达到很高浓度，从而使土壤环境污染具有很强的积累性和地域性特点。

（3）不可逆性和长期性。污染物进入土壤环境后，自身在土壤中迁移、转化，同时与复杂的土壤组成物质发生一系列吸附、置换、结合等作用，其中许多为不可逆过程，污染物最终会形成难溶化合物沉积在土壤中，所以土壤一旦遭到污染就极难恢复。

（4）周期长和难治理性。土壤污染很难治理。如果大气和水体受到污染，切断污染源之后通过稀释作用和自净化作用来消除。土壤污染一旦发生，仅仅依靠截断污染源的方法则往往很难在短时间内恢复，有时需要采用换土、淋洗土壤等方法才能解决问题。

2. 土壤污染的来源

土壤污染的来源包括以下几类。

1）工业污染

工业污染是指工矿企业排放的废水、废气和废渣（"三废"）等，它是土壤环境中污染物最重要的来源之一。该类污染源对土壤环境系统造成的污染可以是直接的，也可以是间接的。工业"三废"在陆地环境中的堆积以及不合理处置，将直接引起周边土壤中污染物的累积，进而引起动物、植物等生物体内污染物的聚集。

（1）废水灌溉。废水灌溉是造成土壤污染的主要原因。随着经济的发展，工农业用水资源紧缺状况日趋严重。尤其是在北方干旱、半干旱气候区，污水资源已经成为重要的灌溉水资源。但是由于污水排放成分复杂，管理不严格，经常造成不宜灌溉的污水被排放至耕地造成污染。污灌区主要污染物质为镉，其次为镍、汞和铜。

（2）废气。大气中的有害气体主要来自工业企业排出的废气，其污染范围大，可对土壤造成严重污染，大致可分为两类：一是气体污染，如二氧化硫、氟化物、臭氧、氮氧化物、碳氢化合物等；二是气溶胶污染，如粉尘、烟尘等固体粒子及烟雾、雾气等液体粒子，它们通过沉降或降水进入土壤，从而造成污染。

（3）废渣。主要是工矿排出的废渣、污泥和选矿尾渣在地表堆放或处置过程中，通过扩散、降水淋溶、地表径流等方式直接或间接地造成土壤污染，属于点源型土壤污染。

2）农业污染

农业污染主要是指基于农业生产自身需要而施于土壤的化肥、农药以及其他农用合成材料（如土壤中的废弃农用地膜）等。相对于工业污染源，农业生产过程排放的污染物具有剂量低、污染面积大等特点，属于非点源污染。

（1）不合理使用农药。自2007年起，我国农药产量长期居世界第一。农药用量偏高、利用率偏低是当前农业病虫防治中的突出问题。全国受农药污染的农田土壤达933万公顷。我国目前使用的农药中高毒农药品种仍然占有较高比例，特别是有机氯农药及金属类农药，不仅对环境造成损害，而且导致食品中存在有害残留，成为土壤的重要污染来源之一。

（2）不合理使用肥料。中国不但是世界上最大的农药使用国，也是世界上最大的化肥使用国。尽管我国耕地面积不到全世界总量的10%，但化肥施用量接近世界总量的1/3，这是农业面源污染的主要原因。近几年我国农作物化肥平均施用量约为

21.2 kg/亩（1亩=666.67 m²），远高于世界平均水平。过量施肥不仅增加了农业生产成本，而且大量未被利用的养分进入了土壤、大气和水体，从而导致土壤剖面中硝酸盐累积、耕地土壤有效磷富集，以及与此相关的土壤酸化、地下水硝酸盐超标、地表水富营养化等环境问题。氮肥施用引起的NH_3、N_2O、CO_2等温室气体排放，也越来越引起人们的关注。

畜禽有机肥含有较多的污染物质（如重金属、抗生素及动物生长激素等），而无机元素在畜体内的消化吸收利用率极低，在排放的粪尿中含量却极高。长期使用此类添加剂，会造成土壤污染。

（3）不合理使用地膜。我国的残膜量每年高达40万吨，残膜率在40%以上。残膜自然降解需要几十年甚至上百年，大量残膜留于农地对土壤造成了白色污染。

3）生活污染

人及畜禽排泄物长期以来被看作是重要的土壤肥料来源，对农业增产起到重要作用。但将这种未经无害化处理的肥源施于土壤，会引起严重的土壤生物污染，使得农产品、水源中带有致病微生物，引发公共卫生事件的风险升高。城市生活垃圾的不合理处置是引起土壤污染的另一个主要途径。随着城市化进程的不断推进，城市生活垃圾产量迅速增长，由于缺乏足够的处理设施，大量的垃圾只能运往城外郊区常年露天堆放腐烂。由于无任何防渗措施，大量水质极差的渗滤液进入土壤和地下水中，造成周围环境的严重污染，直接威胁人类健康。

4）交通污染

交通工具对土壤的污染主要体现在汽车尾气中的各种有毒有害物质通过大气沉降对土壤造成污染，以及事故排放所造成的污染。公路两侧土壤重金属污染以铅为主，其次是锌、镉、铬、铜、镍和锰等，其中铅污染主要来源于汽车尾气。我国于2000年7月1日起停止使用含铅汽油，改用无铅汽油。但是，铅在土壤中迁移非常缓慢，另外，无铅汽油是指铅含量不大于0.005 g/L，因此无铅汽油中也含有少量铅，所以公路土壤重金属污染依然存在。

5）灾害污染

某些自然灾害有时也会造成土壤污染。例如，强烈火山喷发区的土壤、富含某些重金属或放射性元素的矿床周围的土壤，由于矿物质（岩石、矿物）的风化分解和播散，可使相关元素在自然力作用下向土壤中迁移，从而导致土壤污染。

战争灾害可使战区的生态环境遭受严重破坏，例如，贫铀弹对土壤的污染主要是由含放射性的爆炸物和空气中的灰尘沉降所致，土壤中的放射性铀和分散在植物叶面上的放射性物质可被植物吸收，人类或者动物食用这类植物后可能会导致健康受损。

6）电子垃圾污染

电子垃圾即电子废弃物，包括日常生活中的各类家用电器、电脑、通信设备，以及在生产、办公中产生的淘汰的精密电子仪器等。电子垃圾中含有铅、镉、汞、六价铬、聚氯乙烯塑料、溴化阻燃剂等有毒有害物质，比一般城市生活垃圾危害性大得多。

我国电子垃圾主要以复合污染为主，特别是电子垃圾拆解属于多种重金属与有机污染物的复合污染。在当地的土壤、水体及其沉积物、作物中可同时检出多种重金属和有机污染物，并会通过大气、水等介质影响人体健康。

3. 污染物污染土壤的方式

污染物污染土壤的方式主要有以下几种。

1）气型污染

气型污染是由于大气中污染物沉降至地面而污染土壤，主要污染物包括铅、镉、砷、氟等，如大型冶炼厂排放含氟的污染物落到附近土壤中。大气中的硫氧化物和氮氧化物形成酸雨降至土壤，使土壤酸化。气型污染还包括汽车废气对土壤的污染。气型污染分布的特点和范围受大气污染源性质（如点源和面源及排放方式的不同）的影响，同时也受气象因素影响，其污染范围和方向各不相同。

2）水型污染

水型污染主要是工业废水和生活污水通过污水灌田而污染土壤。灌区土壤中污染物分布特点是进水口附近土壤中的浓度高于出水口处，污染物一般多分布于较浅的耕作层。水型污染在渗水性强，地下水位高的地方容易污染地下水。污水灌田的农作物容易受到污染，有的作物能大量吸收富集某些有害物质，甚至会导致食用者中毒，如含镉污水灌田，镉会富集到稻米中，引起慢性镉中毒。

3）固体废弃物型污染

固体废弃物型污染是工业废渣、生活垃圾粪便、农药和化肥等对土壤的污染。其特点是污染范围相对局限和固定，但也可通过风吹雨淋扩大对土壤和水体的污染范围；部分重金属和放射性废渣污染土壤后，持续时间长，不易自净，影响长久。

2.2.5 职业危害

生产环境中存在的各种可能危害职业人群健康和影响劳动能力的不良因素统称为职业性有害因素，也称作职业危害。职业危害按来源可分为生产工艺过程中产生的、劳动过程中产生的和生产环境中产生的这三类。

1. 生产工艺过程中产生的职业危害

1) 化学因素

在生产中接触到的原料、中间产品、成品和生产过程中产生的废气、废水、废渣中的化学毒物可对健康造成损害。化学性毒物以粉尘、烟尘、雾、蒸气或气体的形态散布于空气中，主要经呼吸道、皮肤、消化道进入体内。常见的化学性有害因素包括生产性毒物和生产性粉尘。

（1）生产性毒物。

生产性毒物主要来自原料、辅料、中间产品、成品、副产品、夹杂物或废弃物，有时也来自热分解产物及反应产物，它们可以固态、液态、气态或气溶胶的形式存在。生产性毒物的主要接触机会包括原料的开采与提炼；加料、出料和清釜；成品的处理、包装；材料的加工、搬运、储藏；化学反应控制不当或加料失误；物料输送管道或出料口堵塞；储存化学物容器的泄漏；废料的处理和回收；化学物的采样和分析；设备的保养、检修等。此外，有些作业虽未直接使用有毒物质，但在一定条件下也可能接触到毒物，甚至引发中毒，例如，在有机物堆积且通风不良的场所（如地窖、矿井下的废巷、化粪池）作业时可能接触硫化氢、含砷矿渣的酸化或加水处理时可能接触砷化氢等。

金属和类金属：铅，铅矿开采及冶炼、熔铅作业、铅化合物应用等；汞，汞矿开采与冶炼、含汞器材制造与维修、化学品生产等；砷，有色金属冶炼、烟道和矿渣处理、矿石开采、含砷化学品（如农药、防腐剂、除锈剂）制造和应用、玻璃工业等；镉，含镉矿产开采、镉及化学物应用（如电镀、工业颜料、电子元件制造）等；锰，锰矿石的开采、粉碎、运输、加工和冶炼，锰合金制造等。

刺激性气体：氯气，食盐电解产氯、含氯化合物制造（如四氯化碳、漂白粉、聚氯乙烯），以及应用氯气作为强氧化剂和漂白剂（如制药、皮革、医院）等；氮氧化物，化工工业、作为燃料或爆破产生、焊接行业、谷仓气体等；氨，合成氨生产、氮肥工业、液氨制冷剂、以氨为原料的化学工业等；光气，光气制造、有机合成、脂肪族氯代烃类燃烧等；氟化氢，无水氟化氢生产、化学制造、工业催化剂等。

窒息性气体：一氧化碳（CO），含碳物质氧化不完全和以一氧化碳为原料的作业环境，如炼焦、金属冶炼、窑炉、光气和合成氨制造等；硫化氢（H_2S），含硫矿物或硫化物的还原及动植物蛋白质腐败有关环境，如石油提炼、化纤纺丝、皮革脱毛、合成橡胶生产等；氰化氢（HCN），主要来源于氰化物，见于电镀、采矿冶金工业、农业和染料工业等；甲烷（CH_4），见于腐殖化环境和矿井，在化学工业生产过程中用于制造三氯甲烷等多种有机化合物的原料；二氧化碳（CO_2），广泛应用于工业生产，可以用作生产纯碱、化肥、无机盐及甲醇的原料，也可用于食品添加剂和防腐剂，还能用于制造灭火剂。

有机溶剂：苯，苯的制造，作为溶剂、萃取剂、稀释剂及有机化学合成中的原料，也可用作燃料等；甲苯、二甲苯，用作化工生产的中间体，作为溶剂或稀释剂用于油漆、喷漆、橡胶、皮革等工业等；二氯乙烷，用作化学合成原料、工业溶剂和黏合剂、脱脂剂、清洁剂、萃取剂等；正己烷，用作提取溶剂、制造胶水、清漆、黏合剂等；二硫化碳，作为化工原料用于粘胶纤维和玻璃纸生产等。

苯的氨基和硝基化合物：苯胺，常用于制造染料和作为橡胶促进剂、抗氧化剂、光学白涂剂，照相显影剂等；联苯胺，常用于制造偶氮染料，也作为橡胶硬化剂，还可用来制造塑料薄膜等；三硝基甲苯，主要在国防工业、采矿、筑路等工业生产中使用较多。

高分子化合物：高分子化合物化学组成简单，由一种或几种单体经聚合或缩聚而成，被广泛应用于工业、农业、化工、建筑、医疗等行业。例如，氯乙烯、丙烯腈等应用于化工原料的制造和合成单体的生产；氯化汞、无机铅盐、磷酸二甲苯酯等作为生产中的助剂；同时，高分子化合物在被氧化时，可在加工、受热时产生裂解气和烟雾。

农药：有机磷酸酯类，大多作为杀虫剂，少数用于杀菌剂、杀鼠剂、除草剂和植物生长调节剂；拟除虫菊酯类，常用于棉花、蔬菜、果树等多种作物的高效、广谱杀虫剂；氨基甲酸酯类，广泛用于杀灭农业及卫生害虫。

（2）生产性粉尘。

生产性粉尘可分为无机粉尘、有机粉尘和混合性粉尘，常见的接触机会包括矿山开采的凿岩、爆破、破碎、运输等；冶金和制造工业中的原材料准备、粉碎、筛分、加工等；皮毛、纺织工业的原料处理等。

2）物理因素

物理因素包括不良气象条件、噪声、振动以及非电离辐射和电离辐射。

（1）不良气象条件。

高温作业：①高温、强热辐射作业，冶金工业的炼焦、炼铁、轧钢等车间，机械制造工业的铸造、锻造、热处理等车间，陶瓷、玻璃、搪瓷、破瓦等工业的炉窑车间，以及火力发电厂和轮船的锅炉间等。②高温、高湿作业，印染、缫丝、造纸、采矿业等。③夏季露天作业，夏季的农田劳动、建筑、搬运等露天作业。

低温作业：寒冷季节从事室外或室内无采暖设备的作业，以及工作场所有冷源装置的作业，如林业、渔业、农业、矿业、土建、护路、通信、运输、环卫、警务、快递、制造业等。

高气压作业：潜水作业、潜涵作业、高压舱室工作等。

低气压作业：高原或高山环境作业、航空航天作业、低压舱室工作等。

（2）噪声。

采矿业、金属制品制造业、陶瓷制造业、水泥制造业、纺织业等工作场所中接触来自机器或职业操作产生的噪声等。

（3）振动。

手传振动：生产中使用手持振动工具或接触受振工件，例如，使用风动工具（如风钻、气锤等）、电动工具（如电钻、电锯等）、高速旋转工具（如砂轮机、抛光机等）。

全身振动：工作地点或座椅振动，像在交通工具上作业（如驾驶拖拉机、收割机等）、在作业台上作业（如钻井平台、振动筛操作台等）。

非电离辐射和电离辐射详见2.2.6节放射性因素与核安全相关内容。

3）生物因素

（1）炭疽芽孢杆菌。易感染绵羊、牛、马、山羊等食草动物，传染源主要是病人、病畜及其尸体，可经皮肤、呼吸道、消化道进入人体。农牧民、猎人、食草类家畜和野生动物饲养管理人员、屠宰及毛皮加工人员、兽医及畜牧产品检疫人员等人群接触机会和发病率较高。

（2）布鲁氏杆菌。发病高峰期为春、夏两季，病畜为主要传染源，食入病畜肉、乳，吸入含菌气溶胶均可传播该病。易接触污染的主要人群为从事畜牧业工作人员、挤奶工、屠宰工、肉品加工人员、兽医、畜牧化验人员、饲养员等。

（3）森林脑炎病毒。在我国主要见于东北及西北地区，多发生于春、夏两季，主要经硬蜱吸血传播。在疫区从事林业、勘探、捕猎、采药的职业人群及部队驻军、旅游者有接触感染风险。

2. 劳动过程和生产环境中产生的职业危害

1）劳动过程中产生的职业危害

劳动过程是生产中为完成某项生产任务的各种操作的总和，主要涉及劳动强度、劳动组织及其方式等方面。

（1）劳动组织和制度不合理、劳动作息制度不合理等。

（2）精神（心理）性职业紧张，如机动车驾驶。

（3）劳动强度过大或生产定额不当，如安排的作业与生理状况不相适应等。

（4）个别器官或系统过度紧张，如视力紧张、发音器官过度紧张等。

（5）长时间处于不良体位、姿势或使用不合理的工具等。

（6）不良的生活方式，如吸烟或过量饮酒；缺乏体育锻炼；个人缺乏健康和预防知识，违反安全操作规范、忽视自我保健等。

2）生产环境中产生的职业危害

生产环境是职业从事者操作、观察、管理生产活动所处的外部环境，涉及作业场所建筑布局、卫生防护、安全条件和设施等相关因素。

（1）自然环境中的因素，如炎热季节的太阳辐射、高原环境的低气压、深井的高温高湿等。

（2）厂房建筑或布局不合理，不符合职业卫生标准，如通风不良、采光照明不足、将有毒与无毒工段安排在同一车间等。

（3）由不合理的生产过程或不当管理所致的环境污染等。

2.2.6 放射性因素与核安全

1. 基本概念

1）辐射

辐射是指以电磁波或粒子等形式向外传递的能量，是存在于人类生存环境中的一种物理现象。根据辐射能量的大小和能否引起被作用物质发生电离现象，辐射分为电离辐射和非电离辐射。

（1）电离辐射。电离辐射包括高速粒子及高能量电磁波，如宇宙射线、X射线、γ射线、带电或非带电粒子射线等。在电离辐射中，能够直接引起物质电离的属于直接电离粒子，如α粒子、β粒子、质子等；与物质相互作用时产生带电的次级粒子从而引起物质电离的属于间接电离粒子，如X射线、γ射线、中子等不带电粒子。

（2）非电离辐射。非电离辐射实质上是低能量的电磁辐射，其能量不足以使被作用物质发生电离现象，如紫外线、红外线、微波、激光等除X射线和γ射线外的电磁波。不能使用电离辐射的理论来解释非电离辐射造成的健康问题。

2）辐射源

辐射源是指能够发射电离辐射的物质或射线装置。辐射源可以分为天然辐射和人工辐射两类。天然辐射来源包括宇宙辐射，原始存在于地球本身的天然放射性核素发出的α射线、β射线、γ射线，空气中的氡及其衰变产物，以及环境介质和食品中的各种天然存在的放射性核素。

2. 放射性危害程度分级

1) 放射源的分类

《放射性同位素与射线装置安全和防护条例》根据放射源、射线装置对人体健康和环境的潜在危害程度,从高到低将放射源分为五类,射线装置分为三类。

放射源五类分别为Ⅰ类、Ⅱ类、Ⅲ类、Ⅳ类、Ⅴ类。Ⅰ类放射源为极高危险源,在没有防护情况下,接触这类源几分钟到1 h就可致人死亡;Ⅱ类放射源为高危险源,在没有防护情况下,接触这类源几小时至几天可致人死亡;Ⅲ类放射源为危险源,在没有防护情况下,接触这类源几小时就可对人造成永久性损伤,接触几天至几周也可致人死亡;Ⅳ类放射源为低危险源,基本不会对人造成永久性损伤,但对长时间、近距离接触这些放射源的人可能造成可恢复的临时性损伤;Ⅴ类放射源为极低危险源,不会对人造成永久性损伤。

射线装置三类分别为Ⅰ类、Ⅱ类、Ⅲ类,具体见表2-1。

表2-1 射线装置分类表

装置类别	医用射线装置	非医用射线装置
Ⅰ类射线装置	能量大于100 MeV的	生产放射性同位素的加速器(不含制备PET用放射性药物的加速器)
	医用加速器	能量大于100 MeV的加速器
Ⅱ类射线装置	放射治疗用X射线、电子束加速器	工业探伤加速器
	重离子治疗加速器	安全检查用加速器
	质子治疗装置	辐照装置用加速器
	制备正电子发射计算机断层显像装置(PET)用放射性药物的加速器	其他非医用加速器
	其他医用加速器	中子发生器
	X射线深部治疗机	工业用X射线CT机
	数字减影血管造影装置	X射线探伤机
Ⅲ类射线装置	医用X射线CT机	X射线行李包检查装置
	放射诊断用普通X射线机	X射线衍射仪
	X射线摄影装置	兽医用X射线机
	牙科X射线机	
	乳腺X射线机	
	放射治疗模拟定位机	
	其他高于豁免水平的X射线机	

2) 辐射事故及分级

辐射事故是指放射源丢失、被盗、失控,或者放射性同位素和射线装置失控,导致人员受到意外的异常照射。《放射性同位素与射线装置安全和防护条例》根据辐射事故的性质、严重程度、可控性和影响范围等因素,将辐射事故从重到轻分为特别重大辐射事故、重大辐射事故、较大辐射事故和一般辐射事故四个等级。

（1）特别重大辐射事故是指Ⅰ类、Ⅱ类放射源丢失、被盗、失控，进而造成大范围严重辐射污染后果，或者放射性同位素和射线装置失控，导致3人以上（含3人）急性死亡。

（2）重大辐射事故是指Ⅰ类、Ⅱ类放射源丢失、被盗、失控，或者放射性同位素和射线装置失控，导致2人以下（含2人）急性死亡或者10人以上（含10人）患急性重度放射病、局部器官残疾。

（3）较大辐射事故是指Ⅲ类放射源丢失、被盗、失控，或者放射性同位素和射线装置失控，导致9人以下（含9人）患急性重度放射病、局部器官残疾。

（4）一般辐射事故是指Ⅳ类、Ⅴ类放射源丢失、被盗、失控，或者放射性同位素和射线装置失控，导致人员受到超过年剂量限值的照射。

3）放射性物质对人体的危害

放射性物质对人体的危害包括电离辐射对机体的直接损伤作用和间接损伤作用。直接损伤作用指电离辐射作用于机体后，使机体物质的分子或原子发生电离，直接破坏机体内大分子如脱氧核糖核酸、核糖核酸、蛋白质及一些重要的酶结构；间接损伤作用指各种射线首先使体内广泛存在的水分子发生电离，生成活性很强的 H^+、OH^- 和分子产物等，进一步作用于机体的有机成分。

受照部位干扰细胞正常更新导致发育不良、功能性紊乱和受照部位的萎缩，典型表现为皮肤红斑、血细胞计数下降、生育障碍和白内障。如果有足够的干细胞存活，进行组织重构，在几天或几周内组织会再生，起源于单细胞突变的癌症可能在几年或几十年后发生。

组织或器官受到超过一定剂量的照射会导致细胞因子的释放和细胞丢失，关键细胞群的辐射损伤超过一定量并持续一定时间，就会表现出一定的临床症状，这样的效应称为确定性效应或组织反应，其特点是具有剂量阈值，效应的严重程度随剂量的增加而加重。起源于单个细胞损伤的效应称为随机性效应，其特点是不存在剂量阈值，且严重程度与剂量大小无关，但效应发生的概率与剂量相关。辐射致癌和遗传效应属随机性效应。

3. 城市主要放射性危害因素

1）天然放射性危害因素

自从人类在地球上出现以来，就一直受到天然存在的辐射源的照射，这种辐射被称为天然辐射。天然辐射包括宇宙射线，来自地球本身的天然放射性核素发出的α射线、β射线、γ射线，空气中的氡及其衰变产物，以及环境介质和食品中的各种天然存在的放射性核素。

根据联合国原子辐射效应科学委员会（UNSCEAR）2008 年报告书（表 2-2），全球天然辐射源所致人均年有效剂量约为 2.4 mSv，个体剂量变化范围为 1～13 mSv。数据表明，天然辐射照射依然是全球人均年剂量的主要来源，其占总剂量来源的 80% 以上，而不到 20% 来自人工辐射源。

表 2-2　天然辐射源所致年人均辐射剂量

天然辐射来源	世界范围年平均有效剂量/mSv	典型个人剂量范围/mSv
吸入（主要为放射性气体氡）	1.26	0.2～1.0
摄入	0.29	0.2～0.8
宇宙射线	0.39	0.3～1.0
地面辐射	0.48	0.3～0.6
天然辐射总和	2.4	1～10

天然辐射源是人类生活环境中一种持续存在、不可避免的环境特征。天然辐射对人类既产生外照射，又产生内照射。值得关注的是，氡已被世界卫生组织（WHO）列为 19 种主要的环境致癌物质之一，并被国际癌症研究机构（IARC）归为 I 类致癌因素，是导致肺癌的第二大诱因，仅次于吸烟。

2）医用放射性危害因素

电离辐射在医疗实践中有着广泛的应用，几乎每个人都接受过医用电离辐射的照射，涉及疾病的诊断和治疗等多个方面。

放射诊疗按照诊疗风险和技术难易程度分为四类，即 X 射线影像诊断、放射治疗、核医学、介入放射学。

X 射线影像诊断（包括 DR、CT、乳腺拍片、口腔拍片等），所用的 X 射线能量低剂量小，正常情况下不会产生确定性效应的危害。但放射诊断面广量大，对患者及医护人员的防护同样不能忽视。应选择合适的 X 射线检查方法，制定最佳的检查程序和投照条件，力求在能够获得满意的诊断信息的同时，将受检者所受照射减少至最低限度。特别加强对育龄妇女、孕妇、婴幼儿 X 射线检查的正当性判断。

放射治疗主要包括医用电子直线加速器、钴-60 治疗机、后装治疗机、立体定向放射治疗系统等。放射治疗就剂量而言，其危害程度远大于放射诊断。放射治疗对患者的防护主要关注对正常组织器官的保护，降低放疗带来的副作用和并发症。除非在临床上有充分理由和明显指征，对怀孕或可能怀孕的妇女及儿童应慎重采用放射治疗。在对孕妇实施任何放射治疗时，应制订更为缜密的放疗计划，以使胚胎或胎儿所受照射剂量减至最小。

核医学主要是放射性核素进入体内进行疾病的诊断与治疗，如 ^{99m}Tc、^{18}F、^{131}I 等。核医学操作过程要严格按照操作规程进行，在获得所需诊断信息的情况下，确保患者受到的吸收剂量最小，避免不必要的盲目检查和给药失误。怀孕妇女应避免放射性药物诊断；对于哺乳期的母亲，应停止哺乳。儿童应尽可能不进行核医学检查，确实必要时应减少给药量。患者排泄出的放射性废物要单独收集存放，待放射性达到可排放标准后排放。

介入放射学主要依赖医学影像实时导引下实施才能显现，因此，介入放射学患者和相关工作人员受到比其他Ｘ射线诊断更多的Ｘ射线照射。在追求高质量影像学手段的同时，应尽可能合理地减少受检者和工作人员射线照射剂量水平，降低电离辐射风险。

3）工业放射性危害因素

电离辐射在工业应用领域也十分广泛，如工业探伤、辐照加工、含放射源的仪器仪表等。工业电离辐射的广泛应用同时也带来了一定的风险，辐照事故时有发生且危害严重。因此，工业电离辐射的防护与安全尤为重要，特别要注意辐射源的规范保存，严防丢失或被盗，防止人为操作失误以及放射性物质的泄漏，务必确保安全生产，避免发生重大安全事故。

2.3 公共卫生及其相关服务的可及性

2.3.1 上海市院前医疗急救体系概况

1. 院前急救基本概念

院前急救泛指急危重症病人进入医院以前的急救过程，以现场急救为主，是急救医疗体系最重要的内容和任务之一。实践证明，院前医疗急救体系是先进而有效的应急体系，能够把医疗救治服务快速、准确地提供至病人身边，让现场伤病人员得到及时有效诊治与处理，在维护基础生命体征的同时将患者安全地送至医院进一步救治。及时有效的院前急救对维持患者生命、防止再损伤、减轻病人痛苦、为后续治疗创造条件赢得时间，以及提高抢救成功率、减少致残致死情况的发生，具有极其重要的意义。

1）院前急救的意义

在日常生活和工作中，突发疾病、意外伤害和灾害袭伤一直存在，心脑血管疾病、呼吸系统疾病、车祸、外伤和中毒等危急重症随时可能发生。而时间就是生命，为危重症病人赢得有限的时间在急救实践中显得极其重要。院前急救的意义就在于使急危重症病人在发病初期就得到及时、有效的应急救治。开展院前急救工作是现代医学的一大进步，它使急危重症病人不需要到医院去找医生，而是医护人员主动来到病人的身边；是传统的"病人去医院看病""医院等病人上门"就医模式的巨大转变，开创了现代医学的新局面。现代院前急救医学服务观念的转变，很可能为病人争取到再次生存的机会，实现挽救生命的希望，同时也减轻亲属与家庭的负担和精神压力，体现了和谐社会对病人的关怀。近年来，随着社会的快速发展和进步，人们对生活质量的要求越来越高，健康与急救意识也在不断增强，优质的院前医疗服务已成为人们普遍的期望。因此，院前急救事业进入了一个新的快速发展时期，备受人们关注。

2）院前急救基本任务

院前急救的任务包括：对未进入医院以前所有急危重伤病人员实施医疗救治；在突发事件发生时实施的应急医疗救援与处置；急危重伤病员的转院或医疗运送；社会大型活动的医疗保障等。院前急救服务的对象主要是发生在医院以外的病情危重、需要紧急医疗救治的伤病人员，不分任何原因的急、危、重症，也不论性别、年龄、职业及贫富状况，都是院前急救的救治对象。

院前急救主要内容包括以下方面：一是受理调度，面向社会公开设置院前急救呼叫热线并保持畅通，对呼叫予以及时受理，合理调派救护车赴现场救治；二是现场救治，快速检伤分类，做出准确评估，迅速明确诊断，立即予以紧急急救措施；三是转运病人，包括人工搬运和救护车运送，根据病情进行院前抢救的延续治疗和途中监护，做好院前院内无缝衔接，到达医院后完成快速交接。

3）院前急救的特点

患者特点。①时限性强，多数患者突然发病、病情突然加重或突发意外伤害，留给抢救的时间非常有限，这就要求必须迅速反应、争分夺秒地赶到患者身边，将"急"和"快"字落实到每一个救治环节。②散发性强，发病现场包括居住场所、商场街头、高速道路甚至是偏远山区与水上，对院前急救车辆（运输工具）、担架、通信、医疗等装备和人员素养提出了更为综合的较高要求。③随机性大，危重病人发病时间、病种及病情严重程度均难以预料，尤其遇有突发事件时，不确定因素更多、可控性更小。④病谱广泛，院前急救病谱不但广泛而且复杂，急危重症病种几乎涉及临床各学科，且存在着交叉重叠现象，有时还会涉及中毒、传染病或不明原因疾病等，要求急救人员不但要有扎实的专业知识，而且要具有跨学科知识和较好的鉴别诊断能力。

工作特点。①无规律性，这是急救工作的最大特点，面对院前急救人群"随时性"呼救，必须24小时值守，不论天气情况如何都要出车，现场环境多样，疾病种类繁杂，处置过程中经常突发意外情况。②救治环境差，绝大多数均不具备医疗诊治条件，多数地方狭窄难以操作，光线暗淡不易分辨，围观人群拥挤嘈杂，在车祸现场、楼体垮塌、自然灾害等施救环境中的再次伤害可能性较大。③心理压力大，院前急救的患者往往病情危急，抢救时间紧迫，容易造成救治者的心理紧张，而患者及其家属的恐惧和焦急，同样施加在急救者身上。④体力强度大，遇到特殊情况，如在狭窄的街巷、农舍、野外等地，就得弃车快步而行，若是遇到楼房又要携带急救箱、急救器材等大量设备快速登上高楼层抢救患者，再要抬抱搬运患者到救护车上。⑤风险责任大，院前急救中一辆救护车就是一个急救单位，独立开展工作，责任大、风险高、矛盾多，病情复杂、变化快、难以预料，患者或家属无心理准备，常出现急躁、激动，甚至有语言行为过激等不理智表现。

2. 上海市院前医疗急救体系简介

1）上海市院前急救体系概况

上海的院前急救体系由市、区两级急救机构组成。上海市医疗急救中心负责黄浦、静安、徐汇、长宁、虹口、杨浦和普陀7个中心城区的急救业务，浦东、闵行、宝山、松江、嘉定、青浦、奉贤、金山和崇明9个区的急救中心负责各自行政区域。"120"是全市唯一的院前急救特服号码，施行"统一呼叫、联合受理、二级调度"机制。全部"120"呼叫由设在市医疗急救中心的市"120"调度指挥中心统一受理。其中，中心城区的业务由市急救中心进行直接调派，其余区的业务在初步受理后转接至各区"120"调度指挥中心，由各区进行二级调度。市急救中心对各区（县）急救中心予以业务指导。

2）上海市医疗急救中心概况

上海市医疗急救中心成立于1951年。它负责中心城区院前急救与市级应急保障任务，在紧急状态下统一指挥、调度全市院前急救资源。其主要职责包括市民日常急救、突发应急救援、重要医疗保障以及急救培训等。中心的从业人员近1 500名，其中90%以上为一线人员。急救站点平均服务半径不超过3.5 km，急救车辆数量达到每3万人1辆的水平，急救平均反应时间不超过12 min。上海市医疗急救中心始终秉持"人民至上，生命至上"的理念，争分夺秒，救死扶伤，常年坚守在民生服务与城市保障的第一线，得到了党和政府、广大市民以及社会各界的高度认可，先后荣获全国文明单位、全国先进基层党组织、全国五一劳动奖状、全国抗击新冠肺炎疫情先进集体等荣誉称号。中心创建的"四轮驱动、一键必达，急智120"质量管理模式荣获2023—2024年上海市质量金奖。

3）建设成效

倾力打造"大急救链"。一是不断提升服务能级，加强值守力量的配置，合理增加急救与非急救值班车数量。二是加强院前院内精准衔接，院前院内协同救治平台实现中心城区医院急诊全对接和全市三级医院急诊全对接。三是加快自救互救能力建设，市"120"调度指挥中心实现远程自救互救指导调度席位全覆盖，持续推进"城市急救志愿者响应计划"。

推进数字化转型。一是打造"智慧急救"体系，通过数字化转型，聚焦民生需求，研发并启用全国首个超大型城市全覆盖的生命体征实时传输与院前院内协同救治平台，实现"呼叫即救治、上车即入院"。二是强化数字赋能决策，打造急救智能指挥决策系统，实现数据多维度监测、可视化仿真与综合研判功能。三是拓展医保实时结算范围，主动对接国家医保平台，开通异地医保实时结算。四是上线电子票据系统，实现患者缴费、医保结算、票据交付等功能实现全程电子化。

加强人才队伍建设。一是全面加快急救人才队伍建设，实施急救人员（包括医生、急救员、调度员、管理人员）的分级分类管理。二是在急救专业方向临床专科定向培养十年的基础上，开展本科定向培养并扩大招生规模，不断稳定与优化急救医师来源渠道。三是进一步加强急救医师规培工作，选送急救医师至第一人民医院等7家基地开展培训，建立规培工作联席会机制，加强阶段性衔接管理。

强化韧性体系建设。一是积极应对疫情平稳转段，紧急启动社会动员模式，迅速形成战斗力并参与实战。二是固化应急协作机制，与承担调度员储备、急救员储备和空间功能储备的7家协作单位签订应急协作框架协议。三是制定《大面积公共事件应急扩容预案》，完成"120"呼叫集成系统扩容。四是与航空、边防和港航等机构建立驻点联动机制，共同建立城市立体医疗救援网络。

3. 上海市院前急救体系建设规划

1）规划制定原则

院前急救体系建设必须坚持以习近平新时代中国特色社会主义思想为指导，深入贯彻"人民至上、生命至上"重要理念，以增强人民群众幸福感、获得感和安全感为立足点，加快建设与上海市"五个中心"和卓越全球城市定位相匹配的院前急救体系，切实保障群众生命健康和城市运行安全。

一是坚持保障基本，凸显公益属性：坚持政府主导，社会力量积极参与，继续保持政府对院前急救事业的投入和保障力度，完善急救资源配置，凸显院前急救事业的公益性。二是坚持平战结合，确保公共安全：既要注重日常急救服务能力，又要重视突发事件应急保障能力，明确院前急救体系的发展方向和定位，全面提升院前急救机构的服务能力和水平。三是坚持以人为本，促进职业发展：明确人员编制核算依据、人才职业化发展路径，制定薪酬长效增长机制，稳定人才队伍，促进院前急救体系健康发展。四是坚持软硬结合，注重内涵水平：进一步加强院前急救基础设施、车辆装备、信息化等建设，加强基于大数据的绩效评估和考核，注重院前急救体系学科、技术、管理、服务等内涵建设。五是坚持紧跟前沿，发挥引领带动：学习借鉴国内外先进发展经验，适时引入新模式、新技术、新标准；推进长江三角洲区域一体化国家战略，引领带动长三角院前急救体系一体化发展。

2）规划建设主要任务

一是进一步织密院前急救网络布局：根据院前医疗急救网络规划，在新建的人口导入区、大型居住区等急救资源空白或相对不足的区域，结合区域医疗中心和医疗机构设置，新建急救分站。二是提升突发公共事件应急处置能力：统一全市院前急救应急处置体系建设标准，建设市级突发公共卫生事件备勤中心、车辆洗消隔离中心、技能培训中心和应急物资储备中心。三是加强院前医疗急救信息化建设：顺应5G、AI等先进技术发展趋势，加强信息化和智慧化建设，促进急救工作流程的高效运行和智能化决策，推动调度平台与电信、公安、交通、应急管理等部门及消防救援机构的信息共享与联动。四是加强院前急救人才队伍建设：建立综合考量常住人口数、急救分站数、值班车辆数、运行效率等多维度变量的人员编制核算依据，不断完善院前急救专业定向培养体系，稳定急救医师人才队伍来源。五是完善分类救护体系：根据呼救者的病情危重程度，实现"就近，就急，就专科"的精准送院，强化针对突发公共事件的院前急救资源有序动员机制。六是促进长三角区域院前急救协同发展：以长三角院前急救联盟合作共识为指导，构建区域合作框架，整合急救服务资源，建立重大突发事件应急救援协同机制，加强应急联动，共同提升区域院前应急救援能力。七是加大社会公众急救培训力度：建立社会公众急救培训管理体系，制订培训计划、统一培训内容，加大社会公众急救常识与技能普及培训力度，提升社会公众急救素养和参与度。八是构建水陆空一体化急救体系：建立跨区域、跨行业、跨部门的协同机制，加强部门协调配合，完善联防联控机制，增强整体协作和快速反应能力，切实提高救援队伍应急反应和实战水平。

2.3.2 输血安全和用血保障

1. 采供血应急管理的现状

血液是突发公共卫生事件医疗救援中不可或缺的重要资源，其来源困难、储存条件要求高、有效期短并且采集、制备、检验均需要专业人员和专业设备，任何环节出现问题都将影响其保障效果，突发事件常常使血液保障能力面临巨大的考验，而这种保障能力严重影响着患者应急救治的效果。

在发达国家,如美国、法国、澳大利亚、日本等,其采供血服务体系采用集中化管理模式,能够在国家层面实现技术标准和操作规程的统一,以及血液信息管理系统的全国联网,以保证平时和应急情况下临床用血的充足和及时供应。

自1998年《中华人民共和国献血法》颁布以来,我国已建成覆盖城乡的血站服务体系,形成了以省级血液中心为龙头、地市级中心血站为主体、中心血库为补充的血站服务网络。我国一贯重视突发应急事件的管理和处置,先后制定《中华人民共和国突发事件应对法》《突发公共卫生事件应急条例》《国家突发公共事件医疗卫生救援应急预案》等法律法规,明确了应对突发事件的行政管理机构和体制。《全国血站服务体系建设发展规划(2021—2025年)》指出,要将血液应急保障纳入国家应急体系建设范畴,建立国家特殊血型血液信息查询平台,扩大应急献血者队伍规模,定期开展应急演练,做好血液应急检测、储备、供应和统筹调配等工作,鼓励运用大数据、人工智能、云计算等数字技术在血液应急保障、资源调配等方面发挥支撑作用,提高突发公共事件血液应急保障能力。

2022年,世界卫生组织(WHO)制定了血液应急供应指导意见,该指导意见旨在确保在紧急情况下提供充足的安全血液和血液成分,提供了全面的背景资料、风险评估和差距分析方面的指导,详细说明了在国家层面和国际范围内进行应急准备规划的必要性,并就如何应对和恢复灾害造成的血液系统的破坏和中断提供指导。

进入21世纪以来,全球范围内重大公共卫生事件屡有发生,并呈现出因果多样性、时间紧迫性、危害严重性、影响广泛性等特点,对人民群众的健康和生命构成严重威胁,也对血液安全及临床用血保障提出了严峻考验。面对突发公共卫生事件,采供血机构和医疗机构应及时、全面评估事件对于献血者短缺和采集的影响,对于人力资源、耗材和物料、设施设备的影响,对临床用血需求的影响,对输血安全的影响等,将突发事件带来的风险和损失降至最低,同时最大限度地避免次生灾害的发生,确保城市血液安全和用血保障。

2. 突发公共卫生事件临床用血保障措施

由于突发事件的发生无法提前预知,且往往伴有众多人员伤亡,常常需要第一时间输注血液以挽救患者生命。所以,建立完善的血液应急采供链尤其重要,需提前建立血液应急供应预案、及时启动血液应急招募、充分保障人员和物料设备的充足供应、科学研判医院用血需求、应急启动全国血液联动等机制,确保在突发公共卫生事件时,采供血机构能够有效应对,最大程度地保障临床用血,保卫人民群众的生命安全。

1)完善防控预案制度,夯实血液应急的日常保障根基

根据国家各级各类血液应急防控制度和法规,采供血机构在保证医院临床血液供

应的同时，应制定突发事件时应急采供血预案，包括血液库存管理和预警制度，应急献血者招募制度，血液应急制备、储存和发放制度，应急情况下人员、物料、设备等后勤保障制度等。对于各种应急预案，要定期进行演练，并根据各类突发事件的情况变化及演练结果，不断进行评审、修订和完善。

2）迅速完成防控部署，提高保障血液安全的应对能力

血液存在着储存和运输条件要求高的特点，所以在发生突发事件时，血液的储存设备、采血物资储备、车辆保障等应急保障工作显得尤为重要。在省市区域内设立血液储存冷库备用库，以便在血液储存冷库设备故障长时间不能修复时，保证血液的正常储存和供应；在边远地区设立临时储血点并预先储存部分血液，尽可能避免因运输问题而造成紧急情况下血液无法供应。

信息系统是血液应急保障的重要组成部分，采供血机构应制定一份包含所有关键信息技术系统的清单，包括正在使用的软件和硬件。采供血机构信息部门应考虑在必要时创建每日数据备份以及异地数据存储设备，以确保数据安全。采供血机构的电子数据应包括献血者的个人详细信息，以便在突发应急事件时通过电话或电子邮件联系到献血者以招募其献血，同时应考虑这些信息的保密性和安全性。

3）血液安全保障措施

（1）献血者健康征询和选择。

多次献血的固定献血者对献血流程和血液安全知识有充分的了解，所以固定献血者是最安全的血液来源。献血者选择是确保血液安全过程中的第一个关键步骤，通过在献血前征询，推迟任何已确定的可能与接触特定感染有关的风险人群献血，包括有健康史、传染病流行区旅行史的个人或群体，大大降低输血风险。

（2）血液招募措施与应急献血者队伍的启动。

采供血机构采用"平战结合"的方式加强献血者招募。在平时，建立献血者精准招募信息库，筛查献血者，精准招募不同的献血者，管理应急采血信息，避免在应急状态下出现供血不足、血液资源浪费或血型偏型等情况。平时积极维护献血者的资料档案，在应急条件下，根据医院血液需求，更加有效、快速、精准地招募所需要的献血者，尤其是稀有血型献血者。每次演练或突发事件应急招募后，采供血机构要对每次招募数量、招募事件、招募对象、招募条件等定期进行评估，测算招募成功率和速度，为应急招募方案不断完善提供依据。在突发事件发生时，利用新媒体传播速度快、范围广、公众参与度高等特点，通过新闻媒体正面宣传、微信公众号、网站等信息化、网络化手段进行应急献血者的招募，提高应急招募的质量和效率，缓解突发公共卫生事件导致的血液稀缺状况。

（3）实验室检测。

突发事件或自然灾害可能会造成电力供应中断、检测设备破坏及计算机网络系统瘫痪，导致采供血机构无法对采集的血液按常规进行血型和病原体检测，而此时的献血者往往首次献血者占比增加，他们携带病原体的情况多不明确，在这种情况会使得经输血传播疾病的风险显著增加。因此，应急招募时应优先招募固定献血者，以降低经输血传播疾病的风险，同时，向临床提供病原体检测合格的 O 型红细胞制品，使用特异性强、灵敏度高、"窗口期"短的乙肝、丙肝、艾滋病及梅毒检测试剂检测采集的血液，尽快制备出匹配的红细胞制品供应临床。

为更好地应对突发公共卫生事件，可在区域内设立备份实验室，提高血液检测的应急能力，增强突发事件和重大活动保障能力，保障应急情况下的血液检测。

4）临床用血保障措施

（1）建立良好的沟通机制和库存管理，做好医院用血趋势预判。

采供血机构应运用信息化手段建立监测沟通机制，在突发公共卫生事件发生时，及时沟通医院库存、病人用血需求、医院防控措施，尽早预判后期的用血需求与干预，对血液中心和各大医院的血液库存推行分级管理和血液预警机制，设置安全库存和应急库存，进行科学的血液库存管理。在突发事件发生时，能够迅速做出反应，向急需用血的医院快速实施血液调配，重点保障孕产妇、危重急症患者医治的需要。世界卫生组织（WHO）建议，在患者血型不明的突发事件期间，使用 O 型红细胞和 AB 型血浆等"通用血液成分"。美国血液和生物治疗促进协会（Association for the Advancement of Blood & Biotherapies，AABB）认为 O 型是在突发事件发生后的前 24 h 内最有可能需要的血液制品。在应急情况下，用血医院应适时调整输血指征控制标准，积极开展患者血液管理和自身输血，降低临床对异体血液的依赖程度。

（2）及时启动血液应急联动机制，缓解区域性血液供应不足。

全国采供血机构坚持血液供应"一盘棋"的思想，在国家卫生健康委的统一管理下，我国已在国家层面建立全国血液联动应急保障机制，部分区域也建立了跨地域采供血联动应急保障机制，实现区域性和省际血液调动与资源共享，发挥联动机制对于区域内血液供应的应急保障作用，有效预防和及时应对区域内因各类突发公共事件对公众所造成的危害，提升区域血液中心的血液应急保障能力。"十三五"时期，全国累计调配血液 1231.8 万单位，及时解决了区域性、一过性、偏型性的血液短缺问题。

从常态下满足临床用血的日常需求，到应急状态下对采供血和输血救治的紧急处置，标志着我国的血液保障体系和输血安全性迈入更成熟的阶段。采供血机构应根据国家和地方要求，不断总结积累应急防控经验，持续建立健全血液应急管理体系，制定完善、切实可行的血液应急预案，做到及早预判，科学防控，提高突发事件应急处置的规范化、标准化和职业化水平，保证突发事件发生时的血液应急供应和血液安全。

2.3.3 社区卫生服务中心

1. 概念、功能定位及现状

社区卫生服务（Community Health Service, CHS）是指在一定社区中，由卫生及有关部门向居民提供集预防、保健、医疗、康复、计划免疫和健康促进"六位一体"的卫生保健服务的总称。它是为了满足群众基本卫生服务需求、解决社区卫生主要问题而建立的一种初级卫生保健制度，主要内容包括基本公共卫生服务和基本医疗服务两方面。其中，基本公共卫生服务是社区卫生健康服务体系建设的重要组成部分，是社区居民的"健康守护人"。社区卫生服务是在上级卫生机构指导下开展的，以基层卫生机构为主体，全科医生为骨干，合理使用社区资源和适宜技术。它以人的健康为中心、家庭为单位、社区为范围、需求为导向，以妇女、儿童、老年人、慢性病患者、残疾人等为服务重点，以解决社区主要卫生问题、满足基本卫生服务需求为目的，为社区居民提供有效、经济、方便、综合、连续的基层卫生服务。

社区卫生服务中心是社区卫生服务的组织与管理机构，是上海市三级医疗卫生健康服务体系的重要组成部分，主要承担着社区居民常见病初级诊疗与转诊，以及从生到死全生命周期的健康管理，具有公益性质。社区卫生服务中心是上海市社区健康服务体系的重要组成与服务主体，是上海市医疗卫生服务和公共卫生应急管理体系的网底，也是政府履行提供基本卫生健康服务职能的平台。社区卫生服务中心以街镇为单位设置，按照服务人口、服务半径等因素设置分中心、服务站与村卫生室。同时，与符合条件的社会办全科诊所（含中医）、康复和护理医疗机构等社会资源合作，构建便捷可及、安全高效的社区卫生服务体系，成为向居民提供"家门口"健康服务的重要载体。社区卫生服务站与村卫生室作为社区卫生服务中心功能向居村委的延伸。

截至"十三五"末，上海市社区卫生服务中心已经历多轮建设。一是从机构布局上看，完成1个街道配备1个社区卫生服务中心的基本设置，部分区域面积较大、人口较多的街镇还完成了分中心的建设，构建起横向到边、纵向到底的社区卫生服务网络，并通过家庭医生工作室、家庭病床、上门诊疗等多种形式，将社区卫生服务延伸至社区与家庭。二是从功能设置上看，全市社区服务中心平均用房面积超过 $5\,400\,m^2$，开放床位数超过 1.57 万张。在新冠疫情暴发时，上海市社区卫生服务中心切实履行公共卫生应急管理体系的网底职责。在全国范围内率先设置发热哨点诊室，承担对前来社区就诊的发热患者进行排查、登记、管理流调、隔离、转诊与消毒等任务。按照联防联控机制和属地化管理原则，上海市社区卫生服务中心积极配合街镇、居委做好社区防控工作，针对重点地区来沪人员和密切接触者、密接的密接等重点人群协同属地政府相关部门落实各项疫情防控工作。对居家隔离人员，社区卫生服务中心承担了隔离期间的健康观察工作。同时，上海市社区卫生服务中心还在核酸检测、新冠病毒疫苗接种等方面因地制宜地为辖区居民提供了"家门口"的便民服务模式。三是从队伍建设上看，全市社区卫生服务中心注册全科医师超过9 900人，达到每万常住人口配备4.05名全科医师的标准，公共卫生医师超过2 000人。四是从服务供给上看，上海市社区卫生服务中心构建起以健康档案为核心、家庭医生为服务主体、"1+1+1"签约为服务形式的健康服务模式，实施每年1次的社区卫生综合评价，全市社区整体的基本公共卫生服务发展态势良好。

2. 可及性情况

1) 服务设施的可及性

随着新一轮社区卫生标准化建设的启动，2020年上海市出台《上海市社区卫生服务机构功能与建设指导标准》，对本市社区卫生服务机构的设置提出了明确要求：结合行政区划、服务人口和服务半径，在每个街道（乡镇）应设有1所社区卫生服务中心的基础上，根据常住人口超过10万的，每新增5万~10万人口，增设1所社区卫生服务中心或分中心；服务人口在10万以内，但服务面积超过50 km^2 的街道（乡镇），应合理增设社区卫生服务中心或分中心。对于社区卫生服务站和村卫生室，城区按照3~5个居委的地域、1万~2万常住人口或步行15 min距离设1所社区卫生服务站。涉农地区原则上每个行政村设置1所村卫生室（社区卫生服务站），面积大于5 km^2 的行政村，可再增设1所村卫生室（社区卫生服务站）。

经统计，截至2023年底，全市共有社区卫生服务中心248家，分中心102所；社区卫生服务站842家，村卫生室1 118家。平均每社区卫生服务中心（含分中心）服务人口数为7.42万人，平均每社区卫生服务站（含村卫生室）服务人口1.26万人，基本符合本市对于社区卫生服务中心的设置标准。2023年，全市社区卫生服务机构（中心、分中心、站点、村卫生室）门诊人次数超过7 000万，较2022年增加近1 600万人次，占本市常住居民门急诊总量的38.1%，较2022年提升3.4个百分点。

为了应对常态化防控期间全市居民核酸检测的需求，上海市积极构建"15分钟核酸服务圈"，在原有综合性医疗机构设置的固定采样点外，每家社区卫生服务中心、社区卫生服务站、村卫生室均设置了便民核酸采样点，且社区卫生服务中心核酸采样点提供 24 小时核酸检测服务,极大地方便了本市各行各业居民的核酸采样需求,为巩固来之不易的疫情防控成果做出了贡献。

2)服务模式的可及性

目前,全市社区卫生服务中心已基本完成五个功能平台的建设,包括政府履行基本卫生职责的公共平台、政府提供全科医生执业的工作平台、市场资源引入整合平台、居民获得基本卫生的服务平台和医养结合的支持平台,进一步完善了社区卫生服务中心作为基本医疗和公共卫生网底的功能。

2011 年以来,上海市在社区卫生服务中心逐步完善基于家庭医生制度的基层卫生服务模式,通过对家庭医生制度的不断夯实和完善,除了推行"1+1+1"组合医疗机构签约外,家庭医生团队的组成和服务内涵也不断拓展。2020 年,市卫健委印发了《上海市家庭医生签约服务规范(2020 版)》,将由 1 名家庭医生、1 名社区护士、1 名公共卫生医师组成的家庭医生团队成员进行了扩充,康复治疗师、中医师也被纳入基本团队,同时允许各社区结合实际纳入不同领域的专业技术人员作为家庭医生团队服务的补充,进一步扩大了家庭医生服务的覆盖范围。

2020 年,市卫健委出台了《上海市居民电子健康档案服务规范(2020 版)》,结合国家对于健康档案的要求以及家庭医生制服务,进一步明确了电子健康档案是服务居民开展健康管理的核心,所有公共卫生服务项目都应该依托电子健康档案开展,所有健康管理内容都应该在电子健康档案中有所体现,负责健康管理的家庭医生能够依托电子健康档案完成对居民全生命周期的健康管理。

3)服务机制的可及性

全市社区卫生服务中心作为疫情防控的前沿阵地和医疗服务网络,在新冠疫情期间,抓紧社区排查、隔离观察、道口检测、复产复工等重点环节,坚持疫情防控期间全面恢复门诊,确保基本医疗有序运行,成为居民健康的守门人、健康筛查的哨点、社区疫情处置的主力军。2020 年疫情初起之时,全市社区卫生服务中心的服务总量达到 9 103 万人,占到疫情防控期间全市门诊总量的七成,切实保障了百姓的基本医疗需求。由社区卫生医务人员、村居委会、社区民警、志愿者组成的疫情防控闭环管理 4 人小组机制,切实保障了百姓防疫健康需求。在新冠疫情防控中,社区卫生服务中心作为一线主力军,承担着管理隔离点、方舱,转阳转密,医疗转诊,核酸采样等工作,保障了社区居民、养老机构、学校企业等单位的防疫清零。社区卫生服务中心已切实成为本市公共卫生应急管理体系中的网底,承担起应对突发公共卫生事件的重任。

2.3.4 应急医疗诊断与救治

1. 应急医疗诊断

根据对国家卫生健康委印发的《突发事件医疗应急工作管理办法（试行）》的理解，广义的应急医疗诊断往往涵盖了城市突发公共卫生事件的紧急情况下，对伤病人员进行快速、准确的医疗评估和分类，并实施相应的紧急医疗处理的过程。这一过程是紧急医学救援的重要组成部分，也是防控突发传染病传播蔓延的重要环节，其目的是及时救治伤员，减少伤亡，保障人民群众的生命安全和身体健康。

公共卫生应急医疗诊断通常包括以下几方面重要内容：

1）诊断依据与标准

国家卫生健康委员会对于各种新发与再现传染病会定期或紧急发布相应的诊疗方案，对所定义的疑似病例、临床诊断病例、确诊病例等诊断的依据与标准进行具体说明。诊断依据一般包括如下内容：

流行病学史：了解患者可能接触的传染源，包括疫区旅居史、接触史、职业暴露、动物接触史等。

临床表现：记录患者的症状和体征，如发热、咳嗽、呼吸困难、出血、皮疹等，以及严重的急性上呼吸道感染（Severe Acute Respiratory Infection，SARI）等的相关表现。

实验室检查：包括血液检查、生化检查、病原学检测（如病毒核酸检测、抗原抗体检测、病毒培养分离）等。

影像学检查：如X线、CT扫描或MRI检查，用于观察器官的变化，尤其是肺部感染等。

鉴别诊断：排除其他可能引起类似临床表现的疾病。

诊断标准：根据流行病学史、临床表现及相应实验室检测结果，按照疾病分类判断标准来进行诊断，具有病原学依据的可诊断为确诊病例。

诊断分型：为满足分类施治的需要，根据疾病的严重程度和临床表现，进行病例分型，比如可分为轻型、中型、重型、危重型等病例。临床上，还需识别存在发展为重型病例的风险因素的患者，如高龄、患有多种基础疾病、免疫功能低下者、特殊人群（如儿童、孕妇、肥胖者）中的感染者，对于这类患者需要密切监测，及时干预，以降低其发展为重症的可能性。

2）新发与再现传染病的病原学实验室诊断

新发与再现传染病的实验室诊断是指在实验室环境中使用各种技术和方法，对新出现或已知病原体引起的疾病进行检测和鉴定的过程。这一过程包括以下几个关键要素：

病原体检测：通过病毒核酸检测、病原培养、血清学检测等方法，直接检测病原体或其组成部分。

抗体检测：通过血液样本检测患者体内的抗体水平，了解患者是否曾经接触过特定的病原体。

基因序列分析：利用高通量测序技术，对病原体的基因组进行测序，以识别病原体的种类和特性。

蛋白分析：分析病原体产生的蛋白质，用于诊断和研究病原体的致病机制。

药物敏感性测试：对分离出的病原体进行药物敏感性测试，以指导有效的抗生素或抗病毒治疗。

生物信息学分析：使用生物信息学工具分析测序数据，构建进化树，了解病原体的进化关系和传播路径。

病原微生物进化分析：研究病原体的进化特性，为疾病防控提供科学依据。

实验室安全：在高级别生物安全实验室（生物安全三级或四级实验室）中进行操作，确保实验人员安全，防止病原体泄漏。

临床与实验室结合：将实验室检测结果与临床症状和体征相结合，以提高诊断的准确性。

新发与再现传染病的实验室诊断是疾病控制和治疗的重要组成部分，对于疫情的早期发现、快速响应和有效管理至关重要。

3）诊断病例的确认程序

一般来说，国家卫生健康委员会及国家疾控局会对新发与再现传染病及时下发各省（自治区、直辖市）首例疑似病例、首例确诊病例的确认程序。确诊病例确认程序往往是在已确认疑似病例的基础上，由中国疾控中心组织进行病原体基因测序，若与致病病原体高度同源，再经国家卫生健康委员会疫情处置领导小组下设的诊断组根据病例临床表现、流行病学史、实验室检测结果等进行评估确认。各省份第二例及以后的确诊病例，由省级疾控中心进行病原体基因检测呈阳性后，由省级卫生行政部门组织评估确认。

4）诊断病例信息报告

应急医疗诊断过程中，还需及时向相关部门报告诊断病例信息，这既是对《中华人民共和国传染病防治法》的规范执行，也是控制疫情扩散、落实"早发现、早诊断、早隔离、早治疗"原则的一个关键环节。

突发公共卫生事件及新发与再现传染病的应急上报体系和机制主要包括以下几个

方面：

"三级双轨制"网络体系：隶属于城市疫情防控指挥部办公室的院级（各级各类医疗机构）、区级定点医疗机构、市级定点医疗机构的三级网络，同时包含区、市疾控中心以及区、市卫生健康委的双轨制上报路径，形成疫情应急上报与快速处置指挥网络体系。

监测与报告系统：各级各类医疗机构、疾病预防控制机构、采供血机构均为责任报告单位，其工作人员、乡村医生、个体开业医生均为责任疫情报告人。他们必须按照传染病防治法的规定进行疫情报告，履行法律规定的义务。

报告时限与方式：责任报告单位和责任疫情报告人发现特定传染病病人或疑似病人时，应于2小时内将传染病报告卡通过网络报告；未实行网络直报的单位应以最快通信方式报告，并寄送出传染病报告卡。

信息直报与审核：获得突发公共卫生事件相关信息的单位和个人，应快速报告至属地卫生行政部门指定的专业机构，并进行网络直报。专业机构应对信息进行审核，确认其真实性，并及时进行网络直报和电话、传真报告。

分级响应机制：根据突发事件的严重程度和影响范围，采取不同级别的响应措施。卫生行政部门根据事件级别，及时组织采取相应措施，并向本级人民政府及上一级卫生行政部门报告。

多点触发预警体系：开展从病原到人群病例的全流程监测，研究新发、突发传染病早期多点触发预警关键技术，提升防治能力。

应急队伍建设与培训：加强应急人员的培训和演练，提高其对新发与再现传染病的识别、报告、处理和控制能力。

信息系统建设：建立并完善应急信息系统，实现信息的快速收集、处理和传递，提高协调联动能力。

政策法规支持：制定并完善相关法律法规，明确各方职责，规范应急上报流程和机制。

这些体系和机制的建立和完善，对于早期发现、及时报告、快速响应和有效控制突发公共卫生事件及新发与再现传染病具有重要意义。

5）发热门诊监测哨点建设

发热门诊监测哨点建设是指在医疗机构中建立专门用于监测和处理发热患者的门诊部门，这些部门在传染病防控中起到关键的"哨点"作用，对于发现新发传染病具有重要作用。具体来说，这一建设包括以下几个方面：

专门设置：在医疗机构内设置独立的发热门诊，这些门诊通常配备有专门的设施和人员,负责接诊发热患者。

预检分诊:在门急诊规范设置预检分诊点,对所有到发热门诊就诊的患者进行预检分诊,确保发热患者得到及时和专门的处理。

功能分区:发热门诊内部应有合理的功能分区,如接诊处、诊室、留观室、标本采集区、基础检验区、CT检查区、药房、抢救室等,以实现一站式闭环管理。

病原检测:对所有到发热门诊就诊的患者进行病原体检测,对于待排除和疑似病例要第一时间进行隔离医学观察。

信息报告:严格落实首诊负责制,医务人员发现发热等可疑病例后,要详细登记相关信息,并按相关程序及时报告、收治和转运。

社区哨点:在社区卫生服务中心设置发热哨点诊室,提升基层医疗机构对传染病患者的发现和预警能力。

多点触发预警:建立多点触发的预警系统,实现对新发、突发传染病的智能预测预警。

通过这些措施,发热门诊监测哨点建设能够提升医疗机构对传染病的应急医疗诊断能力,实现早期发现、早期报告、早期隔离和早期治疗,这对于防控传染病疫情,尤其是新发、突发传染病的防控具有重要意义。

2. 应急医疗救治

1)应急医疗救治原则

针对突发公共卫生事件的应急医疗救治,应遵循分级负责、属地管理为主的原则。地方各级卫生健康行政部门应当建立突发事件的应急响应机制,根据突发事件类型启动相应的应急响应。在属地党委和人民政府领导下,加强部门协同,完善应急力量,快速反应、高效应对各类突发事件,开展医疗救援救治工作。

在确保安全的前提下,按照"最快到达"原则将伤病员迅速转送至具备治疗条件的医疗机构。对于传染病患者,应根据《中华人民共和国传染病防治法》等相关法律法规要求,转送至指定的救治医疗机构。在医疗应急救援中,应综合考虑伤病员情况、地理环境、医疗救治条件和能力等因素,科学选择转运方式和收治医院。转运需要城市疫情防控指挥部统筹协调各级卫生行政及交通部门、120急救中心、相关医疗机构协助解决医疗救援有关事宜。伤病员相关的医疗文书与信息需在转运与接纳前做好衔接工作。

伤病员救治应按照集中资源、集中专家、集中伤病员、集中救治的"四集中"原则,首选收治在医疗救治能力和综合水平强的定点医疗机构。同时,成立医疗救治工作组,统一指挥、统一部署、统筹资源开展医疗救治工作。根据"分级、分层、分类"救治原则,对于重症患者、有发展为重症风险的患者、需血透患者、孕产妇、儿童、需外科及手术干预的患者、需精神心理方面医疗干预的患者、隔离观察期内需要医疗救治的患者等情况,均需集中收治,有针对性地集中相应医疗资源,精准施治。相应的卫生健康行政部门应组织成立专家组,对伤病员病情进行评估,对重症患者应按照"一人一策"的原则进行救治,必要时开展多学科会诊和远程会诊,保证救治质量。同时,还要做好伤病员及家属、相关工作人员等重点人群以及公众的心理援助工作。

2)应急医疗救治服务

(1)应急医疗救治体系。

组建定点医院救治管理工作专班,全面协调救治工作,关注重点人群的动态信息,统筹协调资源,主抓诊疗救治,及时开展疑难病例讨论和专家联合查房,持续改进患者救治转归工作。落实数据报送及重要信息分析工作,实时动态掌握患者整体收治情况及重点关注患者救治情况。保障应急救援物资的供应。

组建应急医疗救治专家组,组建多学科救治团队,每日对重症病例及高风险重点病例进行交班、专家查房和会诊讨论。

(2)应急医疗救治措施。

按照"分层、分类、分区"救治原则,对于高龄、未成年、孕妇、重症等特殊人群患者,按照"一人一策"的多学科、综合化诊疗原则,中西医并重,注意做到"早监测、早预警、早研判、早干预"。

一般治疗:传染病患者通常应进行隔离治疗,根据传播途径采取不同的隔离措施,注意做好医院感染的控制。对于埃博拉病毒病等通过接触传播的疾病,患者和医护人员需配备手套和围裙等个人防护装备;对于严重急性呼吸综合征(SARS)、中东呼吸综合征(MERS)、人感染H7N9禽流感等通过呼吸道传播的疾病,患者和医护人员均需佩戴口罩,一人一间,保持良好的通风,必要时在负压隔离病房内治疗;对于肠出血性大肠杆菌O157:H7等消化道传播的疾病,加强患者个人卫生和使用独立的洗手间是非常重要的;对于登革热等媒介传播的疾病,需做好防蚊灭蚊等媒介的干预措施;有些寨卡病毒病、新型冠状病毒感染还可以通过多途径传播,则需要采取综合控制手段来尽可能防止疾病的传播。保证患者摄入充足的营养和能量,维持水和电解质的平衡,保持内环境和脏器功能的稳定。提供对症治疗方案,例如,对于高热患者可采用物理措施降温或使用退烧药,对于咳嗽多痰者应及时服用止咳化痰药。提供心理援助和咨询服务。重视监测重症高危人群的生命体征,尤其是休息和活动后的指氧饱和度等,同时监测与基础疾病相关的指标。有些检查可视病情而定,如血常规、尿常规、生化指标（心肌酶、肝肾功能等）、胸部影像学、凝血功能、动脉血气分析等，以及 APACHE-Ⅱ评分、格拉斯哥昏迷评分（Glasgow Coma Scale, GCS）、序贯器官衰竭估计评分（Sequential Organ Failure Assessment, SOFA）等重症评估指标。

氧疗：综合评估患者的病情、氧合状态以及安全因素，提供最合适的氧疗方案，包括鼻导管、面罩、经鼻高流量氧疗和气管插管等，同时定期监测患者的血氧饱和度和病情变化，及时调整氧疗措施。

抗病原治疗：根据病原体种类给予相应的抗病原治疗，如国家卫生健康委员会或国际权威指南所推荐的抗病原药物、单克隆抗体、特异性人免疫球蛋白、康复者恢复期血浆等，病原治疗强调尽早进行。

免疫治疗：针对某些传染病病原所引发的炎症反应，甚至全身炎症反应综合征（Systemic Inflammatory Response Syndrome, SIRS），在有循证医学依据的基础上，可考虑的免疫治疗有糖皮质激素或其他炎症介质抑制剂疗法，但必须结合传染病种类、患者基础疾病与个体差异、病情演变等诸多情况，"一人一策"、权衡利弊、精细评估、动态调节用法用量，更要避免无指征使用激素。

抗凝治疗：针对传染病所引发的急性炎症反应，往往会影响机体的凝血和纤溶功能紊乱，可能引起 D-二聚体的升高以及血栓形成，并导致病情加重，故应根据患者的凝血指标筛查结果积极评估静脉血栓栓塞（Venous Thromboembolism, VTE）风险，在无禁忌证情况下，可给予权威指南所推荐的抗凝药物。

抗菌药物治疗：对于一些新发传染病在病原体尚不明确的情况下或对于病毒性传染病，应谨防滥用抗菌药物，尤其避免联合使用广谱抗菌药物，强调抗菌药物合理规范使用的执行，这对救治成效以及预防多重耐药菌的产生与传播具有重要意义。

基础疾病治疗：针对基础疾病患者给予相应治疗，如控制血糖、血压，以及进行血透等。对于肿瘤患者，应综合评估当前传染病早期的治疗与肿瘤治疗的矛盾与风险，权衡轻重缓急，精准把握治疗时机，选择最优化的治疗方案。

重症患者的多学科综合救治：依靠多学科合作和重症救治技术支持，重点做好氧疗、激素治疗、抗凝治疗、中西医结合、早期康复、护理、心理支持、营养等综合救治措施。在实施上述治疗的基础上，积极防治并发症，治疗基础疾病，预防继发感染，及时进行器官功能支持，如呼吸支持（俯卧位通气、鼻导管或面罩吸氧、经高流量氧疗或无创通气、有创机械通气、气道管理、体外膜肺氧合）、循环支持（液体复苏、血管活性药物）、急性肾损伤及肾替代治疗（纠正病因、维持水电解质酸碱平衡、连续性肾脏替代治疗）等。

医疗机构内感染的防控：第一，加强落实门急诊预检分诊制度，确保患者分流，同时，安排专人指导患者和陪同人员如何正确佩戴医用外科口罩或医用防护口罩，如何正确保持手卫生、呼吸道卫生和咳嗽礼仪。第二，加强门急诊室、病房、值班室和办公室等区域的消毒和通风。第三，根据暴露风险落实医务人员个人防护要求。第四，医疗废物管理应规范化，落实患者转出或离院后环境的终末消毒。第五，加强医护人员在医疗行为中的感控意识，尤其是在重症病房中，注重手卫生，勤换手套，做好病房设备物品及环境空气的消毒（包括噬菌体技术的应用）。

2.3.5 国际旅行卫生保健服务

随着全球经济一体化和现代交通工具的快速发展，越来越多的人员跨国进行旅游、参加商务活动、务工、留学或者定居等。2023年，我国进出境人员已达6.1亿人次。国际旅行的快速发展带来了新的公共卫生风险。国际旅行者在旅行过程中，可能受到当地流行传染病、不洁饮食引发疾病等的侵袭，这不但可对旅行者本人造成损害，还大大增加了传染病国际传播风险，给各国传染病防控工作带来了新的挑战。高血压、糖尿病、哮喘、慢性精神病等非传染性疾病患者，以及儿童、孕妇、老年人等特殊人群在国际长途旅行中，可能诱发原慢性疾病或受到意外伤害。这些情况均对国际旅行者和健康人群构成了健康威胁。海关所属国际旅行卫生保健机构通过提供干预措施来保护旅行者健康、防止传染病跨境传播，并通过传染病监测、旅行健康评估、旅行健康咨询、预防接种等手段保障旅行者的健康安全。

1. 进出境人员传染病监测

传染病监测是指对国际旅行者开展传染病监测，为旅行后归国有症状人员提供传染病筛查、检测服务，以便及时发现传染病。

传染病监测的主要对象包括：①出国探亲、定居、劳务、留学、商务、公务等中国籍有关人员。②在国外居住三个月以上的境内的归国人员。③申请进境居住一年以上的外籍人员和华侨，港澳台地区进境的有关人员。④中国籍进境、出境交通员工（包括在外国交通工具上工作的中国籍员工）及在我国交通工具上工作的外籍交通员工。

2. 国际旅行医学

国际旅行医学主要分为旅行健康咨询和预防接种两部分。

1）旅行健康咨询

旅行健康咨询是指根据国际旅行人员自身健康状况，来源国家或地区、目的国家或地区的传染病暴发、流行情况以及当地的卫生状况等，为其提供旅行医学咨询，实施相关的旅行危险因素健康教育，并对高危人群开展针对性的疾病防治知识宣教等措施。

国际旅行健康咨询和宣传是国际旅行卫生保健咨询门诊的主要工作之一，能够提升旅行者对安全旅行的信心，增强旅行者对旅行存在危害因素的心理准备，有利于旅行者的旅行安全和健康。

2）预防接种

预防接种使旅行者可能避免在国外感染某些传染病。世界各国都十分重视预防接种在预防传染病于国际传播蔓延的作用，并将预防接种的要求都纳入了各个国家的卫生法律之中。

国际旅行卫生保健机构根据国际旅行人员的目的国家或地区的传染病流行情况，为其提供预防接种服务，并记录于由世界卫生组织（WHO）认可的《国际预防接种证书》。

目前，对国际旅行者开展的预防接种主要有两类：

（1）应抵达国家要求或规定接种的疫苗，例如，沙特阿拉伯要求前往麦加参加朝圣或副朝的朝圣者接种4价流脑疫苗（A、C、Y和W-135），对进境劳务也要求接种流脑疫苗。

（2）推荐接种的疫苗，如甲型肝炎、乙型肝炎、伤寒、白喉、百日咳、乙型脑炎、破伤风、脊髓灰质炎、风疹、狂犬病疫苗等。此类疫苗一般视前往国家的疫情而定。

3. 口岸卫生检疫技术支撑

国际旅行卫生保健机构同时也为国境口岸卫生检疫机构提供技术保障和科技支撑。国际旅行卫生保健机构的口岸公共卫生业务衔接海关日常执法监管，履行口岸检疫查验、传染病监测、卫生监督、卫生处理和突发公共卫生事件应急处置等与卫生检疫监管职能相对应的技术保障职责。依据口岸公共卫生平台建设进行布局，对全球疫情进行收集、整理、分析，评估其对口岸城市的输入风险，建立预警研究、研判及技术保障储备；跟踪国际最新检测方法、标准，完成叠加风险排查检测，具备人类传染病病原体检测及基因检测鉴定、口岸生物恐怖因子与医学媒介生物鉴定及其携带病原体检测、口岸公共卫生环境检测、消毒与防护技术研究、进出境特殊物品安全性及符合性检验、人类生物资源保藏等功能。在日常口岸传染病防控和口岸发生重大公共卫生风险时，及时提供技术保障，检出各类病原体，有效防止各类传染病疫情跨境传播，保障进出境人员健康安全，维护口岸公共卫生安全。

2.3.6 体育锻炼场所

1. 概述

1）政策层面

体育锻炼场所是全民健身公共服务的重要载体，对于建设体育强国、健康中国发挥着积极的支撑作用。落实体育锻炼场所公共卫生风险防控举措，对于促进全民健身与全民健康融合发展具有重要意义。加强体育锻炼场所建设管理和运营服务，有利于增强城市安全韧性，提升城市公共卫生风险防控能力。

《中华人民共和国体育法》第十六条规定："国家实施全民健身战略，构建全民健身公共服务体系，鼓励和支持公民参加健身活动，促进全民健身与全民健康深度融合。"《"健康中国2030"规划纲要》提出要统筹建设全民健身公共设施。《国务院办公厅关于加强全民健身场地设施建设发展群众体育的意见》要求各地区统筹体育和公共卫生、应急避难（险）设施建设，推广公共体育场馆平战两用改造，在新建或改建公共体育场馆过程中预留改造条件，提升其在重大疫情防控、避险避灾方面的功能。

2）体育锻炼场所的可及性

体育锻炼场所作为面向群众的健身场地，要把安全、便捷与可及性放在重要位置。逐步健全完善群众身边多层次的体育健身圈，尽量方便群众在步行可及的区域范围内抵达体育锻炼场所，实现就近健身。国务院印发的《全民健身计划（2021—2025年）》明确，到2025年，县（市、区）、乡镇（街道）、行政村（社区）三级公共健身设施和社区15分钟健身圈实现全覆盖。

2. 体育锻炼场所的公共卫生风险与防控

1）户外健身场所

户外健身场所为群众提供亲近自然的体育锻炼环境，通常设置在居住小区空地、公园、绿地等区域。常见的户外健身场所包括健身步道、自行车道、健身苑点、球类及多功能运动场、体育公园等。

户外健身场所应科学规划选址，远离存在地质、环境等安全风险的空间区域。健身场地的设备器材应符合国家有关标准，兼顾儿童、中青年、老年人等不同人群的健身需求，并提供无障碍服务。

户外健身场所应公示健身设施使用说明、注意事项和警示标识。鼓励购买公众责任险、意外伤害险。保持场地清洁卫生，对常用的接触身体的健身设施和器材采取消杀等措施。

户外健身场所应配备科学健身标识牌，积极倡导科学健身。鼓励具备条件的户外健身场所配备教练员、社会体育指导员，为健身爱好者提供科学健身指导，避免运动损伤和其他健康风险。

2）室内健身场所

室内健身场所一般包括体育场馆、健身房等室内场地。室内健身场所应注意环境安全，全面落实通风、消防、应急救援等措施，加强风险防范。室内健身场所可在醒目位置张贴有关运动与健康提示，通过多种方式宣传公共卫生知识，传播科学健身理念。

室内健身爱好者可以采取提升肌肉质量的抗阻运动和锻炼心肺功能的有氧运动等方式，选择合适的运动项目和健身器材。比如，可开展球类、体操、体育舞蹈、太极拳和健身气功等运动，常见的健身器材包括哑铃、划船机、跑步机、动感单车等。锻炼时间应科学合理，运动过程中注意健康监测，保持适宜的运动强度，提倡循序渐进地运动。

3）游泳场所

游泳属于国家规定的高危险性体育项目。经营游泳场所，需向县级以上人民政府体育主管部门申请办理高危险性体育项目经营许可证，并取得相应的卫生许可证。

游泳场所应配备不少于规定数量、持有国家职业资格证书并且年度审核合格的游泳救生员，配备合格的场所负责人、救生组长和水质管理员，开展游泳培训的还须配备社会体育指导员（游泳），人员证件和水质、水温等信息应上墙公示，监控设备应正常使用。

游泳场所应针对疫情和极端天气等情况做好应急预案，开展风险隐患排查并妥善处置。建议游泳爱好者选择正规持证的游泳场所。游泳前要评估自身健康状况，注意个人卫生。未成年人游泳时，建议有家长等监护人员陪同，切实履行安全监护与保障责任。

3. 大型赛事活动的公共卫生风险与防控

1）风险种类

疫情传播风险及其防控：组织大型赛事活动应注意防范传染病风险，建立健全传染病防控机制，加强参赛人员健康提示，开展参赛人员健康状况观察，配备必要的医疗和防护物资设备，并做好场所消毒、通风等基础保障工作。

食品安全风险及其防控：比赛期间的饮用水、食品应从采购、运输等源头和环节抓起，确保全过程饮食安全。应按照餐饮服务规范落实各项食品安全管理制度，为参赛人员提供营养、卫生、健康的饮食。

比赛场地风险及其防控：比赛前，应对场地和线路进行全面检查，确保其符合安全办赛的条件。对于举办潜水、航空运动、登山、攀岩、滑雪登山、汽车、摩托车等高危险性体育赛事活动的场地，应配置符合相关标准和要求的场地、器材和设施。

自然灾害风险及其防控：比赛前，针对夏季高温、台风和冬季寒潮、雨雪冰冻等自然灾害加强预判，根据气象预报等信息完善预案，建立必要的"熔断机制"。

2）安全检查

赛事活动开展前，应对比赛场地情况进行全面检查，重点检查场地是否符合比赛要求，是否配备有符合标准的器材和安全设施，加强安保人员、视频监控等保障措施。对比赛器材进行专业的检测，确保符合标准和使用要求，并及时进行维护。

3）风险防控

应急预案：完善赛事活动应急管理制度，建立健全赛事活动紧急疏散、医疗救护等应急预案。必要时可开展应急演练，并组织开展工作人员培训，提高应急处置能力。

风险评估：应注重赛事活动风险评估，包括参赛人员健康状况、天气情况和场地条件、比赛线路和时间安排、食品安全、医疗救护与通信保障等方面。发现问题及时处置，消除风险隐患，保障赛事活动顺利举行。

2.3.7 精神卫生与公共卫生

精神疾病是个体在各种生物、心理、社会环境等不良因素影响下，大脑功能失调导致的认知、情感或行为等方面的异常改变，并可伴有主观的痛苦体验和（或）社会功能损害。如今，精神卫生问题已成为重要的公共卫生问题之一，全球约有 4.5 亿人患有神经精神疾病，精神疾患约占全球非传染性致病疾病负担的 30%。全球约 14% 的疾病负担与精神疾病密切相关。就我国而言，任何一种精神障碍（不含老年期痴呆）的终生患病率为 16.57%。

1. 精神卫生与公共卫生的关系

2000 年，世界卫生组织（WHO）明确提出"没有精神健康就没有健康"，明确了精神卫生问题的公共卫生意义。广义的精神卫生又称心理卫生，注重应用心理学和精神病学手段，来保护与提高个人的心理和精神健康水平，预防心理和精神疾病的发生，促进个人更好地适应社会。做好公共精神卫生工作，对于精神障碍的预防、改善预后、预防复发、提高患者的生活质量至关重要，这也符合公共卫生三级预防理念。1998 年，原卫生部疾病控制司成立精神卫生管理处，负责国家的精神卫生工作，这标志着我国精神卫生工作开始走向公共卫生领域。随着 2004 年"中央补助地方卫生经费重性精神疾病管理治疗项目"（"686"项目）和 2006 年《国家基本公共卫生服务项目——重性精神疾病患者管理服务》的出台，我国精神卫生正式融入公共卫生实践。2012 年 10 月 26 日颁布、2013 年 5 月 1 日实施的《中华人民共和国精神卫生法》进一步以"社区精神卫生服务"为切入点，从机构、人员、职责、服务等各方面对精神卫生服务加以倡导性规范，对专科医疗机构的执业条件与执业行为加以严格限制，引导精神卫生服务逐步向基层、社区和家庭倾斜，形成更为合理的公共精神卫生专业架构与服务网络，也使我国公共精神卫生事业的发展进入了法治化轨道。

2. 精神疾病的公共卫生风险

一方面，由于多数精神障碍致病机制尚不明确，一级预防缺乏清晰可操作的病因概念和指标；另一方面，由于受精神疾病所致异常认知、情感和（或）行为等精神活动的影响，一旦治疗不及时，可能出现难以预料的伤人毁物行为，对患者自身、照料者、社会公众等都具有一定的潜在危害性。危险行为对于患者群体的影响也不容忽视，会增加社会对患者的误解，甚至造成一种"精神病人都很暴力"的刻板印象。精神疾病的治疗负担同样不容忽视。患者需要长期接受规范化治疗，对于部分患者来说，疾病负担较重，存在可能的因病返贫现象。对于不能坚持治疗、依从性较差的患者，随着复发次数的增加，患者的职业功能和社会功能都会受到严重的影响，这同样需要引起重视。

3. 精神疾病患者风险行为特点

精神障碍患者的暴力行为主要是在精神病性症状支配下出现的攻击自身、他人或物品的行为。这些暴力攻击行为常有一定的突然性。临床上将暴力攻击行为分为预谋性攻击和冲动性攻击。预谋性攻击通常是目标取向的，与患者当下的挫折或威胁无关；冲动性攻击则是患者对当下感知到的压力或威胁的反应，这些反应往往与患者的精神病性症状密切相关。暴力攻击行为若处理不当，易发生危害公共安全的应急事件，影响社会治安。因此，针对城市公共卫生安全而言，需要对精神障碍患者加以关注。例如，2012—2018 年，上海市共发生严重精神障碍患者相关应急事件 10 620 起，约有 26.54% 的患者发生过两次或两次以上的应急处置情况。患者应急事件指征主要为病情复发或先兆，以及危害公共安全或他人安全的行为或风险。通过保护性治疗、强制性治疗、自愿治疗和公共精神卫生服务人员现场临时处置，可以有效帮助患者，降低患者的公共卫生风险，处置措施的有效率超过了 70%。

针对精神障碍患者的公共卫生风险防控，上海也做出了新的尝试，建立了综合风险评估和分级分类服务管理系统，实现了对患者风险行为的精准预测和防控。

4. 精神疾病患者风险评估工作现状

当前，我国精神障碍患者公共卫生风险防控主要针对社区严重精神障碍患者，主要依据为国家卫生健康委员会颁布的《严重精神障碍管理治疗工作规范》（2018 年版）。其中，0 级：无符合以下 1~5 级中的任何行为；1 级：口头威胁，喊叫，但没有打砸行为；2 级：打砸行为，局限在家里，针对财物，能被劝说制止；3 级：明显打砸行为，不分场合，针对财物，不能接受劝说而停止；4 级：持续的打砸行为，不分场合，针对财物或人，不能接受劝说而停止（包括自伤、自杀）；5 级：持械针对人的任何暴力行为，或者纵火、爆炸等行为，无论在家里还是公共场合。然而该评估工具虽操作简单，易于理解，但是针对性较弱。一是评估工具仅针对言语行为等外显性特征，内容较为单一，不能客观地反映患者病情程度及其存在的管理风险。二是现有评估方法对患者管理的风险评定较为宽泛，根据相应言语或行为的"有或无"来确定风险等级，不能有效评估患者风险。三是现有工具评估的是患者目前已经发生的言语和行为情况，一定程度上而言，这是一种事后评估或者被动评估，缺乏针对患者今后发生暴力攻击行为可能性的评估，无法有效预测和控制患者社区管理中的风险。

上海市疾病预防控制精神卫生分中心通过社区实践研究，构建了由3个维度和13个条目组成的风险评估指标体系。指标体系的3个维度分别为"基本特征""病情严重程度"与"潜在风险因素"，13个条目共包含性别、年龄、学历、就业情况、贫困情况、自知力、药物不良反应、涉及暴力的精神症状、社会功能、服药情况、肇事肇祸史、应激事件、家庭监护这13项信息，并赋予每个指标一个准确的定义和评分。根据患者的评分，依次将患者划分为绿色（低风险）、黄色（一般风险）、橙色（较高风险）、红色（高风险）4个等级，从而形成社区严重精神障碍患者暴力行为综合风险预测评分体系。该体系可有效指导社区精神防控人员及时开展调查和应急处置，成功实现了监测和应急处置的结合，以及患者风险的监测、分析、识别、预警及其分级分类管理的一体化和自动化。该评分体系已被纳入《上海市社区健康管理工作规范——严重精神障碍服务管理（2019年版）》，并融入社区精神障碍防治的日常工作实践中，成效显著。在2019—2023年中国国际进口博览会保障期间，通过该体系实施早期启动应急处置上千人次，有效扑灭了肇事肇祸等"苗子事件"，无肇事肇祸事件发生，有效提升了社区精神卫生服务管理能级。同时，该风险评估指标体系也注重实行协同落实分级分类管理，按照患者不同的综合风险评级提供不同类别的动态服务管理措施，细化了卫生健康、公安、政法等部门的责任分工协作机制，切实保障了城市公共安全。

2.4 重点场所

新冠疫情、SARS、禽流感的暴发，使社区、学校、公共交通工具等人群聚集、人流量大的重点场所逐渐成为人们关注的焦点。重点场所的人员密度大，易混杂各种污染源，重点场所环境中的设备及物品重复使用，容易造成疾病特别是传染病的传播。所以，重点场所环境质量的好坏与公众健康的关系愈来愈密切，重点场所中各种人类活动，如人员流动、公共场所内装修、吸烟及空调的使用等所带来的室内空气污染及对健康的影响问题日趋突出，已成为重点场所的公共卫生安全隐患。重点场所人群密集度高，人员流动性强，容易混杂各种生物、化学等污染物。设备及物品供人群重复使用，容易造成病原微生物的交叉污染。健康与非健康个体混杂，容易造成疾病特别是传染性疾病的传播。活动空间相对封闭，容易引起污染物特别是化学污染物的蓄积。

2.4.1 社区

2020年10月31日是世界城市日，联合国人居署在当天发布的《2020年世界城市报告》指出，城市是从新冠疫情危机中恢复和全球经济复苏的关键。而社区是城市的最小"细胞"，也是基层治理的最小"单元"，只有让每一个"细胞"健康发展，才能让整座城市焕发出更多活力。

1. 社区的概述

1）社区概念的形成

1887年，德国古典社会学家斐迪南·滕尼斯出版了 *Gemeinschaft und Gesellschaft: Grundbegriffe der Reinen Soziologie*（《共同体与社会：纯粹社会学的基本概念》），在著作中概括性地提出了人类群体生活中的两种基本形式：共同体和社会。相关理论传播至美国后，成为美国社会学的基本概念，并逐渐演化为"Community"和"Society"。20世纪30年代，受到社会学芝加哥学派等理论的影响，以费孝通、吴文藻为代表的我国社会学家首次建议将"Community"翻译为"社区"，并倡导开展"社区"相关研究。

2）社区定义的发展

改革开放后，中国的学者从社会学、民族学、人类学、心理学、政治学等多个维度对"社区"进行了深入的研究，这使得"社区"的定义有了多层次的解读。总结起来，"社区"定义主要从两个角度进行阐述：一是认为它是共同生活在一定区域范围内的有组织的人群，即社区具有地域性；二是认为它是具有共同目标、利益互动、共同意识和情感支撑的人组成的社会团体，即社区具有功能性。

从我国社会建设的实践来看，中共中央办公厅、国务院办公厅转发了《民政部关于在全国推进城市社区建设的意见》（中发办［2000］23号），明确指出"社区是指聚集在一定地域范围内的人们所组成的社会生活共同体"。政治学上所指的"社区"在地域上与中国基层的行政区划相重合，在城市一般就是指居委会所辖区域；在功能上承载了居民自治、提供公共服务和协助处理社会事务等功能。

2. 城市社区的概述

1）城市社区的概念

城市主要是指人口密集、工商业发达的地方，通常也是周围地区政治、经济、文化的中心。2014 年下发的《国务院关于调整城市规模划分标准的通知》(国发[2014]51号),以城区常住人口为统计口径,将城市划分为五类七档。从国家治理的角度上来看,2000 年下发的《民政部关于在全国推进城市社区建设的意见》(中办发[2000]23号),进一步明确"城市社区"概念的含义,指出"目前城市社区的范围,一般是指经过社区体制改革后做了规模调整的居民委员会辖区"。

2)城市社区的社会特征

(1)人口特征。

我国人口老龄化在 21 世纪越来越突出,以全国第六次和第七次人口普查数据为例,城市社区人口变化主要呈现出以下特征:一是人口迁徙加大,城市社区人口持续增加;二是人户分离加剧,城市社区流动人口持续增加;三是人口老龄化加快,城市社区老龄化持续增加。

(2)环境特征。

1996 年,联合国人居中心发布了《城市化的世界:全球人类住区报告》,该报告通过大量统计数据,揭示了经济、社会、人口以及人类住区间的相互关系,对我国城市人居环境发展研究产生了深远的影响。2014 年,我国通过了修订后的《中华人民共和国环境保护法》,其中提出了"保障公众健康"相关内容条款,第一次将环境质量对公众健康影响在法律层面进行表述。

(3)习俗特征。

社会习俗文化结构的差别与城市居民的民族、宗教色彩、文化及职业构成都存在一定关系。城市建筑空间除了追求美观精巧、多元和谐、满足社区居民的日常生活所需之外,其文化内涵还与社区居民习俗相关的共同行为相关联。

3. 社区公共卫生风险的概述

1)社区公共卫生风险的概念

社区公共卫生风险指社区中存在对公众身心健康可能造成影响的各种不利危险因素的组合。随着城市现代化程度的提升,社区公共卫生风险受到的关注度越来越高。对于特大型城市而言,不仅交通拥堵、资源紧张、环境污染等典型的"城市病"问题会进一步加剧,而且由于特大型城市社区场所中人员聚集程度大大高于其他中小城市,城市社区场所中可能面临的公共卫生风险也远远大于其他地区。

2)社区公共卫生风险的来源

社区公共卫生风险按照风险因素的来源性质分为生物风险因素、环境风险因素和社会风险因素。

生物风险因素主要指病毒、细菌、寄生虫等病原微生物导致传染病在社区内的传播，甚至引起区域性的暴发、流行。按照传播途径，主要有两类：一是通过人与人接触传播导致的传染病；二是病媒生物所携带的病原体引起的疾病传播。

社区环境风险因素是影响社区居民活动的各种自然或人工条件的总和。自然环境包括光线、噪声、温度、湿度等；人工环境是指由于人类活动而形成的环境要素。居住环境与传染病的发生有着紧密的联系。

（1）自然环境风险。社区居民的健康受到建筑环境和自然环境质量的影响，不良的社区环境会对居民的健康造成威胁。例如，饮用水安全与社区居民健康息息相关。

（2）人工环境风险。现代生活中，社区是城市居民社会生活的主要载体之一，居民不良的居住条件和邻里关系会直接威胁居民健康。2019年，国务院发布《健康中国行动（2019—2030年）》，开展以社区居住环境和人文环境为重点的健康促进行动，鼓励各级政府部门在社区层面实施健康有效干预。

社区的社会环境对健康的影响主要有三个方面：一是社区居民间良好的信任关系，能够为其心理健康的改善提供基础性条件；二是社区中良好的社会互助网络，不仅能够为社区居民医疗服务的获得提供很大便利，还能产生健康促进的同伴效应，提高整体健康水平；三是社区所在区域医疗服务能力水平，能直接影响居民就医情况，并对疾病诊疗和预后产生直接的影响。

3）社区公共卫生风险的危害

社区在城市的居民生活中占据重要作用，由于社区场所往往人群聚集，社区公共卫生风险带来的影响往往更大、波及面更广，对居民健康的威胁也更大。

（1）造成心理伤害。传染病疫情传播后，对个体心理健康的影响在大流行后可能会持续数年，如居民会出现情绪不稳、松懈消沉和动机消减等心理问题。

（2）影响社会发展。公共卫生风险若未得到及时控制，引起传染病疫情扩散，将给社区带来极大的社会影响。如2020年的武汉、2022年的上海，传染病的疫情暴发均给社会发展带来了巨大的影响。

4. 应对社区公共卫生风险的思考

社区是城市最基本的构成单元，社区内"人、事、地、物、情、组织"高度汇聚，且随着空间、时间、环境、社会活动不同而发生变化，现阶段社区公共卫生风险呈现出社会性、随机性和多变性的特征，完善城乡社区治理体系建设，增强公共服务能力，提高社区应对公共卫生风险的韧性，是不断满足人民日益增长的美好生活需要的重要举措。

1）社区需求的现实回应

党的十九大报告明确指出:"我国社会主要矛盾已经转化为人民日益增长的美好生活需要和不平衡不充分的发展之间的矛盾。"强化城市社区服务功能,获得群众认可、经得起实践和历史检验,是践行党的群众路线并推进基层治理建设的必然要求,也是对社会发展新阶段人民需求的现实回应。

2）社区治理的发展导向

2022年,国务院办公厅下发了《国务院办公厅关于印发"十四五"城乡社区服务体系建设规划的通知》(国办发〔2021〕56号),规划提出"十四五"城乡社区服务体系建设的战略导向是"必须强化问题导向,补齐社区应急管理、风险防控、医疗卫生、社会心理服务等方面短板弱项",这明确了我国"十四五"期间应对公共卫生风险的社区治理发展布局。

社区是社会治理的最前线,也是基层治理的"最后一公里",面对当前随机化、多变化的公共卫生风险,在风险预警、风险评估、风险管控方面,城市社区仍然存在不少防控的难点和痛点。如何加强城市社区公共卫生风险防控治理体系和能力的现代化建设,是亟待解决的重大议题。

2.4.2 学校

1. 学校传染病风险

学校传染病风险主要包括人员风险和环境风险。

1）人员风险

(1) 学校人群的密集性。

学校人群的密集性是最重要的风险来源。学校是学生、老师、员工等大量人员聚集的场所,这些人员长时间在学校共同学习、工作、就餐、活动,每天有频繁的接触和交流,这为传染病的传播提供了机会。特别是在封闭的教学环境和集体生活中,一旦有传染源存在,很容易通过空气飞沫、密切接触等方式在人群中迅速扩散。

(2) 学校人群的复杂性和流动性。

学校作为一个特殊的社交场所,人群构成相对复杂。学校中的各类人员来自不同的家庭背景和社会环境,年龄跨度大,在生活习惯、个人卫生习惯和免疫力等方面存在差异。这些差异使得个体在面对传染病时的易感性不同,部分人可能更容易感染传染病,从而造成传染病的传播。而且,学生、家长、老师、员工之间日常频繁的交流互动,增加了传染病传播的可能性。此外,像留学生、交换生等这类跨地区频繁流动的人员，可能带来不同地区的疾病，增加学校传染病的风险和复杂程度。

（3）专业人员数量不足。

虽然大多数学校设有卫生保健室或卫生室，但很多学校存在学校卫生保健老师数量不足的问题。此外，多数卫生保健老师身兼多个岗位，还承担教学任务，难以在学生健康方面投入全部精力，从而影响传染病防控工作落实效果。

2）环境风险

学校的卫生条件和环境状况直接影响着传染病的传播。如果学校的卫生设施不完善，清洁工作不到位，可能为病原体的滋生和传播提供条件。学校环境如教室、食堂、宿舍等场所的通风情况和卫生状况等也会影响传染病的传播。

学校医疗保健设施设备、物资储备情况会影响传染病防控成效。部分学校存在医疗保健设施设备不达标、消毒物资储备不足、设施设备和物资存放与使用管理混乱等问题，无法满足传染病疫情发生时的防控需求。

此外，传染病的流行还受季节、气候、假期时间等方面的影响。寒暑假结束后师生集中到学校，可能将各地的病原体带到学校，导致传染病传播风险急剧增加。

2. 学校食品和饮水安全风险

1）学校食品安全

学校食品安全关系到全体师生的身心健康和教学秩序的稳定。特别是实施营养改善计划以来，学校实行集中供餐，食品安全责任更为重大。

学校食品安全可能存在的风险包括以下几个方面：

（1）学校食品安全管理存在薄弱环节。学校管理者应时刻具备食品安全意识，对学校的食品卫生安全予以充分重视，定期对学校食堂、学校小商店等的食品卫生安全工作开展监管与检查。学校应持续加强食品从业人员的卫生安全意识，尤其是临时聘用人员，确保人员从事食品生产经营前经过专业培训、具备食品卫生知识和良好的卫生操作习惯。持续培养学生的食品卫生安全意识，并加强食品安全知识宣传教育，增强学生群体食品安全问题风险意识。

（2）学校食堂环境风险。部分学校食堂基础设施设备不健全，存在部分新、改、扩建的学校食堂未通过审查验收便开始营业的问题。部分学校食堂食品原料不规范、生熟不分，防尘、防蝇、防蟑螂等工作不到位，存在食品安全隐患。

（3）学校周边流动摊贩食品卫生安全情况堪忧。学校周边的流动摊贩大多卫生条件较差，经营人员可能没有健康证明，缺乏卫生消毒设备，生熟食及原材料随意露天摆放，餐饮卫生无法保证。

2）学校饮用水卫生

学校内供水包括集中式供水、二次供水、分散式供水等多种形式；饮水包括开水、净化水、桶装水等方式。

学校饮用水卫生须满足以下要求：

（1）供水单位应具备卫生许可证和健康证等相关证件，且证件应在有效期范围内。

（2）饮用水管理机构要做好饮用水公共卫生风险应急预案，且该预案具有可操作性。

（3）供水单位应取得水质合格监测报告。

（4）涉水产品应具有有效卫生许可批件。

（5）供水设施设备清洗消毒记录齐全。

3. 学校群体性心因性反应事件

心因性反应是指因个体心理因素发生的反应。群体性心因性反应又称为群体性癔症，是一种具有心理或身体症状以及情绪表现的心因性疾病。大多数突然发病，常由精神因素或不良暗示引起，可导致感觉、运动或自主神经紊乱，多见于情感不稳定的儿童、青少年。对于学生，尤其是低年级学生来说，容易因为存在共同刺激物/恐惧源（如打针）、对相关事件认知缺乏、受周围环境的影响和暗示等原因，发生群体性心因性反应事件。

2.4.3 公共交通工具

1. 轨道交通

1）环境特点

近年来，我国轨道交通建设保持快速增长态势，在大中城市公共交通中的占比逐年增加。随着各地轨道交通里程的不断增加，乘客在轨道交通环境中停留的时间也不断延长，轨道交通环境潜在的公共健康风险受到广泛关注，相关研究在近年来也越来越受重视。轨道交通具有以下环境特点：

第一，人群密集且流动性大。轨道交通是短时间内人员高度集中的环境。

第二，设备和物品容易被污染。轨道交通中有很多设备和供多人使用的物品，如闸机、售票机、扶手、拉环等。这些物品和设备被多人反复使用和触摸，容易造成交叉污染。

第三，容易传播疾病。轨道交通人员众多、接触密切，健康与非健康个体混杂，容易造成传染病的传播。人员密度越大，接触机会越多，传染病就越容易传播。

第四，建筑布局和管理不合理。有一些轨道交通站点是在旧城市基础上"见缝插针"建立起来的，选址与布局不尽合理，设计也不完全符合卫生要求。比如，有些轨道交通站点的新风井距离排气口等污染源距离过近，冷却塔距离人行道距离过近等。

第五，轨道交通站点及车厢内温湿度调节基本依靠集中空调通风系统，而集中空调通风系统可能引起室内空气污染，包括室内新风量不足、送风中可吸入颗粒物超标、送风中微生物超标、冷却水中军团菌通过空气传播等。

2）风险种类

城市轨道交通车站、车厢存在的健康风险种类很多，按其属性可分为物理性、化学性和生物性三大类。这三大类风险往往共同存在、交叉作用，对机体产生不良影响和危害。

（1）轨道交通环境中物理性风险。

轨道交通环境中物理性风险主要包括微小气候、噪声、振动、采光照明和新风量。

① 微小气候。

微小气候主要是由气温、气湿、气流和热辐射组成。良好的微小气候是维持机体热平衡，使体温调节处于正常状态的必要条件。

城市轨道交通的站台站厅、车厢多位于地下，与外界相对隔绝，室内温度、相对湿度、风速等均由车站和列车的集中空调通风系统提供。一旦集中空调通风系统设计存在先天不足或者在运营时发生故障，室内微小气候会迅速恶化，影响乘客的候车和乘车环境。

轨道交通列车车厢内部的温度、相对湿度等微小气候指标还与乘客的乘车率有关。在车厢超员严重、拥挤的情况下，车厢内温度、相对湿度等微小气候指标无法满足需要，车厢内乘客会有湿热和气闷的感觉，这种情况在早晚上下班高峰期更为明显。

② 噪声。

噪声是指人们主观上不需要的声音。轨道交通列车运行时，车轮与铁轨的碰撞声、车厢振动引起的碰撞声、车辆制动摩擦声、电机声、风阻声、空调声等共同形成复杂的噪声源。由于地铁列车是在密闭的隧道中运行的，产生的噪声难以扩散，要经过隧道壁面的多次反复衰减才能消散，所以地铁列车在隧道中通行时，车厢内的噪声要明显高于在地面行驶时的水平。

噪声暴露除了影响人们的休息睡眠、生活质量和工作效率外，其最主要的健康风险是对听觉系统的损伤。另外，噪声作用于机体时，还可引起听觉以外的反应，表现为中枢神经和心血管受损，消化系统和内分泌系统功能紊乱等。

③ 振动。

地铁列车高速行驶是地铁振动的主要发生源。列车运行时，振动会通过土壤传送到地铁沿线的地面建筑物，包括轨道交通车站，使得候车的乘客以及车站工作人员受到影响。

④ 采光照明。

乘客在候车、乘车时，往往习惯于看手机、看书等，一旦车站、车厢无法提供足够的照明照度，长期处于光线不良的条件，会对乘客的视功能及神经系统造成一定的影响。

⑤ 新风量。

充足且清洁的新风可提供呼吸所需要的空气，并且具有稀释气味、除去过量的湿气、稀释室内污染物、调节室温等多种功能。轨道交通地下车站一般均设有新风竖井，可通过新风竖井吸取地面外界的新风。一旦轨道交通车站内部乘客数量超过设计人数，或者原本空调设计中的新风量指标设计参数过小，均会造成车站内部新风量不足，或运行新风量较低，影响车站内空气质量，危害乘客的身体健康。

（2）轨道交通环境中化学性风险。

轨道交通环境中化学性风险主要包括挥发性有机物和可吸入颗粒物。

① 挥发性有机物。

挥发性有机物是一类重要的公共场所空气污染物，主要从建筑材料和室内装饰材料等中散发出来。车站站台、站厅建造时使用的建筑材料以及装修时选用的各种具有挥发性的材料会释放出有毒有害气体，污染站台、站厅空气。

② 可吸入颗粒物。

地铁列车长期在地下隧道中运行，运行中因电刷、闸瓦制动产生的粉末及隧道内灰尘，会由于列车进出站时的活塞效应被带入站台，影响在站台上候车乘客的健康。这对于未安装屏蔽门的地下车站的站台空气质量的影响尤为严重。而且地铁列车运行过程中产生的可吸入颗粒物，还会通过各种渠道进入车厢直接影响车厢的空气质量。

（3）轨道交通环境中生物性风险。

随着每天大量的人群进出轨道交通车站，人体排出的代谢废弃物以及谈话时的飞沫都成为车站站台站厅空气污染物的来源。

这一类污染物主要有随着人群的移动从室外带入车站的可吸入颗粒物、细菌、真菌等微生物，人体呼出的二氧化碳、水蒸气、氨类化合物等内源性气态物，以及外来物在人体内代谢后产生的一氧化碳、甲醇、乙醇等产物。呼吸道传染病患者和携带者也可将病原体随飞沫喷出，从而造成传播。

（4）轨道交通环境中放射性风险。

当砖块、石板等建筑材料中含有镭等氡的母元素较高时，室内氡的浓度也会明显增高。环境氡主要来源于地基、建筑及装修材料，如果地下工程通风差，空气流通少，氡可以在室内聚集。

（5）轨道交通环境中其他风险。

轨道交通环境中的其他风险主要包括跌倒等意外伤害和病媒生物问题。

① 跌倒等意外伤害。

城市轨道交通车站和列车是人群密集的公共场所和公共设施，大客流给运营管理带来了巨大压力，一旦发生拥挤、踩踏等突发事故，若应急处置不当，势必会造成严重后果。伤害事件产生的原因包括人群过度拥挤、通道设计或客流组织不合理导致客流交叉和对流、地面防滑措施不到位、车辆与站台之间高差及间距过大、照明设计不足等。

② 病媒生物问题。

轨道交通环境中的病媒生物问题主要包括鼠、蚊虫、蟑螂和蝇类。轨道交通地下车站和隧道的特殊环境为病媒生物孳生提供了栖息场所；轨道交通建设环境复杂，室内外线缆均易受到鼠咬的危害，可能造成供电系统故障甚至火灾，从而影响轨道交通营运，造成安全隐患；因鼠、蚊、蝇、蟑螂等生物虫媒孳生，存在引发媒介传染病的风险。

3）主要来源

轨道交通环境污染物的主要来源如下：

来源一：建筑装修材料。轨道交通建筑在室内装修过程中，大量使用各种人造板材、树脂、黏合剂、油漆、涂料、壁纸等，这些材料会散发出甲醛、苯系物和挥发性有机物。

来源二：人类活动产生的污染物。轨道交通是人群高度聚集的场所。人体的生物代谢物是室内有害物的一个主要来源。

来源三：空调通风系统。轨道交通一般通过集中空调通风系统进行室内的通风换气和温湿度控制。空调使用不当和轨道交通内部空气质量不良对人群健康的影响越来越受到人们的关注。

来源四：建筑物本身。轨道交通地基的土壤中含有镭等放射性元素时，有可能从土壤中向室内释放出天然放射性惰性气体氡及其子体。花岗岩、大理石、砖块、水泥、石膏等建筑材料，特别是含放射性元素的天然石材，容易释放出氡，是室内氡及其子体的主要来源。

来源五：室外空气污染。当轨道交通邻近工业区，或轨道交通所处地区大气质量差时，又或者受到附近交通尾气及建筑工地扬尘的影响，都有可能使室内空气质量下降。室外大气污染物主要来源于燃烧的燃料、生产和交通运输等，主要污染物有微生物、粉尘、氮氧化物、二氧化硫、二氧化碳、可吸入颗粒物和部分植物的花粉等。这些污染物借助通风换气和渗透而进入室内。

2. 公共汽车

1）环境特点

城市公共汽车客运是以公共电、汽车为载体，为有出行需求的市民提供运送服务的一种公共交通方式，是重要的城市基础设施，也是关系国计民生的社会公益事业。城市公共汽车客运可以为城市居民提供低价、安全、环保的乘车环境，是缓解大城市交通拥挤和污染的交通方式。

公共汽车具有如下环境特点：人群密集且流动性大；设备和物品容易被污染；容易传播疾病；受外环境影响较大；夏季或冬季公共汽车开窗较少，此时如果车厢内乘客较多可能会引起车厢内新风量不足，让乘客有沉闷的感觉。

2）风险种类

公共汽车主要存在以下健康风险：微小气候导致的体感不舒适、空气污染物导致的健康影响、噪声导致的健康影响、跌倒等意外伤害、接触不洁物表面、晕动病。

3）主要来源

公共汽车车厢污染物的主要来源包括：车厢外污染空气的渗透、车辆行驶过程中释放的污染物、人员活动携带的污染物以及设施设备运行相关的污染物。

3. 铁路和航空客运

1）环境特点

铁路是接纳旅客最多的重要交通工具，90%以上的长途乘客通过火车运送。航空客运是一种快捷交通工具，机舱内座位及卫生设施较好，而且速度快，旅途时间短。一般来说，大型客机在平飞时比较平稳，乘客感觉舒服，但在飞机起飞和降落时，有些乘客会感到不适，甚至晕机。此外，乘飞机处于高空环境，气压发生较大变化，有些乘客因不适应低压环境而感到不适，甚至引起疾病。

铁路和航空客运有如下环境特点：人群密集且流动性大；设备和物品容易污染；容易传播疾病；空调通风系统可能引起室内空气污染等。

2）风险种类

铁路和航空客运环境中主要存在以下健康风险：空气质量、提速、噪声和振动对舒适度的影响，空气污染物对健康的影响，跌倒等意外伤害，接触不洁物表面，晕动病和二次供水污染。

3）主要来源

铁路车厢、机舱污染物的主要来源与公共汽车风险来源基本相同，主要包括站外污染空气的渗透、运行过程中释放的污染物、人员活动携带的污染物、建筑装饰材料相关污染物以及设施设备运行相关的污染物。

2.4.4 商场、超市和农贸市场

1. 商场

1）环境特点

商场是销售商品的场所，具有如下环境特点：

第一，人群密集且流动性大。商场是短时间内人员高度集中的环境，在一定空间内同时容纳众多人群，空气容易变得污浊。

第二，设备和物品容易被污染。商场都有很多设备、器械和供多人使用的物品，比如座椅、卫生间、贩卖机按钮等。这些物品和设备反复被多人所使用和触摸，容易造成交叉污染，危害人群身体健康。

第三，容易传播疾病。商场人员众多、接触密切，健康与非健康个体混杂，容易造成传染病的传播。

第四，建筑布局和管理不合理。随着城市的不断发展和人口的增多，公共建筑、公共场所发展很快，满足了居民日常活动的需要。但是，有一些商场是在原有城市建筑基础上改扩建起来的，选址与布局不尽合理，设计也不完全符合卫生要求，这给卫生监管带来更大的难度。

第五，商场的集中空调通风系统若长期不清洗，也有出现微生物污染的可能。

2）风险种类

商场的主要卫生风险如下：

第一，室内人员活动污染。商场客流量大，人群密集，人的呼吸、体表皮肤汗液蒸发、人员活动扬起地面的尘埃和病原微生物等，可污染室内空气，使空气中二氧化碳、一氧化碳、可吸入颗粒物、病原微生物等危害健康的污染物的浓度大大增加。

第二，室外空气污染。商场大多建在交通便利的繁华区和居民聚集的生活居住

区，商场室内空气往往会受到汽车废气、道路尘埃和生活废弃物等产生的有害气体污染，从而加剧室内空气污染程度。

第三，甲醛。甲醛污染主要来自装修用的建筑装饰材料，而商场由于其建筑的固有格局，自然通风不良，发生甲醛污染后不易消除，这是甲醛指标不合格的主要原因。商场装修繁复，尤其是商场入驻品牌定期对专柜进行翻新装修，经常出现边营业边装修的现象，这加剧了商场室内空气中甲醛污染或超标问题。

第四，噪声。商场的噪声主要来源于大量顾客流动时产生的喧哗谈笑声、货物移动发出的碰撞声，以及试听音响商品或招揽生意、活跃气氛而播放的音乐声等。此外，室外繁华街道的车辆声、人声等也可以传入室内，成为危害顾客和营业员健康的一个重要因素。

第五，采光、照明。商场营业厅的面积大、进深长、不利于自然采光，加上陈列橱窗和沿墙单边柜台的设置，往往会遮挡采光面积，因此只能通过人工照明来增加室内照度。如果人工照度偏低或者不恒定、不均匀，顾客由室外进入营业厅时，视力往往难以适应，可能在心理上产生抑郁感或其他不适感。同时，营业员长期在这种环境中工作，视觉和机体容易疲劳，导致工作效率降低，差错增多。

第六，微小气候。商场柜台多、物品多、顾客多，因而不利于空气流动及散热。近年来，一些新建的商场多采用落地玻璃窗，这虽有利于美观和采光，但不利于保暖和隔热。不少大中型商场虽然安装了机械通风和空调设备，但由于管理不善，商场内微小气候仍未达到卫生标准要求。地下商场或地下室营业厅，一般通风状况不好，气温较高，如果不加强通风换气，其空气卫生质量问题会更为严重。

3）主要来源

商场健康风险的来源主要包括建筑装修材料、人类生活产生的污染物、集中空调通风系统、室外空气污染等。

2. 超市和农贸市场

1）环境特点

超市和农贸市场是人群比较密集的公共场所，其环境好坏与人群健康密切相关。随着生活水平的提高，去超市购物已经成为人们生活休闲不可或缺的一部分。农贸市场是指用于销售蔬菜、瓜果、水产品、禽蛋、粮食制品、肉类及其制品等各类农副产品和食品，且以零售经营为主的固定场所，属于城市准公益性的公共服务配套设施。超市和农贸市场具有如下环境特点：

第一，人群密集且流动性大。超市和农贸市场是短时间内人员高度集中的环境。

第二，物品容易被污染。超市和农贸市场都有供多人使用的物品，比如推车、商品等。这些物品反复被多人所使用和触摸，容易造成交叉污染，危害人群身体健康。

第三，影响人体健康的因素众多。不同类型的超市和农贸市场，其卫生设施、卫生条件相差较大，服务项目各不相同且极其庞杂，因此，危害人体健康的因素很多，来源也极为广泛。这些有害因素如病原微生物、有害化学物质、噪声等，可通过多种途径与方式作用于人体，对人体健康产生危害。

2）风险种类

超市和农贸市场主要排放的污染物包括固体废弃物、污水、空气污染物、噪声和病媒生物问题五个方面。

第一，固体废弃物。超市和农贸市场排放的固体废弃物主要包括腐烂、变质的水果，蔬菜的枯枝败叶，家禽屠宰废弃的动物羽毛、内脏、动物粪便，以及废弃的塑料袋和生活垃圾等。

第二，污水。超市和农贸市场排放的污水主要包括水产品和家禽宰杀洗涤废水、餐饮业产生的经营废水、地面冲洗废水，以及水果、蔬菜的清洗废水等。

第三，空气污染物。超市和农贸市场的空气污染物主要包括餐饮业和油炸作坊排放的油烟污染、水产品区和生禽屠宰区散发的腥臭气味、堆放的垃圾散发的恶臭污染，以及进出市场的机动车排放的尾气等。

第四，噪声污染。超市和农贸市场的噪声污染主要包括超市和农贸市场内的水泵、鼓风机等设备运转时产生的机械噪声，进出超市和农贸市场的机动车产生的交通噪声，超市和农贸市场特有的嘈杂的人群噪声、宣传促销广播等。

第五，病媒生物问题。超市和农贸市场环境中病媒生物主要包括鼠、蚊虫、蟑螂和蝇类。超市和农贸市场的特殊环境为病媒生物孳生提供了栖息场所，存在因鼠、蚊、蝇、蟑螂等病媒生物孳生而引发媒介传染病的风险。

3）主要来源

超市和农贸市场健康风险的来源主要包括建筑装修材料、人类生活产生的污染物、空调通风系统、建筑施工、室外空气污染。

2.4.5 大型活动与会议

1. 现状

随着经济、社会、交通的发展以及全球化进程的推进，跨地域、跨国家等各种大型活动和会议不断增多，参会人员密集这一特点易导致疾病传播、踩踏和恐怖袭击等事件的发生。

2. 定义、类型及特点

1）大型活动与会议相关概念

世界卫生组织（WHO）将大型集会定义为"有相当数量的人，参加有可能会对主办该集会的社区、城市或国家的公共卫生资源造成压力的活动"。

在我国，国务院于2007年颁布的《大型群众性活动安全管理条例》中，对于大型活动的定义为：大型群众性活动是指法人或者其他组织面向社会公众举办的每场次预计参加人数达到1 000人以上的活动，包括体育比赛活动；演唱会、音乐会等文艺演出活动；展览、展销等活动；游园、灯会、庙会、花会、焰火晚会等活动；人才招聘会、现场开奖的彩票销售等活动。

2）大型活动与会议类型和级别

大型活动与会议按照类型划分主要有体育类、宗教类、文化艺术类、商业类大型集会活动以及其他各种农业、工业博览会等。国内外常见的大型活动与会议的类型和级别参见表2-3。

表2-3　大型活动与会议的类型和级别

种类	体育赛事	展览展会	文娱活动	重要会议	其他
级别	级别： 国际 国内 省内 类别： 综合性 专项赛事	按展会面积： >100万 m² >30万 m² >10万 m² 按参与对象： 国际性展会 国内展会	文艺演出： 演唱会 音乐会	会议级别： 一类会议 二类会议 三类会议 四类会议 会议类型： 国际会议 国内会议	游园 灯会 庙会 花会 宗教活动 焰火晚会

3）特点

大型活动与会议一般具有以下特征：①参与人群多样；②活动持续时间长短不等；③举办地一般是在城市；④通常经过事先计划；⑤表现形式多样；⑥内容多元庞杂。

3. 常见公共卫生风险种类

1）传染病风险

（1）新冠病毒感染。常态化疫情防控下，大型活动与会议仍然面临着新冠病毒传播的风险。新冠疫情期间，全世界各地通过大型活动与会议造成了许多"超级传播事件"。在延期一年举办的东京奥运会中，与奥运会相关的确诊病例累计为556例。

（2）其他传染病疫情。大型活动和会议还常发生各种传染病疫情，较为常见的是呼吸道、消化道及直接接触传播的疾病等。如在美国 2007 年 9 月举办的国际青年运动会上，发生了由输入病例引起的麻疹暴发。

2）非传染病风险

（1）伤害及伤亡事件。

伤害是大型活动最为常见的公共卫生问题，主要以外伤为主。根据上海市疾控中心对 2021 年中国花卉博览会的监测，展会就诊病例中以损伤为主，其次为肠道疾病、呼吸道疾病。

造成伤害的原因主要有跌落、碰撞、袭击、切割、拥挤等。大型活动也可能因基础设施差、应对措施不充分等原因而导致大规模伤亡事件的发生。

（2）食品安全和食物中毒。

大型活动常因为缺乏足够的卫生设施、食物加工和储存环节不当，以及专业人员对食品卫生的监督管理缺位等因素而影响食品安全，增加了食物中毒的发生概率。2006 年 3 月，在泰国的一个佛教节日活动中，209 人因食用在厌氧条件下储存的竹笋而导致波特淋菌中毒。

（3）水污染引发疾病。

大型活动常发生水源性疾病的暴发。如 1999 年 3 月，在荷兰的花卉展览会上，200 人感染军团菌病，其中 32 人死亡。作为大型活动接待、娱乐场所的宾馆、游船等中也经常发生军团菌病、胃肠炎等疾病的暴发。

（4）环境因素引发疾病。

气候因素如高温、寒冷等，也是引发大型活动突发公共卫生事件的风险因素之一。例如，2021 年第四届黄河石林山地马拉松百公里越野赛遭遇大风、降水、降温的天气影响，造成 21 名参赛选手死亡。

（5）其他公共卫生问题。

大型活动容易发生的公共卫生问题还有酗酒及引起的相关问题，如哮喘、心脏疾病、癫痫和脑血管疾病等某些慢性病，以及媒介昆虫及动物叮咬等。

4. 不同大型活动和会议的常见公共卫生风险

1）大型体育赛事

体育类大型集会的比赛活动较多，持续时间较短，参加者主要是青年男女。新冠疫情期间，大型体育赛事主要面临新冠疫情的风险，而其他传染病造成的暴发事件所占比例不高。

其他常见健康风险包括意外事故导致的擦伤、瘀伤、骨折、扭伤和撕裂伤等外伤，极端天气（高温与极寒）对健康的影响等。

2）国际性会议

国际性会议一般都具备完善的疾病监测和控制体系，因此健康事件基本能得到较好的控制。但对于新冠病毒感染等呼吸道传染病而言，国际性会议却能够造成疫情跨洲传播。例如，2020 年 2 月在美国波士顿举行的一场 200 人参加的全球会议，导致后续 24.5 万人的感染。国际性会议还可能成为恐怖袭击的目标，以及受到谣言造成的群体心理恐慌的影响。

3）宗教大型集会、大型展会活动

宗教大型集会多数有来自世界各地的大量人群聚集，并且以男性、老年人、低收入的群体为主，这给传染病的暴发提供了条件，很容易发生呼吸道和胃肠道传染病。例如新冠疫情、MERS 会通过朝觐者传播到世界各地。

在非传染病方面，大型展会、集会活动中，容易出现因拥挤导致的踩踏，因气候导致的中暑，哮喘发作风险也较高，老年人群容易出现高血压、缺血性心脏病、糖尿病等慢性病的急性发作。

4）文娱集会活动

文娱集会活动由于持续时间较短，且不具备完善的健康监测机制，常见公共卫生风险是踩踏。例如，2014 年 12 月 31 日上海外滩跨年夜活动发生拥挤踩踏事件，造成人员死亡。

5）大型展会活动

大型展会活动的健康风险事件一般以外伤、胃肠道感染和呼吸道感染为主，基本与气候有关。

各类大型集会活动常见健康问题如表 2-4 所示。

表 2-4 各类大型集会活动常见健康问题

活动类型	常见健康问题	传染病类	其他健康风险
大型体育赛事	意外事故造成的外伤，极端天气对健康影响	呼吸道传染病	酒精、毒品等导致的健康事故
国际会议	—	呼吸道传染病	可能成为恐怖袭击的目标，谣言所造成的群体心理恐慌
宗教大型集会	踩踏、中暑、哮喘发作风险较高	呼吸道和肠道传染病	恐怖袭击、火灾
文娱集会活动	踩踏	呼吸道传染病	酗酒、药物滥用、天气状况等导致的健康事件较普遍
大型展会活动	外伤比例最高，肠道疾病、上呼吸道感染，慢性病急性发作常见	呼吸道和肠道传染病	—

5. 城市面临大型活动与会议的公共卫生风险剖析

每个大型活动与会议各有其特点，不同活动所面临的风险也不尽相同，大型活动与会议对公众健康的威胁主要来自两个方面：一是传染性疾病；二是包括环境健康和安保在内的非传染性疾病。

评估风险的时候要重点考虑以下几个方面的因素：活动的时间；活动涉及的区域和范围；参与的人员；活动的具体内容；各类活动的形式；主办方的具体要求。

1）了解活动的基本情况

（1）服务对象：出席的主要领导及嘉宾，参加的主要成员，媒体记者，服务保障人员，服务对象所来自的主要国家及地区。

（2）活动举办的具体时间。

（3）活动举办的具体地点及周边情况。

（4）活动的形式，包括贯穿于活动当中的所有活动形式，需要评估不同活动场地、规模、参加对象等方面存在的不同风险。

2）确定评估主要内容

城市大型活动与会议公共卫生风险评估主要内容包括如下几个方面：

（1）传染病疫情发生的风险：是否会有输入性病例，是否会出现续发病例，造成聚集性发病的可能性等。

（2）病媒生物监测：能否造成由病媒生物导致的疾病传播，或造成环境破坏以及对人群的骚扰等。

（3）公共场所涉及的微小气候：空气质量、泳池水水质、空调卫生状况等。

（4）生活饮用水水质安全：何种水源，是否有直饮水装置等。例如，2010年，上海世博会期间因展览为期半年，人流量大，夏季容易发生水质安全事件。在对园区内饮用水安全风险进行评估后，采用直饮水服务，从世博会试运行直到闭幕前，未曾发生一起水质安全事件。

3）评估范围

评估范围主要包括活动核心区、核心区周边、城市层面等。比如，上海进博会在场馆内设置了控制区、警戒区和展区内这三类区域，根据不同区域的风险差异配备了不同的流调处置和医疗队伍。

参考文献

[1] 李立明. 流行病学 [M]. 5版. 北京：人民卫生出版社，2000.

[2] WOLD HEALTH ORGANIZATION. The top 10 causes of death [EB/OL]. [2023-04-12]. https://www.who.int/zh/news-room/fact-sheets/detail/the-top-10-causes-of-death.

[3] YANG S, WU J, DING C, et al. Epidemiological features of and changes in incidence of infectious diseases in China in the first decade after the SARS outbreak: an observational trend study [J]. Lancet Infect Dis, 2017, 17(7): 716-725.

[4] 任瑞琦,周蕾,倪大新.全球流感大流行概述[J].中华流行病学杂志,2018,39(8):1021-1027.

[5] MOON J, RYU B H. Transmission risks of respiratory infectious diseases in various confined spaces: a meta-analysis for future pandemics [J]. Environ Res, 2021, 202(3): 111679.

[6] 唐家琪.自然疫源性疾病[M].北京:科学出版社,2005.

[7] 黄长形.新发与再发自然疫源性疾病[M].北京:人民卫生出版社,2016.

[8] 袁政安.新发及再发传染病的预防与控制[M].上海:复旦大学出版社,2018.

[9] 常慧洋,石武祥.食源性寄生虫病认知状况及其影响因素研究[J].医学信息,2021,34(19):4.

[10] FISCHER G B, SARRIA E E, LEITE A J M, et al. Parasitic lung infection and the paediatric lung [J]. Paediatric Respiratory Reviews, 2008, 9(1): 57-66.

[11] YOSHIDA A, DOANH P N, MARUYAMA H J A T. Paragonimus and paragonimiasis in Asia: an update [J]. Acta Tropica, 2019, 199: 105074.

[12] LIU Q, WEI F, LIU W, et al. Paragonimiasis: an important food-borne zoonosis in China [J]. Trends in Parasitology, 2008, 24(7): 318-323.

[13] 崔爱利,常正山,冯正.并殖吸虫分类学研究进展[J].中国寄生虫学与寄生虫病杂志,2001,19(5):312-315.

[14] 刘明远,刘全,方维焕,等.我国的食源性寄生虫病及其相关研究进展[J].中国兽医学报,2014,34(7):1205-1224.

[15] GARCIA H H. Handbook of clinical neurology [M]. Amsterdam: Elsevier, 2013.

[16] KEISER J, ENGELS D, BUSCHER G, et al. Triclabendazole for the treatment of fascioliasis and paragonimiasis [J]. Expert Opin Investig Drug, 2005, 14(12): 1513-1526.

[17] BLAIR D, AGATSUMA T, WANG W. Paragonimiasis [J]. Advances in Experimental Medicine and Biology, 2014, 766: 115-152.

[18] 吴观陵.人体寄生虫学[M].4版.北京:人民卫生出版社,2013.

[19] 中华人民共和国国家卫生和计划生育委员会.隐孢子虫病的诊断:WS/T 487—2016[S].北京:中国标准出版社,2016.

[20] 徐宁,尹建海,沈玉娟,等.隐孢子虫和蓝氏贾第鞭毛虫分子流行病学研究进展[J].中国寄生虫学与寄生虫病杂志,2018,36(6):661-672.

[21] 沈玉娟,姜岩岩,曹建平.我国介水传播肠道原虫病流行现状与防控策略[J].中国寄生虫学与寄生虫病杂志,2021,39(1):8-19.

[22] WORLD HEALTH ORGANIZATION. Middle East respiratory syndrome: global summary and assessment of risk-16 November 2022. [EB/OL]. [2023-03-13]. https://www.who.int/publications/i/item/WHO-MERS-RA-2022.1.

[23] WOLD HEALTH ORGANIZATION. Ebola virus disease [EB/OL]. [2023-04-12]. https://www.who.int/health-topics/ebola#tab=tab_1.

[24] WORLD HEALTH ORGANIZATION. Dengue and severe dengue [EB/OL]. [2023-03-13]. https://www.who.int/health-topics/dengue-and-severe-dengue#tab=tab_1.

[25] 杜敏,景文展,汪亚萍,等."一带一路"沿线国家登革热流行情况及变化趋势研究[J].中华流行病学杂志,2022,43(7):1066-1072.

[26] 韩辉,伍波,李海山,等.全球登革热疾病负担和预防控制策略[J].口岸卫生控制,2021,26(2):55-58.

[27] 卫生部疾病防控控制局.疟疾防治手册[M].3版.北京:人民卫生出版社,2007.

[28] WORLD HEALTH ORGANIZATION. World malaria report 2022 [R]. Geneva: World Health Organization, 2022.

[29] 中华人民共和国国家卫生和计划生育委员会.抗疟药使用规范:WS/T 485—2016[S].北京:中国标准出版社,2016.

[30] 汪诚信.有害生物治理[M].北京:化学工业出版社,2005.

[31] 武桂珍,王建伟.实验室生物安全手册[M].北京:人民卫生出版社,2020.

[32] 祁国明.病原微生物实验室安全[M].2版.北京:人民卫生出版社,2006.

［33］赵赤鸿.我国疾控机构实验室生物安全管理问题及对策研究［D］.北京：中国政法大学，2011.
［34］秦天宝.论实验室生物安全法律规制之完善［J］.甘肃政法学院学报，2020（3）：11.
［35］BAKER-AUSTIN C, OLIVER J D, ALAM M, et al. Vibrio spp. infections［J］. Nat Rev Dis Primers, 2018, 4（1）：8.
［36］KHAN R, ANWAR F, GHAZALI F M. A comprehensive review of mycotoxins: toxicology, detection, and effective mitigation approaches［J］. Heliyon, 2024, 10（8）：e28361.
［37］BINTSIS T, Foodborne pathogens［J］. AIMS Microbiol, 2017, 3（3）：529-563.
［38］联合国粮农组织和世界卫生组织（FAO/WHO）.食品法典委员会程序手册［M］.28版.2024，罗马：联合国粮农组织，世界卫生组织，2024.
［39］孙长颢.营养与食品卫生学［M］.8版.北京：人民卫生出版社，2017.
［40］国际食品保护协会.食源性疾病调查程序［M］.6版.上海：第二军医大学出版社，2014.
［41］杨克敌.环境卫生学［M］.北京：人民卫生出版社，2019.
［42］范慧祺，杨志坚.室内空气污染及治理研究概述［J］.上海环境科学，2019（6）：243-246.
［43］刘云松.室内空气污染分析及防治措施研究［J］.山东化工，2020，49（6）：226-227.
［44］陈雪华.室内空气主要污染物及其健康效应［J］.中国卫生工程学，2014（2）：3.
［45］CINCINELLI A, MARTELLINI T. Indoor air quality and health［J］. Int J Environ Res Public Health, 2017, 14（11）：1286.
［46］林锋.浅析室内空气污染［J］.江西化工，2018，34（5）：167-170.
［47］ZHANG J, SMITH K R. Indoor air pollution: a global health concern［J］. Br Med Bull, 2003, 68：209-225.
［48］张雪花，王荣荣，李亚楠，等.浅析室内空气污染［J］.环境科学与管理，2007，32（2）：97-100.
［49］曹媛媛，郭婷，耿春梅，等.室内空气污染新状况及污染控制技术［J］.环境科学与技术，2013，36（s2）：229-231，235.
［50］谢光辉，陈文俊，谢凯名.室内空气污染及对策分析［J］.环境与发展，2018，30（4）：44-45，48.
［51］庄晓虹.室内空气污染分析及典型污染物的释放规律研究［D］.沈阳：东北大学，2010.
［52］张瑞艳，曹姣，殷柯柯，等.室内主要特征污染物来源及治理措施分析［J］.中国建材科技，2020，29（1）：5-6.
［53］王船.大气污染防治［J］.中国科技投资，2019（29）：241.
［54］郭蕾，金银龙.大气污染及对人体健康的影响［J］.卫生研究，2003，32（3）：284-286.
［55］朱栗琼，黎向东，招礼军，等.南宁市工业大气污染对八种植物危害的研究［J］.广西农业生物科学，2003，22（4）：284-288.
［56］冯川萍.大气污染对建筑物的危害及破坏［J］.建筑科学，2008，24（3）：182-184.
［57］FOROUZANFAR M H, ALEXANDER L, ANDERSON H R, et al. Global, regional, and national comparative risk assessment of 79 behavioural, environmental and occupational, and metabolic risks or clusters of risks in 188 countries, 1990-2013: a systematic analysis for the Global Burden of Disease Study 2013［J］. Lancet, 2015, 386（10010）：2287-2323.
［58］YIN H, BRAUER M, ZHANG J J, et al. Population ageing and deaths attributable to ambient $PM_{2.5}$ pollution: a global analysis of economic cost［J］. Lancet Planet Health, 2021, 5（6）：356-367.
［59］蒋薇.工业大气污染防控研究［J］.环境科学与管理，2017，42（9）：100-104.
［60］孟夏，陈仁杰，阚海东.我国交通来源大气污染现状及其健康危害［J］.中华预防医学杂志，2011，45（11）：1043-1045.
［61］冯松.气象因素对大气污染物的影响及预测模型构建研究［J］.环境科学与管理，2022，47（8）：61-65.
［62］陶雪琴，卢桂宁，周康群，等.大气化学污染的植物净化研究进展［J］.生态环境，2007，16（5）：1546-1550.
［63］杨克敌.环境卫生学［M］.北京：人民卫生出版社，2019.
［64］洪坚平.土壤污染与防治［M］.北京：中国农业出版社，2021.
［65］邬堂春.职业卫生与职业医学［M］.北京：人民卫生出版社，2017.
［66］国际劳工局.职业卫生与安全百科全书［M］.北京：中国劳动社会保障出版社，2000.
［67］孙玮奇，王祖兵，尹艳.我国行业类别下的主要职业性生物危害现状与防控措施［J］.职业卫生与应急救援，2023，41（6）：783-786.

[68] UNSCEAR. UNSEAE 2008 report sources and effects of ionizing radiation [M]. New York: UNSEAE, 2010.

[69] UNSCEAR. UNSCEAR 2020/2021 report, sources, effects and ricks of ionizing Radiation [M]. New York: UNSEAE, 2022.

[70] WORLD HEALTH ORGANIZATION. International radon project survey on radon guidelines, programmes and activities [M]. Geneva: World Health Organization, 2007.

[71] 中华人民共和国国家质量监督检验检疫总局.电离辐射防护与辐射源安全基本标准: GB 18871—2002 [S].北京: 中国标准出版社, 2003.

[72] 严京梅, 叶东, 朱培元.灾难情况下血液应急情况的探讨 [J].临床误诊误治.2010, 23 (2): 182-183.

[73] WORLD HEALTH ORGANIZATION. Guidance on ensuring sufficient safe blood and blood components supply during emergency situations. Version 6.0.

[74] WORLD HEALTH ORGANIZATION. Overview of the WHO framework for monitoring and evaluating surveillance and response systems for communicable diseases [J]. Wkly Epidemiol Rec, 2004, 79 (36): 322-326.

[75] WORLD HEALTH ORGANIZATION. Emergency response framework (ERF) [M]. 2nd ed. Geneva: World Health Organization, 2017.

[76] 雷炜, 杨长思, 潘仙, 等.跨地域采供血联动应急保障机制建立初探 [J].广西医学, 2018, 40 (6): 729-731.

[77] 国家卫生健康委.全国血站服务体系建设发展规划（2021—2025）.[EB/OL] [2023-04-12]. http://www.nhc.gov.cn/yzygj/s3589/202112/35bf5b087fd74ea08b0ee509978e4841.shtml.

[78] 苑德才.中国国境卫生检疫业务管理规程 [M].北京: 人民卫生出版社, 1999.

[79] 世界卫生组织.国际旅行卫生 [M].北京: 中国质检出版社, 中国标准出版社, 2016.

[80] 斐迪南·滕尼斯.共同体与社会: 纯粹社会学的基本概念 [M].林荣远, 译.北京: 商务印书馆, 1999.

[81] 丁元竹.中文"社区"的由来与发展及其启示——纪念费孝通先生诞辰110周年 [J].民族研究, 2020 (4): 20-29.

[82] 姜振华, 胡鸿保.社区概念发展的历程 [J].中国青年政治学院学报, 2002, 21 (4): 4.

[83] 王婷, 贾建国.我国发展功能社区卫生服务的意义及建议 [J].中国全科医学, 2017, 20 (25): 3075-3078.

[84] 马健囡, 王德文.社区环境与个人因素对居民健康的交叉影响 [J].东南学术, 2022 (3): 104-115.

[85] 刘浩.社区环境与居民健康 [J].健康中国观察, 2020 (8): 44-46.

[86] 中华人民共和国卫生部.中小学校传染病预防控制工作管理规范: GB 28932—2012 [S].北京: 中国标准出版社, 2013.

[87] 国家疾病预防控制局.学校及托幼机构饮水设施卫生规范: WS 10014—2023 [S].北京: 中国标准出版社, 2023.

[88] 吴世达, 仲伟鉴.建设项目卫生学评价 [M].北京: 化学工业出版社, 2009.

[89] 杨颖华, 张琳, 张霞, 等.某市轨道交通列车车厢 CO_2 浓度调查及政策建议 [J].环境与职业医学, 2020, 37 (8): 792-796.

[90] 杨颖华, 王凯, 张霞, 等.某市轨道交通列车车厢可吸入颗粒物浓度调查 [J].环境与职业医学, 2020, 37 (6): 599-602.

[91] 杨颖华, 侯雪波, 宁勇, 等.某市轨道交通列车车厢内噪声水平调查与分析 [J].环境与职业医学, 2020, 37 (4): 354-357.

[92] 张霞, 侯雪波, 高剑晖, 等.某特大城市轨道交通环境微生物污染调查 [J].环境与健康杂志, 2020, 37 (2): 139-142.

[93] 高剑晖; 张霞; 张莉君, 等.某市轨道交通乘客卫生环境满意度与舒适度调查 [J].上海预防医学, 2021, 33 (12): 1159-1165.

[94] 刘四建, 李旭伦.农贸市场环境问题怎么治? [J].环境经济, 2015 (34): 40.

[95] 房文艳, 高新磊, 李继, 等.城市社区农贸市场空气微生物及抗生素抗性基因研究 [J].生态毒理学报, 2015, 10 (5): 95-99.

[96] 张旭.农贸市场的环境污染与防治措施 [J].资源节约与环保, 2013 (7): 54-55.

[97] 王迪, 焦晓兰, 苏进财, 等.可移动密闭空间内空气质量评价方法与要求综述 [J].轻工标准与质量, 2019, 30 (5): 93-96.

[98] 李鹏,谭璐,李林云,等.机舱空气环境耐药基因及耐药细菌的污染特征研究[J].生态毒理学报,2019,14(3):130-138.
[99] 杨克敌.环境卫生学[M].7版.北京:人民卫生出版社,2016.
[100] 张博,王明连.公共场所卫生学[M].北京:中国环境科学出版社,2010.
[101] 袭著革,李官贤.室内建筑装饰材料与健康[M].北京:化学工业出版社,2004.
[102] 罗军.公共场所集中空调通风系统微生物污染现状[J].中国卫生监督杂志,2020,27(2):5.
[103] 林君芬.突发事件公共卫生风险评估理论与实践[M].杭州:浙江大学出版社,2016.
[104] 许树强,王宇.突发事件公共卫生风险评估理论与实践[M].北京:人民卫生出版社,2017.
[105] 由丽孪,孙国强.银行预约挂号模式的设计与实现[J].中国数字医学,2014,(8):8-9,12.
[106] 柳菲,杨凡.探讨建立"120"急救生命绿卡在提高院前急救服务质量中的作用[C]//全国院前急救学术大会.第十一届全国院前急救学术大会论文集.南昌:中国医院协会,2015.
[107] 孙艳坤,时杰.精神障碍及药物滥用的疾病负担及死亡风险[J].中国药物依赖性杂志,2015,24(3):240.
[108] 谢斌.上海精神卫生服务的现状与前瞻[J].健康教育与健康促进,2017,12(5):400-402.
[109] HUANG Y, WANG Y, WANG H, et al. Prevalence of mental disorders in China: a cross-sectional epidemiological study[J]. Lancet Psychiatry, 2019, 6(3): 211-224.
[110] 杨德森,刘协和,许又新.湘雅精神病学[M].北京:科学出版社,2015.
[111] 陆林.沈渔邨精神病学[M].6版.北京:人民卫生出版社,2017.
[112] 郝伟,陆林.精神病学[M].8版.北京:人民卫生出版社,2018.
[113] 姚秀钰.精神疾病患者攻击行为风险评估的研究[D].北京:北京协和医学院,2013.
[114] 何文姬.公共卫生政策视角下上海市精神卫生问题研究[D].上海:上海交通大学,2008.
[115] 张君闻,严俊,肖泽萍,等.精神卫生防治政府公共职能探讨[J].中国卫生资源,2009,12(3):106-107.
[116] 黄悦勤.精神障碍的预防与控制[J].中国医学前沿杂志(电子版),2014,6(3):16-21.
[117] 黄悦勤.我国精神卫生的现状和挑战[J].中国卫生政策研究,2011,4(9):5-9.
[118] 黄悦勤.中国精神卫生调查概况[J].心理与健康,2018(10):14-16.
[119] 马弘.严重精神障碍社区防治工作指南[M].北京:中华医学电子音像出版社,2014.

第 3 章
公共卫生风险管理的方法

3.1 风险评估与风险管理总论

1. 风险评估与风险管理的历史发展与法规演进

风险（Risk）广泛存在于生产与生活之中，其中健康风险尤为显著。工业化进程虽带来了便利，但技术扩张也加剧了不确定性，因此，人们在不断应对旧风险时，常遇新技术带来的新威胁，其中公共健康风险也被放大。为科学管理风险，自 20 世纪 80 年代起，人们开始定量评估风险大小，即弄清楚譬如"究竟在多大暴露剂量下会导致多大程度的癌症风险"以及"人们愿意承担多大的风险"等问题。也就是说，不能仅从危害性角度来评价风险因素，还应该充分考虑风险人群的暴露剂量大小。

1958 年，美国"德莱尼条款"禁止在食品中添加所有被发现会导致动物或人类癌症的物质。但人们逐渐认识到"未检测到"不等同于"不存在"，随后监管机构制定了"可耐受水平"和"可接受的风险水平"，推动风险评估方法学发展。

20 世纪 70 年代，美国制定的环境法基本计划授权监管行动以保护公众健康和环境，为健康风险评估提供了基础。至 2016 年，《弗兰克劳滕伯格 21 世纪化学物质安全法》发布，该法案修改了 1976 年出台的《有毒物质控制法》，加强了毒理学评估的必要性。

1983 年，美国国家研究委员会（National Research Council，NRC）发布的《联邦政府的风险评估：过程管理》明确了风险评估四步骤，并逐渐成为国际通用框架。图 3-1 带有双向箭头的框架，展示了一种理想的情况，即机制研究直接进入风险评估，以及以关键数据的不确定性驱动科学研究。最初，风险评估的重点是癌症风险评估，后来用类似的方法对非癌症以及生态系统也进行了风险评估。随着毒理学、流行病学和组学技术等多学科的发展，风险评估技术不断完善。人们会继续关注暴露、效应以及易感性等生物标志物，将暴露与疾病预测关联起来。然而，风险评估中的外推数据仍具争议，需平衡科学严谨与公共政策需求。

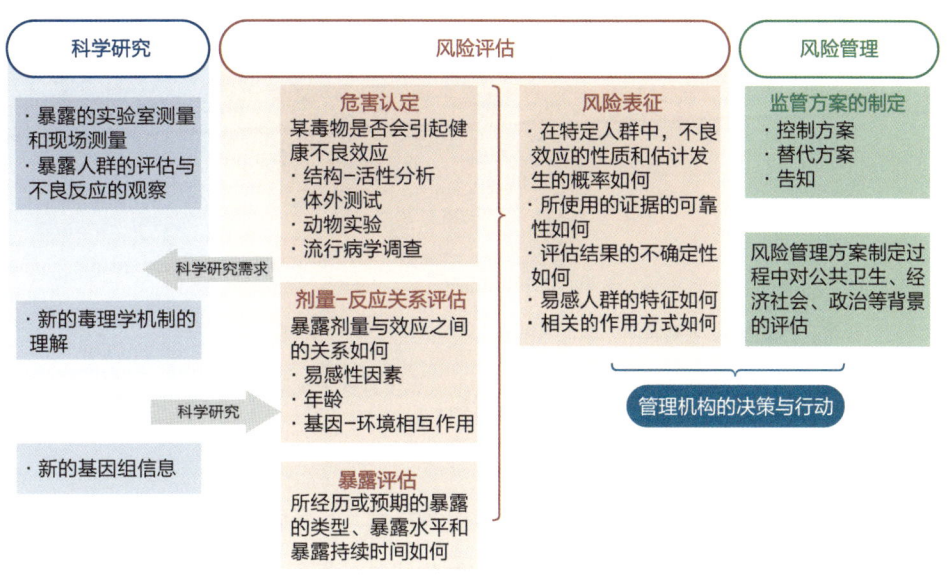

图 3-1 风险评估/风险管理框架

1994 年，美国国家科学院（National Academy of Sciences, United States, NAS）发布的《风险评估中的科学与判断》（通常称为"蓝皮书"）强调风险评估应结合定性与定量方法，确保结果有效，并探讨将新的科学发现纳入评估，从而在科学信息不足时应对不确定性。1997 年，美国风险评估和风险管理委员会制定了一个全面框架，融入公共健康与生态考量，鼓励利益相关方早期参与（图 3-2）。报告指出，评估需考虑多源、多途径暴露及多元健康效应，而非单一化学品、介质或效应，当前普遍采用单一方法。确认风险问题的重要性对于风险评估至关重要，已被确认为风险决策的第一阶段，并被美国国家环境保护局（Environmental Protection Agency, EPA）（1992 年）及美国国家研究委员会（National Research Council, NRC）"银皮书"《科学与决策：推进风险评估》强调。

我国风险评估研究始于 20 世纪 80 年代，初期侧重于引进国外成果。近年来，我国在环境健康、食品、化学品及化妆品安全风险评估上取得了显著进步。比如，2009 年，在《中华人民共和国食品安全法》中专门列入"食品安全风险监测和评估"；2011 年成立国家食品安全风险评估中心；2021 年，国家药品监督管理局发布《化妆品安全评估技术导则》，要求化妆品注册人、备案人在申请注册或备案前，必须依据要求

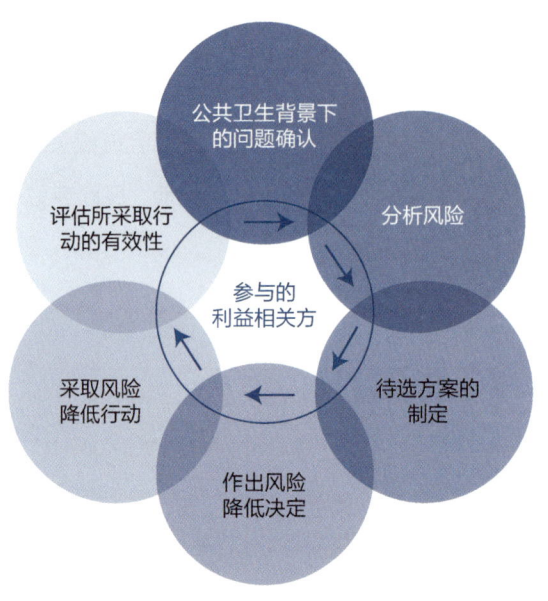

图 3-2　环境健康风险管理框架（美国风险评估和风险管理委员会）

开展化妆品安全评估，提交产品安全评估资料。

2. 风险评估/风险管理框架

风险即不确定性对目标的偏离影响，涵盖多方面、多层面。本书聚焦公共卫生领域的健康风险，即特定环境下物质或状况引发生物体、组织系统或者人群产生不良健康影响的可能性，按照性质可以将风险分为健康风险、生态风险等，按照接受程度可以分为可接受的风险和不可接受的风险。

危害指生物体、组织系统或者人群暴露于某种物质或状况时可能造成不良影响的固有属性。健康风险评估涵盖化学性危害（如重金属、持久性有机污染物等）、物理性危害（如高温、噪声、震动等）、生物性危害（如致病性微生物等）、心理和生理性危害（如健康状况异常、心理异常等）。国际共识视"危害"为物质内在毒性，与暴露量共同被作为风险考量的关键因素。例如，化学物管理常基于其危害大小，但该物质的危险程度或者说健康风险实则与暴露密不可分。即便对于物质毒性，无接触则无害，但低毒物质高暴露亦可能有害。因此，风险评估需综合考量危害性与暴露量，这是风险管理的要义所在。

1）风险评估

风险评估系统科学地评估人类接触有害物质或遭遇有害情况的健康风险，包含危害识别、剂量-反应评估、暴露评估及风险表征等核心步骤。它融合定性与定量资料，明确不确定性与变异性，是评估的重要部分。以生态学风险评估为例，表 3-1 列出了风险评估的目的。

表 3-1 风险评估的目的（示例）

1. 保护人类和生态健康（比如针对有毒物质）
2. 确定测试的优先级
3. 风险和收益平衡（比如针对药品、农药）
4. 目标风险水平设定（比如针对食品污染物、水体污染物）
5. 确定行动的优先顺序（包括监管机构、制造商、环境/消费者组织）
6. 告知绿色化学、生命周期分析和临床备选方案
7. 采取措施降低风险后，评估剩余风险和风险降低的程度

（1）危害识别（Hazard Identification）。

危害识别是风险评估的第一步，是指定性评估待评风险物质在一定条件下与人体接触后，是否产生健康损害效应，以及效应的特征、强度和因果关系。风险评估主要基于待评风险物质的特征（如化学结构、理化特性等）、人群流行病学及毒理学资料（包括动物毒理学实验、体外毒理学实验以及计算毒理学资料等），进行实施方法主要包括监测（如风险源采样检测）、事故调查、统计分析以及建模分析。

（2）剂量-反应关系评估（Dose-Response Assessment）。

剂量-反应关系评估是定量评估的第一步，旨在明确待评物质在不同剂量水平下与接触者关键效应发生概率的定量关系。确定有阈值毒物的未观察到有害作用的剂量（No Observed Adverse Effect Level，NOAEL）或观察到有害作用的最低剂量（Lowest Observed Adverse Effect Level，LOAEL），或者无阈值毒物在低剂量范围内的剂量-反应关系，为科学决策提供依据。

（3）暴露评估（Exposure Assessment）。

暴露评估是评价人群接触待评物质的量并阐述接触特征，为风险评估提供可靠的接触数据或估测值。在进行暴露评估时，需要注意待评物质经由多种途径进入人体的可能性，确保评估准确性。暴露参数是描述人体经不同途径暴露环境介质的行为和特征的基本参数，是环境健康风险评估准确性的关键要素，暴露参数越贴近真实暴露情况，暴露评估越精准。我国环保部在 2013 年和 2016 年相继出版了《中国人群暴露参数手册（成人卷）》和《中国人群暴露参数手册（儿童卷：0~5 岁）》，极大地提高了我国环境健康风险评估的准确性。

（4）风险表征（Risk Characterization）。

风险表征综合上述三阶段成果，包含估算待评物质对人群的危害概率，并解析结果、讨论过程、评估不确定性。其融合了定性与定量分析，但是在缺乏剂量-反应信息时，评估尤为困难。常见误区是将风险评估等同于定量评估，追求精确数字而忽视不确定性、作用模式（Mode of Action，MOA）以及各种物种或环境下所产生的效应类型的关键信息。

2）风险管理

风险管理是指选择政策行动来控制基于框架风险评估阶段识别出危害的过程。风险管理者需考虑科学证据和风险评估，以及法律、工程、经济、社会和政治的因素，来进行评估并做出决策。风险管理超越了单纯的风险评估，后者仅确定风险存在与否及其程度。在风险管理中，评估结果需与社会经济等因素综合考量。风险管理者还将风险评估结果作为向相关方和公众传达风险的基础。如 EPA《风险特征手册》所述，风险管理是一个评估公共健康和环境保护决策的过程。在制定风险管理决策时，需平衡健康收益与成本。

公共卫生风险管理有三个阶段：预防风险或避免危害；减少风险和转移风险；及时响应或恢复，减少剩余风险或降低风险，各阶段措施层层递进。比如，职业卫生领域中的替换、工程控制、管理控制及个人防护。

危害分析在公共卫生中涵盖识别与概率评估。过去发生的灾难（如卡特里娜飓风、福岛核电站事故等）都表明，环境风险评估需被置于更广泛的背景中，并考虑关键基础设施的影响。生命周期分析、绿色化学等概念促进了公共卫生概念在更广泛领域的应用，从而增强风险评估的可持续性与系统性。

3. 风险交流与风险感知

风险交流旨在将风险评估与管理信息传达给多元受众，如公众、媒体、法律界、政府及企业界等，过程充满挑战。其关键在于把握信息层次、受众定位及信息匹配度，同时需防范沟通失败。沟通失败常源于信息传递者与接收者之间的认知鸿沟。政府与企业专家常感公众理解不足，而公众则认为专家未关注其实际需求。若忽视公众对事件及责任方的态度，将激化矛盾，干扰风险管理决策。受众需求多样，一部分追求"安全"底线，而另一部分则深究风险不确定性的根源及评估方法。因此，让利益相关方从问题初设阶段便参与讨论，共同设定"底线"，并将其转化为风险管理策略的一部分，对风险管理至关重要。

风险感知是人们面对危险和产品的反应，通常人们的风险感知各异，理解这些个体差异对推动有效风险交流及评估风险管理方案至关重要。研究表明，不同群体（如学生、成年女性、俱乐部成员与专家）对风险的认知存在显著差异，例如，相比其他非专家人士，俱乐部成员认为杀虫剂、喷雾罐和核能更安全；相比于其他被调查者，学生们认为避孕药和食品防腐剂的风险更高，登山会更安全；相对于非专家人士，专家们则认为电力、手术、游泳以及 X 射线的风险更大，但核能和从事警察工作的风险要小。这体现了"情感"与分析思维在风险感知中至关重要，它们共同塑造了复杂的风险-收益认知。

公众的心理因素，如恐惧、失控感及非自愿暴露，与危害的熟悉度、可观察性及生活必要性相互作用。图 3-3 依据人们对危险的感知可控性和对危险的熟悉程度或可观察程度设置了四个参数，形成四个象限，描述高度相关的风险活动。公众尤为关注非自愿暴露及不熟悉的危害，如食品、水质安全及新兴技术风险。当公众认为有关危害或新技术的信息被隐瞒或低估时，常引发公众的负面反应，比如关于转基因食品的争议。再比如，福岛核事故后，日本民众对核能态度的转变凸显了信任缺失的影响。因此，提升风险交流效率，促进各方达成共识，成为解决风险管理挑战的关键。

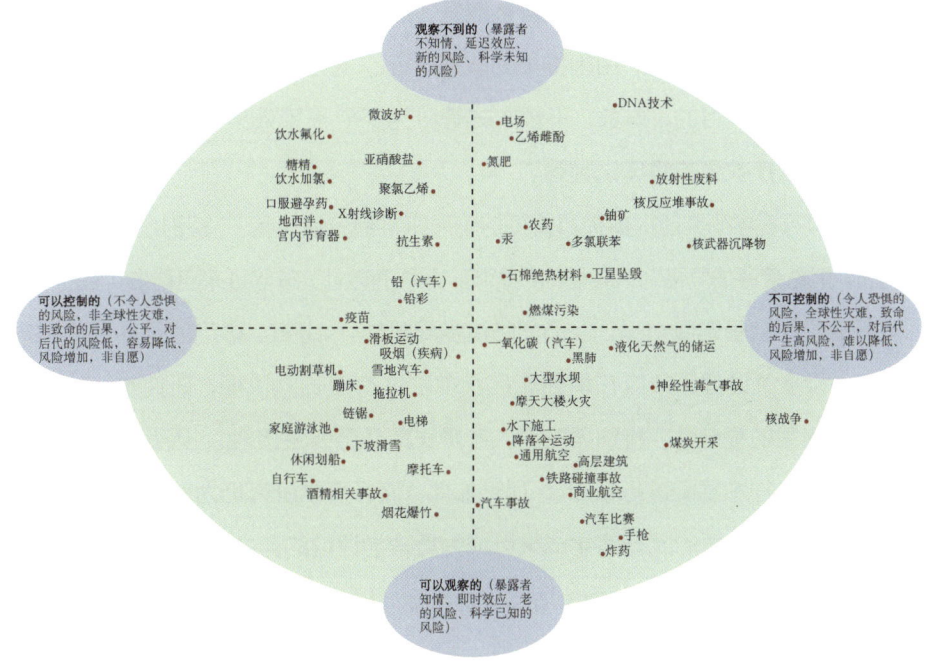

图 3-3 常见风险活动的风险感知图

风险评估、风险管理和风险交流构成了风险分析的主要内容（图 3-4）。风险评估是整个风险分析的核心和基础，风险管理是在风险评估基础上，选择相应风险管理措施，是对科学信息与其他因素（包括经济、社会、伦理等）进行权衡的过程，风险交流则是与相关方就风险评估结果、风险管理决策以及决策实施效果进行沟通交流并获得各方支持的过程。

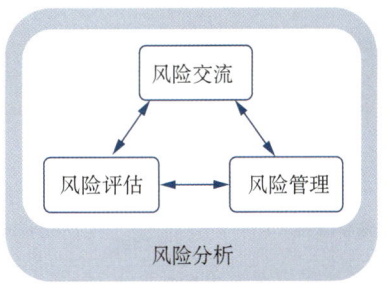

图 3-4 风险分析组成部分及内在联系

3.2 风险识别方法

3.2.1 流行病学研究

1. 基本原理

流行病学（Epidemiology）是研究特定人群中疾病、健康状况的分布及其决定因素，并研究防治疾病、促进健康的策略和措施的科学。

流行病学具备群体特征、概率论特征和对比特征，方法上有观察法、试验法和数理法。观察法根据是否设立对照分为描述性和分析性研究。描述性研究有个案病例报告、病例系列报告、生态学研究和现况研究。其中，前二者基于新发及特殊病例、临床特征和诊断等，生态学研究基于群体数据，现况研究基于个体数据。分析性研究有由果推因的病例对照研究、由因推果的队列研究。试验法与观察法的不同在于增加了干预，并根据研究目的、对象、干预方式等分为评价干预效果的社区干预试验和现场试验、评价治疗效果的临床试验等。

优质的流行病学研究能提供极具价值的信息来推断健康风险。特别是无需预先明确所有病因，能直接评估危害对人类健康的影响，从而有效补充并验证来自动物实验的信息。

流行病学研究虽说服力强，但仍面临诸多局限性。比如，稳定的暴露评估常难以精确获取；众多关键健康效应在具临床症状前往往有漫长潜伏期，研究难度大；因多种化学物质暴露的复杂性，特别需要深入考量长期乃至终生接触。因此，研究者常需在信息详尽度与样本量间进行权衡。尽管如此，流行病学研究仍为危害评估提供了至关重要的信息，且优质的流行病学成果可成为毒理学评价的有力支持。

流行病学研究设计的典型类型包括横断面研究、队列研究和病例对照研究（表3-2）。横断面研究是指调查人类危险因素（暴露）和进行疾病识别，但不能用于确定因果关系。队列研究可评估在研究中基于个人选择来研究其化学暴露。因此，根据暴露状态，监测疾病发展情况，主要调查随着时间推移，最初没有疾病的个体的患病率。病例对照研究是回顾性研究，是基于疾病状态的选择，即以病例组匹配非病例组，通过比较两组的暴露史，确定暴露特征。

表 3-2 三种流行病学研究设计实例

方法学属性	研究类型		
	队列研究	病例对照研究	横断面研究
初始分组	暴露-非暴露	病例-非病例	任何一个
时间顺序	前瞻性	回顾性	目前时间
样本组成	健康个体	病例组和对照组	幸存者
比较	疾病暴露比例	病例暴露的比例	任何一个
率	发病率	占比（%）	现患率
率的指标	危险度比-归因危险度比	相对危险度	现患率
优点	不会有暴露偏倚、可获得发病率和率比	非昂贵的、小样本量、快速得到结果、适用于罕见病、无耗损	快速得到结果
缺点	需要大量调查对象、追踪时间长、标准和方法随着时间会改变、耗财、不适用于罕见病	信息不完整、回忆偏倚、选择对照和匹配问题、只能获得相对危险度比、不能建立因果关联、存在幸存者偏倚	不能建立因果关联（先前的因果）、幸存者偏倚、不适用于罕见病

2. 描述性流行病学研究

描述性流行病学根据年龄、性别、种族等一般特征描述疾病在人群中的分布。通过对不同疾病模式进行比较，不仅能提供初步病因线索，还能为后续深入的研究奠定基础。其数据来源广泛，如人群反馈、病例报告和研究数据等。

3. 观察性流行病学研究

个体及小规模人群观察结果构成观察性流行病学的数据基础，经统计方法分析（排除混杂因素），探究危害与疾病的关联及强度，其研究假设常源自描述性流行病学。观察性流行病学研究在疾病模式的探索中也具有重要作用，如发现吸烟与肺癌、石棉与肺癌的关联。研究类型主要包括病例对照研究和队列研究。

（1）病例对照研究：比较病例组（患病者）与对照组（未患病相似个体）的接触史，病例对照研究是风险分析中最常用的流行病学方法，常用参数为比值比（Odds Ratio，OR）。

（2）队列研究：比较不同暴露水平群体的疾病发生率，估算接触相关疾病的危险度，主要有前瞻性队列研究、回顾性队列研究和双向性队列研究，常用参数为相对危险度（Relative Risk，RR）。

在风险评估中，依据以下标准对流行病学的发现进行判断：关联的强度、关联的一致性（时间和空间的重复性）、特异性（数量、质量应答的独特性）、时间顺序、剂量-反应关系、生物学合理性和一致性。这些标准同样可以用于人体和动物研究作用机理。

人类所处的环境中存在着许多疾病的致病因素，环境与健康的关系是医学研究中需重点关注的问题，探讨环境与健康的关系在风险识别过程中具有重要价值。由于流行病学原理和方法的广泛应用，环境流行病学（Environmental Epidemiology）这一流行病学分支学科逐步形成。环境流行病学研究应当评估其检测能力、结果的适当性、暴露评估的确定性、评估混淆因素的完整性以及对其他高危人群的普遍适用性。检测能力是通过研究规模、变异性、接受的检测限、研究的终点和一个具体的显著性水平来衡量。当荟萃分析与流行病学研究相结合时，使用加权的不同研究结果来考虑研究样本量的重要性和复杂性。既往关于人类风险评估的研究包括对砷和二噁英的评估。

人类基因组计划的进展提高了人们对分子生物标记物复杂性的探索能力，并改进了流行病学假设的机制基础。这使得流行病学家们能够揭示统计关联的"黑匣子"，同时促进我们对生物学的合理性和临床的理解。分子流行病学是一门将分子生物学整合到传统流行病学研究的重要的人类科学，其促进了生物标记物的暴露、影响和易感性，从而使研究人员能够更有效地将分子事件与因果疾病通路联系起来。流行病学家现在可以根据潜在的遗传因素和环境危险因素来确定疾病的病因、分布和预防。人类基因组流行病学（Human Genome Epidemiology，HuGE）网络于1998年启动，其提供出版文献数据库，并基于人群的人类基因开展流行病学研究。

3.2.2 毒理学研究方法

毒理学研究方法是通过一系列毒理学试验获得相应数据，并根据物质的毒作用性质、特点、剂量-反应关系及人群实际接触情况等，进行综合分析的方法。

1. 动物实验

针对多数潜在危害，流行病学与临床数据往往不足。因此，风险评估常依赖动物实验，因其能在特定条件下模拟物质对人类的影响，且动物实验是识别人类潜在风险的有效策略。在毒理学评估流程中，各国、各领域对毒理测试及产品安全性的要求各异，方法与顺序亦有所区别，但普遍遵循四阶段模式。

第一阶段聚焦于急性毒性与局部毒性试验，旨在明确外源化学物质急性毒作用的特征和参数，如半数致死剂量（LD50）、半数致死浓度（LC50），为后续试验剂量设定提供依据，并基于毒作用性质与特征推测靶器官。

急性毒性试验通常以啮齿类（如大鼠、小鼠）为模型，通过单次或24 h内多次暴露，评估其毒性效应，计算LD值，以指导后续长期毒性研究的剂量设计。试验通常设1个对照组和4~5个实验组，每个组3~5只动物，暴露途径尽可能符合人类暴露特征。试验设计通常可参考固定剂量法（OECD 420）、逐步法（OECD 423）、上-下法等。LD50在急性毒性评价中被广泛应用，但需要注意的是，它并不是确切数值，且受动物品系、年龄、体重、饲料、给药方法、悬浮介质情况和观察时间等影响。通过急性毒性试验可得到一系列毒性参数，包括绝对致死剂量或浓度（LD100或LC100）、半数致死剂量或浓度（LD50或LC50）、最小致死剂量或浓度（MLD，LD01或MLC，LC01）以及最大非致死剂量或浓度（MNLD或LD0，LC0）。以上4种参数是以死亡为终点的急性毒性上限参数。此外，还可以得到以非致死急性毒作用为终点的下限参数：急性毒性LOAEL、急性毒性NOAEL。目前，国际上对外源化学物急性毒性分级的标准已经统一。2003年，世界卫生组织（WHO）发布《全球化学品统一分类和标签制度》（*Globally Harmonized System of Classification and Labeling of Chemicals*，GHS）对多种毒性进行分级，包括急性毒性、皮肤腐蚀/刺激、严重眼损伤/眼刺激、呼吸或皮肤敏化作用、生殖细胞致突变性、致癌性、生殖毒性、特定靶器官系统毒性、危害水生环境。GHS的化学品急性毒性分类标准基于经口、皮肤途径的LD50或吸入途径的

LC50 值，将化学品或混合物的急性毒性划为第一类至第五类。药品、食品添加剂、化妆品和食品中杀虫剂残留物等不在全球统一分类和标签制度的覆盖范围内。中国食品毒理则沿用了国际上的极毒、剧毒、中等毒、低毒、实际无毒、无毒。

局部毒性关注外源化学物对机体接触部位的毒效应，不包括经接触部位吸收而引起的系统毒性，可以是受试物剂量与局部毒作用的剂量-反应研究，也可以是固定剂量研究时间-效应关系（常用于产品安全性评价）。

眼刺激包括单次和多次眼刺激试验，观察终点为眼睛可逆性炎性变化的眼刺激性和眼睛不可逆组织损伤的眼腐蚀性。一般对皮肤产生刺激的强酸、强碱性物质可免除眼刺激，而 pH 接近中性的物质，其皮肤和眼睛的刺激可能无直接关系，应单独进行眼刺激试验，实验动物常选用家兔。皮肤刺激包括单次、多次皮肤刺激试验，完整、破损皮肤刺激试验等，观察终点为皮肤接触受试物后产生的局部可逆性炎症变化的皮肤刺激和局部不可逆性组织损伤的皮肤腐蚀，实验动物常用家兔和豚鼠。对于构效关系或理化特性推测可能有腐蚀性、在急性经皮毒性试验显示有很强系统毒性、在急性经皮毒性试验中染毒剂量达到 2 000 mg/kg 时仍未产生皮肤刺激体征等物质，可不做皮肤刺激试验。皮肤致敏（致敏性接触性皮炎）是一种对化学物质免疫介导的皮肤反应，人体这类反应的特点为瘙痒、红斑、水肿、丘疹、小水疱、大疱或兼而有之，其他物种的反应可有所不同，实验动物常用豚鼠。

鉴于人类接触外源化学物多为长期反复，急性毒性数据难以全面预测慢性毒性，并且随着衰老、组织易感性、代谢和生理功能改变等可能影响毒作用性质、程度等，因此，需结合长期毒性以全面评估健康风险。

第二阶段一般包括蓄积试验和致突变试验，用于了解机体与受试物多次接触后在体内的蓄积及可能造成的潜在危害，并判断受试物是否具有致突变性，估测其致癌危险性。由于以死亡为指标的蓄积试验具有一定的局限性，故 1994 年颁发的《食品安全性毒理学评价程序》中已无此试验，《化妆品毒性鉴定管理规范》也未将其列入。致突变试验包括原核细胞基因突变试验、真核细胞染色体畸变试验、微核试验或骨髓细胞染色体畸变分析等，常需几个试验组联合使用。

第三阶段一般包括亚慢性毒性试验、生殖与发育毒性试验等，旨在通过较长时间的观察，明确受试物反复接触后引起的毒性效应、性质、靶器官，初步估计 LOAEL 和 NOAEL，预测健康风险，并为后续试验的剂量设计和指标选择提供参考。

亚慢性毒性多选择 2 种实验动物（FDA 常选择大鼠和狗，EPA 常选择大鼠和小鼠），观察在连续 1~3 个月内重复暴露引起的效应。通常设置至少 3 个浓度（高剂量产生毒性，但不会造成超过 10% 实验动物死亡，低剂量为不产生明显毒性作用的浓度，以及一个中等剂量）。

生殖与发育毒性试验包括致畸试验和繁殖试验，观察受试物对哺乳动物亲代的生殖功能及对子代发育过程的影响，包括交配、受精、着床、硬腭闭合、妊娠终止、出生、断奶、性成熟各阶段。三段生殖毒性试验是常用的试验方法，包括生育力和早期胚胎发育毒性试验（一般生殖毒性）、胚体-胎体毒性试验（致畸试验）和出生后前后发育毒性试验（围生期毒性试验）。但对于如食品添加剂、农药、环境污染物等人类反复暴露的外源化学物质，仅做三段生殖试验可能不足以说明其作用，需要进行多代生殖试验。

代谢试验旨在了解受试物在体内的吸收、分布和消除情况，判断蓄积性的大小，寻找靶器官及剂量-反应关系。

第四阶段为慢性毒性试验和致癌试验。检测机体与受试物长期接触所致的一般毒性和致癌作用，确定靶器官，探讨中毒机制，获得 NOAEL 和 LOAEL，以评估受试物的安全性。鉴于试验周期长、资源投入大，本阶段试验常采用综合设计，确保染毒周期接近或等同动物的自然寿命，保障结果的科学性。

慢性毒性试验着重考察实验动物在长时间暴露于外源化学物后的毒性反应，实验动物与亚慢性毒性试验相似。实验周期根据啮齿类动物和非啮齿类动物有所不同。比如，对于药品，《人类药品注册技术要求国际协调会：毒代动力学指导原则》（ICH S4 指南）要求在啮齿类动物中进行为期 6 个月的研究，在非啮齿类动物中进行为期 9 个月的研究。对于剂量，要确保慢性毒性导致的过早死亡不会限制存活到正常预期寿命的动物数量。大多数监管指南要求给予的最高剂量为估计的最大耐受剂量（Maximum Tolerance Dose, MTD, 也通常称为最小毒性剂量）。

癌症是遗传因素和环境因素交互作用的结果，严重威胁人类健康。研究显示，人类癌症中 70%～90% 与环境、饮食、健康行为相关。化学致癌是长期复杂的过程，至少涉及引发、促长、进展三个阶段。引发阶段是一个相对快速、不可逆、具有累积性的过程，主要是细胞原癌基因和肿瘤抑制基因的突变，在这一阶段起作用的物质称为引发剂。促长阶段是引发细胞增殖成为癌前病变或良性肿瘤的过程，作用于该阶段的化学物称为促长剂，该阶段历时较长。进展阶段是从引发细胞群（癌前病变、良性肿瘤）转变为恶性肿瘤的过程，肿瘤生长、侵袭、转移，并且由于核型不稳定性该阶段可观察到恶性肿瘤（癌）的多种特征，作用于该过程的物质称为进展剂。化学致癌物根据不同机构、不同标准可进行分类，如国际癌症研究机构（International Agency for Research on Cancer, IARC）根据人类和实验动物致癌性资料，以及在实验系统和人类其他有关的资料，将环境因子和类别、混合物及暴露环境与人类癌症的关系分为 4

组；US EPA 致癌危险性评价指南最终报告（2005）以证据权重将致癌物分为 5 类；欧洲经济共同体（European Economic Community，EEC）则将其分为 3 组；根据作用模式或机制，化学致癌物又可分为遗传毒性致癌物、非遗传毒性致癌物。致癌试验最初设计是用于危险识别，但经常被用于评估剂量反应，造成在人类低剂量暴露情况下外推的不确定性。哺乳动物致癌试验是鉴定化学致癌物的标准体内试验，是用来确定受试物对试验动物的致癌性、剂量-反应关系及诱发肿瘤的靶器官。实验动物一般要求用 2 种，且较敏感、自发肿瘤率低、生命力顽强、寿命较长的品系。表 3-3 举例了一些啮齿类动物肿瘤的反应机制，但不适用于预测人类的癌症风险。因此，在对结果进行外推时需综合考量。

表 3-3 啮齿类动物肿瘤反应机制不适于预测人类癌症风险案例

系统	靶器官	动物模型中的机制	物种差异	相关化学物质
泌尿系统	雄性大鼠肾小管肿瘤	化学物质与 $\alpha_{2\mu}$ 球蛋白结合，在肾脏靶细胞中累积，加速坏死，增加再生增生，肾小管肿瘤	$\alpha_{2\mu}$ 球蛋白是雄性大鼠肝脏分泌的特殊低分子量蛋白质。且在雌性大鼠、人类、猴子中未发现	无铅汽油、1,4-二氯苯、d-柠檬烯、异佛尔酮、甲基膦酸二甲酯、四氯乙烯、五氯乙烷、六氯乙烷
	膀胱	由细胞毒性沉淀化学物质引起的反应性增生	啮齿类动物的暴露水平超过了溶解度，与人类暴露不相关	糖精、三聚氰胺、氨三乙酸、乙膦酸
消化系统	前胃	经口灌胃法、局部细胞毒性、增生	啮齿类动物为灌胃法，不能体现人类的暴露途径	丁基羟基茴香醚、丙酸、丙烯酸乙酯
内分泌系统	甲状腺肿瘤	甲状腺内稳态环境改变，甲状腺激素分泌减少，TSH 增加，甲状腺肿瘤	与人类相比，啮齿类动物缺少甲状腺结合蛋白，导致 TSH 增加	乙撑双二硫代氨基甲酸酯、杀草强、致甲状腺肿物质、磺胺甲嘧啶
呼吸系统	大鼠肺部	清除机制	在啮齿类动物模型中观察到高剂量效应	各种颗粒物质、二氧化钛

2. 动物实验替代方法

在实验动物伦理管理中，3R 原则是指动物实验应本着减少（Reduction）、替代（Replacement）和优化（Refinement）的原则，3R 原则日益引起生物科技人员的重视。实验动物替代技术源于 19 世纪初在西方国家兴起的动物保护和动物福利运动，随后得到越来越多的重视。1991 年，欧洲替代方法验证中心（European Center for the Validation of Alternative Methods，ECVAM）成立（2011 年更名为替代动物实验欧盟联合参考实验室，EURL-ECVAM）。1993 年，美国成立了由 17 个部委参与的替代方法验证部门间协调委员会（Interagency Coordinating Committee on the Validation of Alternative Methods，ICCVAM），ICCVAM 依据美国国会发布的《ICCVAM 授权法案》行使职责，主要是技术协调和评估新研发的和修订的替代方法。1994年，世界经济合作与发展组织（Organisation for Economic Co-operation and Development，OECD）开始编制替代方法的验证指南。2005年，日本替代方法验证中心（Japanese Center for the Validation of Alternative Methods，JaCVAM）成立。近年来，韩国、印度、巴西等国的替代方法中心也相继成立。我国在替代方法方面起步较晚，2007年，替代方法研究评价中心（CCARE）建立了中国首个网络数据共享平台。2013年首个按照国际标准执行的替代方法验证研究顺利完成。

OECD不论对现有的还是新引入的替代方法均进行科学严谨推进，OECD化学品测试指南在替代方法领域具有良好的先进性，在国际范围内得到广泛参考和应用。表3-4对典型OECD化学品毒理学替代方法现状进行了梳理。虽然我国开展相关研究起步较晚，但《化妆品安全技术规范》的毒理学检测方法中也包含了3种体外方法，2016年后，新增了体外3T3中性红摄取光毒性试验、皮肤腐蚀性-大鼠经皮电阻法、体外短时暴露法试验（Short Time Exposure，STE）、LINA-DA、LINA-BrdU和DPRA等4项眼刺激和皮肤致敏性体外测试方法、体外哺乳动物细胞微核试验共计7个替代方法。2021年11月，中国食品药品检定研究院发布《化妆品用化学原料体外皮肤变态反应：氨基酸衍生化反应试验（征求意见稿）》《化妆品用化学原料荧光素渗漏试验（征求意见稿）》《体外皮肤变态反应：人细胞活化试验方法（征求意见稿）》《体内彗星试验（征求意见稿）》。可见，我国也在积极鼓励相关方法在安全评价中的研究和应用。

表3-4 典型OECD化学品毒理学替代方法现状

毒理学终点	替代方法名称	收录情况	收录/最近更新年份
急性经口毒性	固定剂量法	OECD TG420	1992, 2002
	急性毒性分类法	OECD TG423	1996, 2002
	上下法程序法	OECD TG425	1998, 2022
	正常人角质细胞或Balb/c 3T3细胞中性红摄取试验（NHK NRU, 3T3 NRU）	OECD DG129	2010
急性吸入毒性	急性毒性分类法	OECD TG426	2007
皮肤刺激/腐蚀	离体皮肤腐蚀性：大鼠经皮电阻试验法（Transcutaneous Electrical Resistance, TER）	OECD430	2004, 2015
	体外皮肤腐蚀性：重组人表皮模型试验方法（Reconstructed Human Epidermis, RHE）	OECD431	2004, 2019
	皮肤腐蚀的体外膜屏障试验方法	OECD435	2006, 2015
	体外皮肤刺激：重建人表皮试验方法	OECD439	2010, 2021

续表

毒理学终点	替代方法名称	收录情况	收录/最近更新年份
眼刺激性/腐蚀性	牛角膜渗透性和通透性试验方法（Bovine Corneal Opacity and Permeability, BCOP）用于鉴定：①引起严重眼损伤的化学品；②不需要对眼刺激或严重眼损伤进行分类的化学品	OECD437	2009, 2023
	离体鸡眼试验（Isolated Chicken Eye, ICE）用于鉴定：①引起严重眼损伤的化学品；②不需要对眼刺激或严重眼损伤进行分类的化学品	OECD438	2009, 2023
	荧光素漏出试验（Fluorescein Leakage, FL）用于鉴定眼部腐蚀和严重刺激物	OECD460	2012, 2023
	体外短时暴露法试验（STE）用于鉴定：①引起严重眼损伤的化学品；②不需要对眼刺激或严重眼损伤进行分类的化学品	OECD491	2015, 2023
	角膜模型试验（RhCE）用于鉴定不需要对眼刺激或严重眼损伤进行分类的化学品	OECD492	2015, 2024
	体外大分子试验，用于鉴定：①引起严重眼损伤的化学品；②不需要对眼刺激或严重眼损伤进行分类的化学品	OECD496	2019, 2024
	Vitrigel®-眼睛刺激性试验，用于鉴定不需要对眼刺激或严重眼损伤进行分类的化学品	OECD494	2021
皮肤致敏	皮肤致敏性：局部淋巴结检测（Local Lymph Node Assay, LLNA）	OECD429	2010
	皮肤致敏性：局部淋巴结试验（LLNA）：DA	OECD442-A	2010
	皮肤致敏性：局部淋巴试验 LLNA：BrdU-ELISA 或-FCM	OECD442-B	2010, 2024
	针对蛋白质共价结合 AOP 关键事件的化学分析法皮肤致敏试验指南	OECD442-C	2015, 2024
	体外皮肤致敏性：针对 AOP 通路中角质形成细胞活化的关键事件（KeratinoSens, Lu-Sens）	OECD442-D	2015, 2024
	体外皮肤致敏性：针对 AOP 通路中树突细胞激活的关键事件（h-CLAT, U-SENS, IL-8）	OECD442-E	2016, 2024
	皮肤致敏的定义方法	OECD497	2021, 2023
经皮肤吸收	皮肤吸收：体外法	OECD428	2004
光毒性	体外 3T3 NRU 光毒性试验	OECD432	2004, 2019
	活性氧检测（Reactive Oxygen Species, ROS）试验	OECD495	2019
	体外光毒性：重组人表皮光毒性试验	OECD498	2021, 2023
遗传毒性	Ames 试验	OECD471	1997, 2020
	体外哺乳动物染色体畸变试验	OECD473	1983, 2016
	体外哺乳动物细胞微核试验	OECD 487	2010, 2023
	体外哺乳动物细胞 Hprt 和 xprt 基因突变实验	OECD TG476	1984, 2016
	体外哺乳动物细胞 TK 基因突变	OECD490	2016

续表

毒理学终点	替代方法名称	收录情况	收录/最近更新年份
致癌试验	转基因动物细胞基因突变试验	OECD 488	2011, 2022
内分泌干扰	雌激素受体拮抗剂和激动剂体外转染细胞试验	OECD 455	2009, 2021
	雄激素受体拮抗剂和激动剂体外转染细胞试验	OECD 458	2016, 2023
	重组人雌激素受体结合亲和力试验	OECD 493	2015, 2024
	H295R类固醇生成试验	OECD 456	2015, 2023
生殖和发育	延长一代生殖毒性研究	OECD 443	2011, 2018

3. 构效关系分析

传统的动物毒理测试不仅耗时长、成本高，且伴随动物福利问题。因此，采用高效、简便的初步风险评估方法尤为重要。化学物的结构、溶解度、稳定性、pH值、挥发性、官能团等可作为毒性预测的基础，揭示潜在毒性及代谢产物，如环氧化物、氨基甲酸盐或亚硝胺提示潜在致癌性，有机磷酸酯类关联潜在神经毒性。定量构效关系（Quantitative Structure Activity Relationship，QSAR）通过统计分析分子结构和生物活性，建立结构参数和性质之间定量关系的方法。建立精准预测模型，结合暴露数据，缩小必要毒理试验范围。

历史上，关键分子结构为监管机构提供了风险评估的快捷方式。比如，美国职业安全与健康管理局（Occupational Safety and Health Administration，OSHA）监管的前14种职业致癌物中有8种属于芳香胺类化学物；N-亚硝基、氨基偶氮等结构具有一定的提示作用。但针对特定的非癌症的健康终点，构效关系的应用具有一定挑战性。

QSAR方法凭借其简便高效，在物质归类与"交叉参照"评估中亦显优势，为现代毒理学研究提供了强有力的工具。

4. 新方法

近30年来，毒理学的发展呈现出多学科交叉渗透的趋势，诸如计算机预测、仿生材料、人类基因组、蛋白组学、人工器官、干细胞技术、暴露组学、人体芯片和高通量技术等均深刻地影响着毒理学在风险识别中的应用。

3.3 风险分析

3.3.1 概述

风险分析为风险评价、决定风险是否需要采取相应的控制措施提供信息支持。

风险分析需要考虑导致风险的原因和风险源、风险事件的正面和负面的后果及其发生的可能性、影响后果和可能性的因素、不同风险和风险源的相互关系及风险的其他特性，还要考虑是否有相应的控制措施及其有效性。

风险分析是一种用来估计人体健康和安全风险的方法，它可以确定并实施合适的方法来控制风险，并与利益相关方就风险及所采取的措施进行交流。风险分析能解决突发事件或因公共卫生管理体系的缺陷导致的危害，能支撑和改进标准的发展与完善，还能为监管者提供做出有效决策所需的信息和依据，有助于提升公共卫生安全管理水平，改善公众健康状况。

风险评估被认为是风险分析中"基于科学"的部分，而风险管理是在选取最优风险管理措施时对科学信息与其他因素（如经济、社会、文化与伦理等）进行整合和权衡的过程。

以食品安全风险分析为例，可以利用风险分析来获得食品供应链中某种污染物风险水平的信息和证据，帮助政府决定采取何种应对措施（如设定或修改该污染物的最大限值、增加污染物的检测频率、审核标识要求、为特殊人群提供建议、对问题食品发布产品召回和/或进口禁令等）。而且，管理机构通过进行风险分析，能够在食物链中找出多个可实施控制措施的控制环节，衡量不同控制措施的成本效益，最终判断哪一种措施最为有效。因此，风险分析为我们提供了一个框架，借此可对各种措施产生的可能影响进行分析。

风险分析看起来是一个逐步递进的连续过程，但实际上是一个不断重复且持续进行的过程，在许多反馈环节及根据需要或有更好的信息能够补充时可重复步骤。风险分析的整体特征就是风险管理者、评估者以及其他参与者之间不断重复互动。即使达成或实施了某项决策，风险分析也并不会就此结束。实施风险分析的团队或其他参与人员定期监控风险分析所做决策的成效和影响，如果在执行风险分析时获得了新信息，他们应针对已实施的控制措施做出相应调整。

用于风险分析的方法可以是定性的、半定量的、定量的或以上方法的组合。风险分析所需的详细程度取决于特定的用途、可获得的可靠数据，以及组织决策的需求。

定性的风险分析可通过重要性等级来确定风险后果、可能性和风险等级，如"高""中""低"3个重要性程度，可以将后果和可能性结合起来，并对照定性的风险准则来评价风险等级的结果。半定量法可利用数字评级量表来测度风险的后果和发生的可能性，并运用公式将二者结合起来。定量分析可估计出风险后果及其发生可能性的实际数值，并产生风险等级的数值。并不是任何场景都需要开展全面的定量分析。在某些情况下，由具有专业知识和经验的专家对风险进行半定量或者定性的分析也已经能够满足工作要求。

3.3.2 控制措施评估

风险的等级水平不仅取决于风险本身,还与现有风险控制措施的充分性和有效性密切相关。

在进行控制措施评估时,需要解决的问题包括以下几个。

(1) 对于一个具体的风险,现有的控制措施是什么?

(2) 这些控制措施是否足以应对风险,是否可以将风险控制在可接受范围之内?

(3) 在实践中,控制措施是否在正常运行? 当需要时,能否证明这些控制措施是有效的?

对于特定的控制措施或一套相关控制措施的有效性水平,可以进行定性、半定量或定量的表述。 但在大多数情况下,难以保证高度的精确性。 然而,表述和记录测量风险控制效果的有效性是有价值的。 同时通过控制效果评估和成本效益分析,可选择最优的控制效果措施,以上信息有助于决策者做出正确判断。

3.3.3 后果分析

通过假设特定事件、情况或环境已经出现,后果分析可确定风险影响的性质和类型。 某个事件可能会产生一系列不同程度的影响,也可能影响一系列目标和不同利益相关方。 在明确环境信息时,就应当确定所需要分析的后果的类型和受影响的利益相关方。

后果分析的形式较为灵活,可以是对后果的简单描述,也可以是通过数学模型进行细致计算等,现在已有较为成熟的数学模型用来模拟各类重大事件的事故后果。 例如,针对化工企业液氯泄漏事件,可能造成重大人员伤亡、财产损失、环境污染等各类严重后果。 通过模型,针对不同泄漏孔径,对气瓶的最远扩散距离、云团扩散最高高度以及氯罐的氯气扩散距离进行计算,并进行社会风险曲线的模拟分析,指出通过控制关键指标来降低总体风险,为设计和管理方案提供建议。 同时需要注意后果影响,可能是轻微后果高概率、严重后果低概率,或某些中间状况。 在某些情况下,应关注具有潜在严重后果的风险,因为这些风险往往是管理者最关心的,但同时也不能忽略那些轻微高概率发生的风险,其可能具有很大的累积或长期效应。 另外,处理这两类截然不同的风险的应对措施往往有很大的区别,因此分别分析这两类风险是必要的。

3.3.4 可能性分析

主要使用三种方法来估计可能性,这些方法可单独使用或组合使用。

（1）利用相关历史数据识别过往发生过的事件或情况，借此推断相同事件在未来发生的可能性。所使用的数据应当与正在分析的系统、设备、组织或活动的类型相同或相似。但值得注意的是，如果某些事件过去发生的频率很低，用历史数据估算未来发生的可能性的不确定性会增加。

（2）采用模型模拟等技术手段预测可能性。当历史数据无法获取或不够充分时，有必要通过建立模型，模拟和分析系统、活动、设备或组织成功或失效的各类情况，从而推断风险发生的可能性。常用的方法包括故障树法和事件树法。

（3）系统化和结构化地利用专家观点来估计可能性。常用的方法包括德尔菲法和层次分析法等。在对所要预测的问题在征得专家的意见之后，进行整理、归纳、统计，充分利用专家经验进行判断。

3.3.5 不确定性和敏感性

在风险分析过程中经常会涉及相当多的不确定性，认识这些不确定性对于有效地解释和沟通风险分析结果是必要的。这些不确定性与在风险识别和风险分析时所使用的数据、方法及模型有关。不确定性分析包括明确风险分析结果的方差或不准确性，它们可能来自确定结果的参数和假设的共同偏差。

确定性风险分析是将单个数值分配给风险方程式中的每个输入参数，从而得出单一风险值的输出。然而在环境风险评价中，由于对系统可用信息了解不够充分，对数据或模型参数的性质认知不完全，导致存在不确定性，最终影响风险估计的可靠性以及评估结果的准确性。风险评估过程的不确定性类型可分为两类：第一类为随机不确定性，主要通过概率的方法解决，主要有蒙特卡罗模拟、概率树等；第二类为认知不确定性，主要通过模糊集理论解决。随机不确定性来自系统的固有属性，它通常与数据本身的随机性有关。认知不确定性是由于人们主观判断、主观意见、数据不精确或不完整等造成，通常与模型参数、边界条件和解决方案的不同选择有关。健康风险评价通常可分为四个组成部分，包括危害识别、暴露评估、剂量-反应关系、风险表征。每个组成部分均存在不确定性（表3-5）。

表 3-5 风险评估含义和来源

组成	含义	来源
危害识别	根据健康危害因素的背景资料确定是否能够造成不利的健康结果	数据收集、调查的不全面
暴露评估	在确定暴露人群、暴露时间、暴露途径、暴露频率等参数的基础上，选择合适的暴露评估模型计算暴露剂量	情景、模型和参数的不确定性

续表

组成	含义	来源
剂量-反应评估	评估健康危害因素的毒性	毒性数据主要通过动物实验获取，外推计算过程中存在不确定性
风险表征	在综合分析前三项的基础上，定量计算目标暴露人群所产生的有害效应	多种健康危害因素累加健康风险时，可能产生拮抗和协同作用，风险简单相加会增加不确定性

与不确定性分析密切相关的是敏感性分析。敏感性分析是确定某个参数输入的变化对风险等级的影响。这项分析可用来识别哪些数据是对结果影响较大的，从而更应确保其精确性。

3.4 风险评价

对于给定的目标生物体、组织系统或者人群，计算或估计风险的过程，称为风险评价。健康风险评价框架"四步法"由美国首先提出，目前整体流程趋于一致，基本程序包括四个阶段：危害识别（来源/排放评估）、危害特征描述（剂量-效应评估）、接触评定和风险特征描述。

3.4.1 危害识别（来源/排放评估）

危害识别是为了确定当人类暴露于某种化学品或某种状况时，可能对健康产生不良影响的类型，并表征支持识别该种类型证据的可信度和权重。一般按照以下步骤进行：

（1）数据收集。全面系统地收集毒性数据库、流行病学调查数据、相关的文献、国内外政府部门或国际组织已发布的危害识别或风险评估报告等数据。国内外政府部门或国际组织已发布评估结论的，结合人群特征、暴露特征、可靠性、时效性等因素，如适用的可直接进行引用；未发布评估结论或已发布评估结论但经评估不适用的，需考虑是否继续开展危害识别。

（2）数据质量评价。对来自文献、科学研究等的数据质量进行可靠性和相关性评价，剔除可靠性和相关性差的数据。

（3）证据综合。识别危害因素可能的健康危害或毒性效应，综合证据信息。

（4）证据集成。基于证据综合结果，依据因果推断准则评估危害因素与可能的健康危害之间的因果关系，论证其充分性。针对证据充分的，进行下一步评价。

3.4.2 危害特征描述（剂量-效应评估）

危害特征描述，即剂量-效应评估，是进行风险评估的第一个定量依据。动物实验及流行病学调查资料都可用于剂量-效应评估，直接流行病学调查中得到的剂量-效应关系是最可靠、最具有说服力的资料。

基于人群特征资料的风险评估，可以通过文献检索收集暴露-效应关系系数，或开展调查或监测，收集人群的暴露数据、人群健康数据以及其他相关影响因素数据。通过统计学分析获得风险评估所需的暴露-效应关系系数。

基于化学物质的健康风险评估，可以通过文献或研究的毒性信息评估化学物质潜在的致癌效应或非致癌效应，致癌证据等级一般分为人类致癌、可疑的人类致癌、可能的人类致癌和无人类致癌等级别；非致癌效应确定未观察到有害作用的剂量水平（NOAEL）或观察到有害作用的最低剂量水平（LOAEL）。

在进行剂量-效应评估时，要考虑评估过程中的不确定性。例如，使用高剂量暴露观察到的剂量-效应关系预测低剂量暴露的不良健康影响，使用动物研究的剂量-效应关系预测人群不良健康影响，使用来自同质动物群体或健康人群的剂量-效应关系预测具有个体差异人群的不良健康影响等。

3.4.3 接触评定

进行接触评定评估或直接检测个体或人群接触到的有害物质的量、浓度。接触评定寻求发现如下方面的信息：目标生物体可能暴露的有害物质、暴露的程度、接触途径、暴露时间和所处的环境等。

由于接触人群会在不同环境中移动、从事各种不同的活动，这会影响接触有害物质的时间，因此接触评定十分复杂。EPA发布的一些指南通过利用敏感检测技术测量环境中污染物的浓度，利用模型对可能的暴露表征和不确定性进行更准确的暴露描述。上述评估方式的资料收集过程存在困难且成本较高。因此，许多接触评估假定接触人群中的所有个体都接触同样浓度的有害物质，通过平均接触水平评估接触情况。

水中的化学物质，主要考虑经口摄入途径和皮肤接触途径的暴露；食品中的化学物质，主要考虑经口摄入途径的暴露；空气中的化学物质，主要考虑吸入途径的暴露；土壤中的化学物质，主要考虑经口摄入途径和皮肤接触途径的暴露。

接触评定主要运用三种方法：监测、模型模拟和文献查阅。

1. 监测

可通过布点监测或在特定时间及特定区域内对水、空气、土壤中的化学物质的代表性采样获得代表性样本，经实验室检测获取化学物质浓度；食品中的化学物质可通过抽样方法获得代表性样本，并经实验室检测获得化学物质浓度。

2．模型模拟

当监测数据不充分或不适合于评估有害物质的接触情况时，模型可被用来模拟有害物质在环境中的情况。许多这种模型已被应用，包括大气模型、地表水模型、多媒介模型、食物链模型以及模拟微生物在环境中情况的模型等。

3．文献查阅

当无法获取测量数据或模拟数据时，可利用已发表文献中的监测数据作为特定时间、特定区域、不同环境介质中化学物质浓度的参考值。

宜采用符合实际条件的方法进行化学物质暴露浓度评估。当采用多种方法开展评估时，宜对不同方法获取的数据进行对比验证。

3.4.4 风险特征描述

风险特征描述是风险评估的最后一个步骤，指通过危害识别（来源/排放评估）、剂量-效应评估、接触评定产生评价结果。评价结果包括有害物质产生的不良健康效应的类型、强度及发生这些效应的可能性。这些评价也包括对不确定性、分析假设的描述和讨论。实际上，由于风险评估的目的不同、分析者或决策者的优先选择不同，风险评估中描述风险的方式差别很大。

评价结果的数字表示形式取决于风险指标的选择，这些风险指标包括标化死亡率、伤残调整寿命年、预期寿命损失、致癌风险、非致癌风险等。

3.4.5 新食品健康风险评价

1．新食品原料管理概况

民以食为天，食以安为先。《中华人民共和国食品安全法》（以下简称《食品安全法》）是守护我国居民舌尖上安全的根本大法。《食品安全法》第四章第三十七条指出："利用新的食品原料生产食品，应当向国务院卫生行政部门提交相关产品的安全性评估材料。国务院卫生行政部门应当自收到申请之日起六十日内组织审查；对符合食品安全要求的，准予许可并公布；对不符合食品安全要求的，不予许可并书面说明理由。""新的食品原料"即新食品原料，《食品安全法》中明确规定国家对新食品原料实行上市前行政许可制度。

根据《食品安全法》及其实施条例的有关规定，为规范新食品原料行政许可的安全性评估材料审查工作，原国家卫生和计划生育委员会制定了《新食品原料安全性审查管理办法》（以下简称《管理办法》），自 2013 年 10 月 1 日起施行。在《管理办法》中，对新食品原料的定义为"在我国无传统食用习惯的动物、植物和微生物，从动物、植物和微生物中分离的成分，原有结构发生改变的食品成分，其他新研制的食品原料"。其中"传统食用习惯"是指某种食品在省辖区域内有 30 年以上作为定型或者非定型包装食品生产经营的历史，并且未载入《中华人民共和国药典》。《管理办法》第四条规定，新食品原料应当经过国家卫生计生委安全性审查后，方可用于食品生产经营。

为进一步规范新食品原料的申报与受理工作，原国家卫生和计划生育委员会制定并发布了《新食品原料申报与受理规定》（以下简称《申报与受理规定》）和《新食品原料安全性审查规程》（以下简称《审查规程》）两项配套文件。其中，《申报与受理规定》对申报材料要求进行了细化，规范了行政部门审核和受理的程序等；《审查规程》说明了评审会议的组成形式，明确了评审专家的评审重点，列明了可能的 4 种评审结论等。

2. 新食品原料健康风险评价要点

在新食品原料的安全性审查过程中，需要关注其名称、来源和功能属性等基本信息，全成分分析，毒理学安全性，人群食用和使用情况，生产工艺，卫生学资料及有助于安全性评估的其他资料等重点方面，并将风险评估四步法的标准化步骤融入其健康风险评价中，严格把控上市前可能涉及的健康风险。各部分健康风险评价要点如下。

1）基本信息

（1）明确申报原料的名称：应能反映原料的真实属性和客观形态，体现原料属性，不得有产品化和个性化倾向。

（2）明确申报原料的来源：原料来源应当明确且具体。①动物和植物类：产地、食用部位、形态描述、生物学特征、品种鉴定和鉴定方法及依据。②微生物类：分类学地位、生物学特征、菌种鉴定和鉴定方法及依据。③从动物、植物、微生物中分离的成分以及原有结构发生改变的食品成分：动物、植物、微生物的名称和来源等基本信息，新成分的理化特性和化学结构。原有结构发生改变的食品成分还应提供该成分结构改变前后的理化特性和化学结构。④其他新研制的食品原料：来源、主要成分的理化特性和化学结构、相同或相似的物质用于食品的情况等。

（3）明确申报原料的功能属性：关注原料的食品与营养属性，及其能成为食品原料的必要性。

2）全成分分析

全成分分析应当针对申报原料的主要成分、可能的天然有毒物质和生产加工过程中产生的主要杂质这三方面展开全面分析。

（1）主要成分：需要对原料的主要营养成分（参考《中国食物成分表》）和生物活性物质展开检测与分析。

（2）可能的天然有毒物质：需要对动物、植物类原料中可能含有的天然毒素、抗营养因子或微生物类原料可能产生的毒素和次级有害代谢产物等展开检测与分析。

（3）生产加工过程中产生的主要杂质：需要对可能的副产物或溶剂残留展开检测与分析。

3）毒理学安全性

在毒理学安全性方面，需要分别对申报物质本身及申报物质中其他的生物活性成分、天然有害物质和主要杂质展开全面分析。

（1）申报物质：需要按照《申报与受理规定》的要求开展不同种类新食品原料的毒理学安全性检验，分析其试验体系、溶媒选择、剂量组设计、检测指标等是否符合标准要求，检测数据和统计方法是否科学合理。同时，收集国内外毒理学安全性评价技术报告、毒理学文献、未公开发表的内部资料、人群临床试验和干预研究等流行病学资料，以及人群食用的不良反应资料作为补充。应当注意的是，所提供文献资料中采用的受试物应与申报物质具有一致性。

（2）其他的生物活性成分、天然有害物质和主要杂质：吸收、分布、代谢、排泄等毒代动力学数据；急性毒性、（亚）慢性毒性、遗传毒性、致畸性、致癌性和生殖发育毒性等毒性研究资料；人群食用的不良反应情况；每日允许摄入量等健康指导值以及计算依据。

（3）对于微生物类申报物质，需重点关注其致病性、耐药性、产毒能力、遗传稳定性等方面的安全性情况。

4）人群食用和使用情况

人群食用和使用情况应当从国外管理和销售及应用情况、国内外食用历史和推荐食用量三方面入手进行健康风险分析。

（1）国外管理和销售及应用情况：国外批准使用的法规证明文件、市售产品图片及重点信息介绍等。

（2）国内外食用历史：国内外人群食用的区域范围、食用人群、食用量、食用方法、食用时间和不良反应等。

（3）推荐食用量：明确使用范围和使用量及其确定依据，推荐摄入量和适宜人群及其确定依据。

5）生产工艺

主要通过分析生产工艺过程是否可能对产品的安全性有影响，如生产中所使用的溶剂和/或加工助剂，生产过程中的清洗、消毒环节，生产设备，环境引入的危害因素等。

（1）动物和植物类：未经加工处理的或经过简单物理加工的，需要明确物理加工的生产工艺流程及关键步骤和条件，非食用部分去除或可食部位摘取方法；野生、种植或养殖规模、生长情况和资源的储备量，可能对生态环境的影响情况；采集点、采集时间、环境背景及可能的污染来源，农业投入品使用情况。

（2）微生物类：发酵培养基组成及比例，以及培养条件和各环节关键技术参数等；菌种保藏、复壮方法及传代次数；对经过驯化或诱变的菌种，还应明确驯化或诱变的方法及驯化剂、诱变剂等情况。

（3）从动物、植物、微生物中分离的成分：详细、规范的原料处理、提取、浓缩、干燥、消毒灭菌等工艺流程图和说明，各环节关键技术参数及加工条件，使用的原料、食品添加剂及加工助剂的名称、规格和质量要求，可能产生的杂质及有害物质等。

（4）原有结构发生改变的食品成分：除按照（3）中的要求提供外，还应重点关注结构改变的方法原理和工艺技术等。

（5）其他新研制的食品原料：详细的工艺流程图和说明，主要原料和配料及助剂，可能产生的杂质及有害物质等。

6）卫生学资料

重点关注申报原料中的污染物、微生物情况，其余根据原料特点，增加其他相关项目。

（1）污染物：一般包括重金属（铅、镉、汞、砷等）、农药残留［六六六（HCH），滴滴涕（DDT）等］、兽药残留等。

（2）微生物：一般包括菌落总数、大肠菌群、霉菌、酵母、致病菌等。

7）其他有助于安全性评估的资料

国际组织和其他国家对该原料的安全性评估资料、在科学期刊上公开发表的安全性评估文献资料以及未公开发表的各类内部资料等。

3. *新食品原料健康风险评价进展*

随着近年来合成生物学技术等新技术、新科技的快速发展，遗传修饰微生物在食品工业中的应用潜力愈发广泛。遗传修饰微生物能够通过精准的基因编辑技术生产出更加符合消费者需求的食品原料。这在促进食品行业的新质生产力高质量发展的同时，也会伴随着如食品中外源基因残留、遗传修饰微生物残留、遗传修饰微生物对环境多样性造成影响等方面的健康风险。

2024年9月，国家食品安全风险评估中心发布《食品加工用遗传修饰微生物安全性评价申报材料要求（试行）》，对遗传修饰微生物生产的新食品原料合规性申报提出了明确的要求。根据要求，产品中不含有新引入基因片段和遗传修饰微生物的新食品原料生产工艺部分的健康风险评价要点，需从产品信息、遗传修饰微生物相关信息、受体微生物的安全性评价和基因操作的安全性评价四个方面进行详细描述，便于为后续产品整体的健康风险评价提供基础资料。

（1）产品信息：产品的组成、目标产物含量等检测数据；产品中外源基因残留检测数据；产品中遗传修饰微生物残留检测数据；环境风险控制措施及效果；产品分类说明（Ⅰ类为纯化产品，Ⅱ类为复合产品）。

（2）遗传修饰微生物相关信息：基本信息；分类学及鉴定资料；生物学特性资料；生长环境条件资料；其他国家法规资料；食品加工用遗传修饰微生物的安全性评价。

（3）受体微生物的安全性评价：背景资料；生物学特性；适应的生态环境；遗传变异；其他资料；安全等级。

（4）基因操作的安全性评价：食品加工用遗传修饰微生物中引入或修饰性状和特性的描述；实际插入或删除序列的资料；载体信息；载体中插入区域各片段的资料；基因操作方法；遗传稳定性；目的基因的检测和鉴定技术；确定基因操作的安全类型。

3.4.6 涉水产品健康风险评价

涉及饮用水卫生安全产品（Products Related to the Health and Safety of Drinking Water），简称涉水产品，其与人们的日常生活密切相关，随着工业化和城市化的加速推进，新材料、新工艺的应用使得涉水产品的健康风险问题日益突出。因此，对涉水产品开展科学且有效的健康风险评价，对于保障饮水水质安全、维护公众健康具有至关重要的意义。

1. 涉水产品的定义和概念

《生活饮用水卫生监督管理办法》对涉水产品定义为"凡在饮用水生产和供水过程中与饮用水接触的连接止水材料、塑料及有机合成管材、管件、防护涂料、水处理剂、除垢剂、水质处理器及其他新材料和化学物质"。在《卫生部关于印发〈涉及饮用水卫生安全产品的分类目录〉（2011年版）的通知》中，将涉水产品分为输配水设备、防护材料、水处理材料、化学处理剂、水质处理器以及与饮用水接触的新材料和新化学物质六大类。

（1）输配水设备，指与饮用水接触的输配水管材、管件（冷热水管、各类管接头等），蓄水容器（水箱、贮水桶等），无负压供水设备，密封、止水材料（密封胶条、密封圈等）。

（2）防护材料，指与饮用水接触的防护涂料，是衬涂于输配水设备与水接触表面具有保护作用的固态涂膜的一类液体或固体材料之总称。目前使用较多的有环氧树脂、聚酯、丙烯酸树脂、聚氨酯涂料等。

（3）水处理材料，指与饮用水接触的具有过滤、吸附等功能的净水材料，包括活性炭、活性氧化铝、陶瓷、分子筛（沸石）、锰砂、熔喷聚丙烯（聚丙烯棉）、铜锌合金（KDF）、微滤膜、超滤膜、纳滤膜、反渗透膜、离子交换树脂、碘树脂等及其组件。

（4）化学处理剂，水化学处理剂主要包括絮凝剂和助凝剂、阻垢剂、消毒剂三类。絮凝剂和助凝剂主要通过聚合物高分子链进行"架桥"作用使水中杂质、胶体或浮物颗粒迅速形成大的絮凝体，并提升其进行絮状沉淀效果。其包括聚合氯化铝（碱式氯化铝、羟基氯化铝）、硫酸铁、硫酸亚铁、氯化铁、氯化铝、硫酸铝（明矾）、聚丙烯酰胺、硅酸钠（水玻璃）及其复配产品。阻垢剂是指能干扰或阻止难溶性无机盐在水处理材料（通常指膜组件）表面的沉淀、结垢的药剂。其按作用可分为分散剂和螯合剂两类，包括磷酸盐类、硅酸盐类及其复配产品。消毒剂是用于杀灭传播媒介上的微生物使其达到消毒或灭菌要求的制剂，包括次氯酸钙、二氧化氯、高锰酸钾、过氧化氢消毒剂。

（5）水质处理器，指通过活性炭吸附、膜过滤、离子交换等方式进行处理，以改善水质、去除污染物、提高水质安全性的饮水处理装置。水质处理器可分为以市政自来水为原水的水质处理器，包括活性炭净水器、粗滤净水器、微滤净水器、超滤净水器、软化水器、离子交换装置、蒸馏水器、电渗析水质处理器、反渗透净水器、纳滤净水器等；以地下水或地表水为水源的水质处理设备，要求净水流量 $\leq 25 \text{ m}^3/\text{h}$。按其过滤功能分类又可分为一般水质处理器和反渗透处理装置。饮用水消毒设备，主要有二氧化氯发生器、臭氧发生器、次氯酸发生器、紫外线消毒灯等。

（6）与饮用水接触的新材料和新化学物质，指在《涉水产品分类目录》范围内，利用新材料、新工艺和新化学物质生产的涉及饮用水卫生安全产品。其中，包括未列入输配水设备、防护材料、水处理材料所用材料主要成分清单和化学处理剂主要成分清单，未列入现行涉水产品国家卫生标准、规范，未列入水处理工艺清单的水质处理器水处理工艺的涉水产品。

2. 涉水产品主要的健康风险

涉水产品在现代生活中扮演着越来越重要的角色。这些产品旨在提供卫生、安全的饮用水，以保障公众健康。然而，这些产品的卫生安全状况涉及材质选择、生产过程、使用环节等多个方面，可能在与水接触的过程中带入有害物质，造成二次污染，从而对公众健康构成潜在风险。因此加强对涉水产品的监督、监测、评价和管理，对提高水质卫生质量，保障公众健康具有重要意义。

（1）产品材质的健康风险：如果产品原材料或制造工艺存在瑕疵，就可能导致产品在使用过程中释放出有害物质。例如，采用聚氯乙烯（PVC）或丙烯腈-丁二烯-苯乙烯（ABS）作为原料的输配水管材、管件，其残留单体如氯乙烯单体、丙烯腈单体可能具有致癌风险；橡胶止水材料所使用的助剂和裂解产物，由于化学结构复杂，在使用过程中可能迁移到水中，造成饮用水污染；铜锌合金（KDF）使用后可能导致水中铜、锌离子含量增高，存在健康风险。

（2）生产过程的健康风险：部分企业在生产环境与设备方面存在不足，导致涉水产品在生产过程中易受污染而影响卫生安全性。更有甚者，为了追求更高的利润，可能采用工业原料、回收材料或再生材料作为生产原料，以次充好，造成了涉水产品存在卫生隐患。

（3）使用过程的健康风险：涉水产品，特别是家用水质处理器在使用过程中若滤芯或滤材长时间未更换，可能使过滤性能下降，污染物积累，进而影响饮用水的卫生质量。例如，长期使用的活性炭易滋生细菌，使出水中菌落总数增加；储水桶内胆污染导致的微生物超标；使用过程中处理水量超过了其额定的净水总量而使得其净化能力的下降甚至丧失。

3. 涉水产品健康风险评价现况与进展

1）涉水产品卫生管理概况

《中华人民共和国传染病防治法》（2013年中华人民共和国主席令第5号）第二十九条规定"用于传染病防治的消毒产品、饮用水供水单位供应的饮用水和涉及饮用水卫生安全的产品，应当符合国家卫生标准和卫生规范"。在此法律基础上，《生活饮用水卫生监督管理办法》（1996年7月9日建设部、卫生部令第53号）第四条规定"国家对供水单位和涉及饮用水卫生安全的产品实行卫生许可制度"；第二十一条规定"涉及饮用水卫生安全的产品，必须进行卫生安全性评价……具体管理办法由卫生部另行制定"。

相关国务院文件《国务院关于第六批取消和调整行政审批项目的决定》（国发〔2012〕52号）取消了水处理材料、水化学处理剂、水质处理器中部分产品的卫生行政审批项目;《国务院关于取消和下放 50 项行政审批项目等事项的决定》(国发〔2013〕27 号)将除利用新材料、新工艺和新化学物质生产的涉及饮用水卫生安全产品的审批下放至省级卫生健康行政部门。

涉水产品卫生行政许可相关配套的规范性文件经多次修改、补充和调整,现行的行政许可规定为《省级涉及饮用水卫生安全产品卫生行政许可规定》(国卫办监督发〔2018〕25 号)。全文共五章二十七条,包括总则、申请与受理、审查与决定、检验、附则。文件明确了涉水产品卫生行政许可分工、许可流程及各环节要求。同时,其附件 1 细化并规定了各种情况下各项申报资料的具体要求。

除产品本身,涉水产品生产企业也是涉水产品卫生管理中的重要环节。《涉及饮用水卫生安全产品生产企业卫生规范》(卫生部卫法监发〔2001〕161 号)对涉水产品生产企业从原料到成品各个环节做出了法定的行为规范。

综上,目前我国涉水产品卫生行政许可管理的要求为国产或进口的省级涉水产品(《涉及饮用水卫生安全产品目录》中所列的除利用新材料、新工艺和新化学物质之外生成的涉水产品)由省级卫生健康行政部门负责审批,省级卫生健康行政部门指定的综合监督执法机构负责对其生产现场审核。与饮用水接触的新材料、新工艺和新化学物质产品("三新产品")由国家卫生健康委员会负责审批,负责审批的卫生健康行政部门建立专家技术评审机制,由专家委员会承担技术评审工作。

2)涉水产品卫生安全性及卫生功能性检验和评价管理要求

卫生行政许可的《生活饮用水输配水设备及防护材料卫生安全评价规范》(卫生部卫法监发〔2001〕161 号附件 2)规定了生活饮用水输配水设备和防护材料的检验项目、卫生要求和检验方法,该规范同样适用于水处理材料的卫生安全性评价。按规范附录 A、附录 B 要求,对适用范围内的涉水产品开展浸泡试验,浸泡后水样需进行 15 项基本项目的测定,增加量不得超过规范要求,此外还需根据样品的种类和材质,按规范要求确定增测项目。防护材料还需进行毒理学试验(急性经口毒性试验、艾姆斯试验、哺乳动物细胞染色体畸变试验)。使用新材料制作输配水设备和防护材料时,还应测定其在水中的溶出物及其浓度,并根据国内外相关标准评价其安全性。无标准可依的,需进行毒理学试验确定其限值。

《生活饮用水化学处理剂卫生安全评价规范》(卫生部卫法监发〔2001〕161 号附件 3)规定了生活饮用水化学处理剂的卫生安全性要求。按规范要求,生活饮用水化学处理剂带入饮用水中的有害物质,不应超过该物质在饮用水中最高容许浓度的 10%。规范将有害物质分为四类:金属、有机物、无机物和放射性物质。其中,七项金属指标为必测项目；根据产品使用的原料、配方和生产工艺选测无机物和有机物指标；直接采用矿物为原料的产品应测定总 α 放射性和总 β 放射性。

同时，《生活饮用水卫生标准》（GB 5749—2022）第 8.2 条做出规定，处理生活饮用水采用的化学处理剂不应污染生活饮用水，应符合《饮用水化学处理剂卫生安全评价》（GB/T 17218—1998）中第 3 章的规定；消毒剂和消毒设备应符合《生活饮用水消毒剂和消毒设备卫生安全评价规范（试行）》的相关规定。

《生活饮用水水质处理器卫生安全与功能评价规范——一般水质处理器》（卫法监发〔2001〕161 号附件 4A）适用于以市政自来水或其他集中式供水为水源的生活饮用水水质处理器，不包括生产纯水的水质处理器。规范规定了水质处理器与水接触材料的卫生要求、卫生安全性与功能性试验、出水水质要求。卫生安全试验采用整机纯水浸泡试验方法，浸泡水需进行 14 个基本项目的测定，增加量或含量不得超过规范要求；使用载银活性炭、碘树脂等消毒成分时要加测银、碘指标并根据使用的材料，选测相关项目。根据《卫生部涉及饮用水卫生安全产品检验规定》（卫生部卫法监发〔2001〕254 号），功能性试验分总体性能试验和加标试验。总体性能试验要求在水质处理器通水之初和达到额定产水量时的出水水质均应符合《生活饮用水卫生标准》（GB 5749—2022）的相关要求。加标试验根据水质处理器的处理组件，在其运行时按额定产水总量等分四段五次加入含有机物或总大肠菌群的加标水样，过滤后水样去除率均需达到一定要求。

《生活饮用水水质处理器卫生安全与功能评价规范——反渗透处理装置》（卫法监发〔2001〕161 号附件 4C）适用于以市政水或其他集中式供水为水源的反渗透饮水处理装置，其他生产纯水饮用水的水质处理器参考执行。规范规定了反渗透水质处理器与水接触材料的卫生要求、卫生安全性与功能性试验、净化处理效率、出水水质要求。卫生安全性浸泡试验要求基本与一般水质处理器一致。功能性试验同样分总体性能试验和加标试验。总体性能试验要求在水质处理器通水之初和达到额定产水量时的出水水质中 14 项指标达到规范的限值要求，其余指标应符合《生活饮用水卫生标准》（GB 5749—2022）的要求。加标试验规定了 4 项金属、2 项无机物和 2 项有机物的去除效率需达到规范要求。纳滤水质处理器的出水水质要求应符合《饮用净水水质标准》（CJ/T 94—2005）的相关要求。

《卫生部办公厅关于涉水产品卫生许可有关问题的通知》（卫生部卫办监督发〔2009〕40 号）中规定了大型水质处理器的定义。须同时符合下列条件：①长度或宽度或高度≥200 cm；②重量≥100 kg；③一般水质处理器净水流量≥16.7 L/min 或反渗透（或纳滤）水质处理器净水流量≥3 L/min。大型水质处理器仅需开展总体性能试验,在通水之初和连续运转14 d后的出水水质根据产品性质应符合《生活饮用水卫生标准》(GB 5749—2022)、《生活饮用水水质处理器卫生安全与功能评价规范——反渗透处理装置》(卫法监发[2001]161号附件4C)或《饮用净水水质标准》(CJ/T 94—2005)的相关要求。

《水质处理器系列产品卫生行政许可补充规定》(卫监督发[2007]268号)对系列产品的定义、检验要求、申报资料做出了规定,对系列产品可按该规定抽取典型产品进行安全性及功能性检验和评价。

随着经济和科技的快速发展、新材料和新工艺的广泛应用,越来越多的新型污染物引起了公众的广泛关注。涉水产品健康风险评价需要关注这些新型污染物对涉水产品卫生安全性的影响,同时需进一步完善和更新相关的标准和法规,以确保评价工作的科学性和规范性。

3.4.7 消毒产品健康风险评价

随着人们生活质量的提高和卫生意识的加强,消毒产品已渗透到人们生活的方方面面,在预防控制传染病和卫生保健方面发挥了重要作用。随着行业的发展,不同品类、功效、用途的产品不断涌现,其质量直接影响消毒效果,为确保此类产品使用时的效果及安全,应对产品进行健康风险评价和风险管理,保障公众健康和生命安全。

1. 消毒产品概况

2002年,卫生部《消毒管理办法》赋予消毒产品如下含义:消毒产品包括消毒剂、消毒器械(含生物指示物、化学指示物和灭菌物品包装)、卫生用品和一次性使用医疗用品。同年,卫生部发布消毒产品分类目录。次年,卫生部取消一次性使用医疗用品的监督管理,到目前为止,消毒产品包括消毒剂和消毒器械、卫生用品两大类。

消毒剂是指用于杀灭传播媒介上的微生物使其达到消毒或灭菌要求的制剂。

消毒器械是指用于杀灭传播媒介上的微生物使其达到消毒或灭菌要求的装置或设备,不包括指示物。

生物指示物是指对规定的灭菌过程有特定的抗力、含有活微生物的测试系统。

化学指示物是指根据暴露于某一灭菌过程所产生的化学或物理变化,显现一个或多个预定过程变量变化的测试系统。

灭菌物品包装是指带有灭菌标识的最终灭菌医疗器械包装材料。

卫生用品是指与人体直接接触的,为达到人体生理卫生或抗菌、抑菌目的的一次性使用日常生活用品。主要包括妇女经期卫生用品、排泄物卫生用品（不包括厕所用纸）和卫生湿巾、抗菌剂、抑菌剂等。

2. 消毒产品风险管理要求

《中华人民共和国传染病防治法》（2013年中华人民共和国主席令第5号）第二十九条规定"用于传染病防治的消毒产品、饮用水供水单位供应的饮用水和涉及饮用水卫生安全的产品，应当符合国家卫生标准和卫生规范。生产用于传染病防治的消毒产品的单位和生产用于传染病防治的消毒产品，应当经省级以上人民政府卫生行政部门审批"。《消毒管理办法》第二十六条规定"生产、进口利用新材料、新工艺技术和新杀菌原理生产消毒剂和消毒器械（以下简称新消毒产品）应当按照本办法规定取得国家卫生计生委颁发的卫生许可批件。生产、进口新消毒产品外的消毒剂、消毒器械和卫生用品中的抗（抑）菌制剂，生产、进口企业应当按照有关规定进行卫生安全评价，符合卫生标准和卫生规范要求"。因此，在我国消毒产品的管理经历了从最初的行政许可到除新消毒产品以外第一类、第二类消毒产品的卫生安全评价。

卫生用品中部分产品的监管也有所改变，主要变化如下。

（1）口罩和避孕套：2005年，卫生部调整了消毒产品的范围，不再将口罩和避孕套纳入消毒产品进行监督管理。

（2）抗抑菌制剂：2005年，卫生部调整了消毒产品的范围，不再对专用于人体足部、眼睛、指甲、腋部、头皮、头发、鼻黏膜等特定部位的抗（抑）菌制剂进行监督管理。

（3）其他产品，除上述产品外，部分产品如隐形眼镜护理用品、含消毒剂成分的卫生棉（棒、签、球）等部分产品与医疗器械等其他类别产品监管范围有所交叉，提示修订《消毒产品分类目录》等相关文件的必要性。

3. 消毒产品健康风险评价要求

消毒产品责任单位在消毒产品首次上市销售前按要求进行卫生安全评价，评价结果应当符合卫生法律法规、标准、规范规定，以确保上市销售消毒产品的卫生质量安全。2018年，《消毒产品卫生安全评价技术要求》（WS 628—2018）规定了消毒产品卫生安全评价的基本要求及内容，是目前产品上市前进行评价的主要依据。消毒产品评价的基本要求是为保证消毒产品在安全无害的前提下适应不同的消毒需要，同时不产生相应的物理和化学副作用，并具备一定的稳定性。消毒产品健康风险评价的内容主要包括理化性能、消毒灭菌效果和安全性三个方面。

1）理化性能评价方法和标准

理化性能主要包括 pH 值、有效成分含量测定、稳定性试验等项目，目前主要依据《消毒技术规范》（2002 年版）、《消毒剂稳定性评价方法》（GB/T 38499—2020）和部分带有理化性能评价方法的标准，2023 年底国家疾控局新发布的《消毒产品检测方法》（WS/T 10009—2023）作为推荐性行业标准也成为评价方法和标准的补充。

2）消毒灭菌效果评价方法和标准

自 1988 年卫生部颁布《消毒技术规范》（第一版）开始，我国有了较为系统的消毒灭菌效果评价体系。1995 年，国家标准《消毒与灭菌效果的评价方法与标准》（GB 15981—1995）颁布，其中包括压力蒸汽灭菌、紫外线消毒和液体化学消毒剂消毒和灭菌效果的评价方法和标准。我国现行的消毒灭菌效果评价方法和标准是《消毒技术规范》（2002 年版）、《消毒剂实验室杀菌效果检验方法》（GB/T 38502—2020）、《消毒器械灭菌效果评价方法》（GB/T 15981—2021）、《消毒产品检测方法》（WS/T 10009—2023）和部分带有消毒灭菌效果评价方法的标准。

3）安全性评价方法与标准

安全性评价方法与标准主要包括以下六个方面。

（1）成分限量要求。

2003 年卫生部规定了接触皮肤或黏膜消毒剂的部分成分限量浓度。

2009 年卫生部发布《食品用消毒剂原料（成分）名单》，对直接用于食品、餐饮具的消毒剂，其原料成分做出了详细规定。

2020—2021 年，国家《黏膜消毒剂通用要求》（GB 27954—2020）、《皮肤消毒剂通用要求》（GB 27951—2021）等对应用液中的有效成分含量做出了规定。

（2）原辅材料要求。

2020—2021 年发布的消毒剂和消毒器械国家消毒卫生标准，对不同有效成分、不同使用对象的消毒剂和消毒器械的原辅材料提出了明确的卫生要求。

2020 年，国家卫生健康委制定的强制性国标《消毒剂原料清单及禁限用物质》（GB 38850—2020）规定了应用于不同消毒对象的消毒剂的原料成分清单和使用范围，同时规定了消毒剂配方中的禁用和限用物质。

（3）污染物限量要求。

2012 年，《食品安全国家标准 消毒剂》（GB 14930.2—2012）规定，用于清洗食品容器及食品生产经营工具、设备以及蔬菜、水果的消毒剂和洗涤消毒剂，重金属应小于相应限值。

2020—2021年发布的消毒剂和消毒器械国家消毒卫生标准中，对接触饮水、食品以及手、皮肤、黏膜的消毒剂，提出了重金属污染限值。

（4）禁止添加要求。

2009年，卫生部印发《消毒产品生产企业卫生规范》，明确规定消毒产品禁止使用抗生素、抗真菌药物、激素等物料。此后，相继印发消毒产品中糖皮质激素、抗生素测定等检测方法。2020年国家卫生健康委发布了《消毒剂与抗抑菌剂中抗菌药物检测方法与评价要求》（WS/T 684—2020）、《消毒剂与抗抑菌剂中抗真菌药物检测方法与评价要求》（WS/T 685—2020）和《消毒剂与抗抑菌剂中抗病毒药物检测方法与评价要求》（WS/T 686—2020）三份行业标准。对禁止添加的成分、检测方法和适用产品有了拓展和更新。

（5）安全使用要求。

2002年，《消毒技术规范》（2002年版）规定了环氧乙烷灭菌中每日工作8 h空气中环氧乙烷浓度和15 min暴露环氧乙烷浓度。

2016年，《食品安全国家标准 消毒餐（饮）具》（GB 14934—2016）规定了消毒后的食（饮）具表面残留量，包括游离性余氯和阴离子合成洗涤剂。

2020—2021年发布的消毒剂和消毒器械国家消毒卫生标准也提出了相应的安全使用要求，如紫外线泄漏量、臭氧泄漏量、臭氧浓度、过氧化氢加权允许浓度、残留氯离子等规定了上限值。

（6）毒理学要求。

目前，消毒产品毒理学评价主要依据《消毒技术规范》（2002年版）、《消毒剂安全性毒理学评价程序和方法》（GB/T 38496—2020）和《消毒产品检测方法》（WS/T 10009—2023）。毒理学评价主要分为四个阶段：第一阶段（急性毒性试验、皮肤刺激试验和黏膜刺激试验）、第二阶段（亚急性毒性试验和致突变试验）、第三阶段（亚慢性毒性试验和致畸胎试验）和第四阶段（慢性毒性试验和致癌试验）。《消毒技术规范》（2002年版）将消毒剂分为三类，不同类别的消毒剂毒理学评价试验要求不同，其中第一类消毒剂要求最高，即指我国首创或根据国内外文献报道首次生产的消毒剂，原则上需进行四个阶段的毒理学试验。《消毒剂安全性毒理学评价程序和方法》（GB/T 38496—2020）和《消毒产品检测方法》（WS/T 10009—2023）中提到根据消毒剂的特点、使用范围和安全性评价前一阶段毒理试验的结果来确定毒理试验项目。

目前，国内消毒产品毒理安全性实验以动物实验为主，参考欧盟及美国等发达国家对于化妆品的监管主要实行基于风险的安全性监管，通常以原料安全性的评价和管理为重点，对原料实行严格的安全评价制度，终产品的安全性依据原料的毒理特性、化学结构及其暴露水平进行评定，探讨以原料的风险评估作为毒理安全性的评价方法不失为一种有效补充手段。

3.5 风险沟通

3.5.1 风险沟通的发展

风险沟通研究兴起于 20 世纪 80 年代的美国，最早应用于环境和职业卫生领域的风险管理和决策过程。随着各类公共卫生问题的出现及人们对健康信息需求的增加，人们对风险沟通的认识不断深入，其概念被不断完善。1986 年在华盛顿举行的全美首届"风险沟通全国研讨会"标志着美国风险沟通研究开始走向成熟。经历了 2001 年的"9·11"恐怖袭击和炭疽事件后，美国政府汲取经验与教训，认识到风险沟通的重要性和必要性，不断完善与发展风险沟通体系和机制，到 2009 年，已形成了联邦—区域—州—县级不同层面的卫生应急风险沟通体系框架。在 2009 年甲型 H1N1 流感流行期间，风险沟通取得显著成效，在一定程度上减少了此次突发公共卫生事件带来的危害。

我国风险沟通研究起步较晚，2003 年的 SARS 疫情是一个重要转折点，SARS 疫情推动了我国风险沟通理论模型研究、沟通机制研究、影响因素分析、认知研究等，推动建立了从国家到地方的突发公共卫生事件监测、评估、预警和反应机制，风险沟通在卫生部门的实践与应用越来越多，范围越来越广。

3.5.2 风险沟通的概念

目前，风险沟通定义引用比较多的是美国国家科学院的解释，即风险沟通是个体、群体以及机构之间交换信息和看法的相互作用过程。其强调所有利益相关者的参与和互动，并要达成共识，采取统一行动，从而有效地预防或减少风险对公众和社会造成的危害。风险沟通是贯穿风险分析和风险管理两个领域的主要环节，起到互动和交流信息的作用，它是风险评估者、管理者以及其他相关各方为了更好地理解风险及相关问题，并做出决策而就风险相关因素进行信息和意见的相互交流。有效的风险沟通能营造良好的舆论环境，维护良好的政府形象，引导公众规避风险，控制和消除不利事件带来的影响。

风险沟通是风险管理的重要部分，风险管理者应担负相应的责任，为风险沟通配置一定比例的可用资源，以实现有效的风险认知和沟通，这对于风险管理具有至关重要的作用。风险沟通在食品安全和卫生领域的应用尤为广泛，欧盟、日本和美国在该领域的风险沟通工作通常由风险评估者主导。例如，英国政府在"疯牛病危机"中采取了一系列积极措施，包括定期向公众和欧盟管理委员会公布危机管理的进程，保持危机管理和危机信息的及时传递，重视危机研究部门间的合作，采取一系列危机应对措施，如屠宰病牛、发放屠宰补贴、进行市场干预性购买、维持牛肉价格体系等，与欧盟和欧洲其他国家协调，防范危机扩大与恶化等。美国环保局在风险沟通领域制定了一系列指导文件，如《评估用于鱼类咨询的化学污染物数据的指南 第四卷：风险沟通》《风险沟通工作手册》等，使得政策制定者在风险沟通的过程中有据可依。

　　风险沟通有四种理论模型：风险认知、心理噪声、负面优势理论和信任决定理论。风险认知模型认为，由于专家、公众和决策者扮演的角色、相关利益与知识背景不同，对风险的认知也存在差异。心理噪声模型认为，当人们承受压力时，会产生大量内部心理噪声，导致难以处理外部信息，因此应采用通俗易懂、简明扼要的信息降低心理噪声的影响。负面优势理论模型认为，当人们紧张、焦虑、沮丧的时候，更倾向于对负面报道给予更多的关注，因此对于负面信息的传达要非常慎重，避免公众产生不必要的恐慌。信任决定理论模型认为，在风险沟通策略中建立信任是非常必要的，只有建立信任才可能达到沟通的目标效果，提示在突发公共卫生事件发生时，政府、专家及相关人员要努力与公众之间建立信任，确保风险沟通的有效性。

　　前述模型都关注如何应对公众和媒体，有助于理解人们在危机期间的反应，但仍然缺乏不同利益相关者合作开展紧急事件决策。风险沟通应通过提供知情决策所需的知识以及风险，在利益相关者之间建立或重建信任，并让利益相关者参与对话，以解决争端并达成共识。风险沟通不仅仅是单方向信息传播，而是双方或多方之间的信息沟通的过程。在公共卫生危机管理过程中，政府相关部门不应仅仅将风险沟通作为健康教育或健康知识的传播途径，或只是视为消除批评或压制公愤的手段，而应将其作为公共卫生管理风险决策过程的重要组成部分。

3.5.3　风险沟通的目的

　　风险沟通的目的可以从三个层面来阐述：第一，使公众对风险有正确的认识。风险沟通最初致力于调和政府、企业界、科学界和公众之间关于风险问题日益激化的矛盾，通过各种沟通方式增进相互了解，促进一种新的伙伴和对话关系形成。专家和公众对风险感知的程度不同，因此需要以风险沟通为桥梁，强调风险沟通过程中的信发布以及告知功能。第二，影响公众的认知、态度和行为。风险沟通的最终目的是在引导公众理性认识风险的基础上，通过行为改变等措施，降低风险的危害等级，这需要建立和完善双向沟通机制。第三，形成合作群体。"风险沟通的目标不是降低公众的担忧和避免他们采取行动，而是要培养知情的、参与的、有兴趣的、理性的、有思想的、致力于解决问题的合作群体"（美国国家环境保护局"风险沟通七大基本原则"）。这一目的进一步强调了沟通中的互动过程，鼓励利益相关者共同参与到风险决策的制定过程中来。培养具有风险认知能力的大众，让公众能够站在解决问题的角度，理性参与到风险决策过程中，充分体现了沟通中的民主原则。例如，对垃圾填埋场的选址，除了传统的规划、环保等管理部门，还要征询场址周围公众的意见和建议。

世界卫生组织（WHO）将暴发疫情时的风险沟通目的概括为五个方面：①保证暴发疫情中的高危人群能获得足够、有效的信息，帮助其做出正确的决策和采取适当的行动，保护健康和安全；②支持地方、国家和国际公共卫生伙伴之间的合作和信息资源的有效利用；③向有关的非卫生部门提供有关的卫生信息；④减少社会和经济损失；⑤建立并维持公众对公共卫生行政部门的信任。美国疾病预防控制中心专家对于如何开展良好的风险沟通有如下建议：由政府官员、专家、风险沟通人员共同制定风险沟通计划；成为第一信息源，最先发布正确信息比纠正错误信息要简单；在沟通中注意表达对公众的关心和同情；显示政府的能力和专家的实力，让民众对政府充满信心；保持诚实和公开。同时，应避免信息混淆，关注公众的反馈并及时回应流言，动员公众参与。

在公共卫生突发事件处理中，风险沟通是危机管理重要的途径和手段之一。当发生突发公共卫生事件时，公众通常难以短时间内对事件有一个清晰的认识，容易产生一些非理性的行为。这时，良好的风险沟通往往能够满足公众特定的心理需求，对于突发事件的控制尤为重要。所以，在实际工作中，风险沟通的具体目标是建立在应对不同事件基础上的，不同的事件对应着不同的工作目标。例如，针对新发传染病疫情，风险沟通以健康教育、行为改变为主；而对于炭疽生物恐怖事件，则以消除民众恐慌、维护社会稳定为目标。中国健康教育专家任学锋认为，风险沟通的目标是：第一，增进公众及媒体对疫情流行状况、控制与防治措施进展的了解；第二，保持、增进卫生部门与公众和媒体的信任关系；第三，要强调公众对疫情流行等的危险认知，普及相关知识；第四，降低公众恐慌与焦虑，增进公众对危机的状态和应对能力的提高。

3.5.4 风险沟通的原则

风险沟通需要遵循一定的原则，虽然不同研究领域对原则有不同的表述，但其基本思想是一致的。

美国国家环境保护局（EPA）在1988年提出了"风险沟通七项基本规则"：第一，接受公众，让公众作为合法的伙伴参与进来；第二，针对不同人群的特点，谨慎计划和评价沟通的策略；第三，倾听公众的声音，了解公众关注的问题；第四，诚实、坦率、公开、如实地反映情况是建立信任的前提；第五，与其他可信赖的资源（如高校学者等）协调合作，共同负担沟通工作；第六，重视媒体的需要，积极与媒体建立长久的信任关系；第七，站在公众的立场表达，语言清晰易懂。

世界卫生组织（WHO）认为，在疾病暴发流行控制过程中，风险沟通跟实验室检测和流行病学调查同等重要，并已被确定为指导公共卫生应对传染病威胁的一项核心能力。2008年世界卫生组织（WHO）疾病暴发沟通指南中提出的风险沟通原则包括建立信任、及时公布信息、保持透明、关注公众和提前预案。

第一，建立信任。信任是沟通的前提和基础。风险沟通对于危机事件涉及的利益相关者之间建立信任十分重要，如果沟通各方均能得到自己想要的信息，他们就能够做出正确的决定以规避风险。在风险管理中，由于政府、专家与大众等利益相关者各自的专业领域和文化背景各不相同，对风险的认知和采取的行为也不同，因此为了有效地预防和降低风险，就需要加强政府、专家及公众等利益相关者之间的沟通，统一对风险的认知，取得相互信任。

第二，及时公布信息。由于突发公共卫生事件的特殊性和疾病的难以控制性，及时发布信息是应对疾病暴发的最好策略。在当今信息时代，信息传播非常迅速，事件相关信息会很快引起新闻媒体和公众的关注。因此，在卫生应急风险沟通工作中，卫生健康行政部门和应急专业人员需反应迅速，提出科学合理的应对策略和信息沟通要点，做到第一时间及时发布信息，积极主动让公众尽快了解突发公共卫生事件的实际情况，掌握舆论主动权。

第三，保持透明。当突发公共卫生事件发生时，公众和相关机构与部门迫切需要知晓政府及卫生行政部门的应对措施及实施情况。政府相关部门和卫生行政部门把应对措施通过媒体、网络、公告等多种形式传达给公众，同时，公众也通过合适的渠道将自身的需求和对事件的态度传递给卫生行政部门及政府相关部门。这种互动交流将使政府相关部门和卫生行政部门的工作得到公众的广泛支持和配合，从而有助于齐心协力应对突发事件。

第四，关注公众。风险沟通是利益相关者，包括个体、群体与机构之间交换风险信息和看法的相互作用过程，它强调公民参与形式与路径、信息透明、利益博弈等。对风险的科学性，公众并非很了解，而且外界很容易影响公众的认识，一般很难纠正形成的某种思维定位。因此，政府部门需要选择合适的渠道主动向公众传递风险事件的实际情况，并及时公布政府部门的有关应对措施。

第五，制定预案。公共卫生工作者要有强烈的危机意识，事前制定卫生应急沟通计划，对政府、公众、医务人员、患者及家属等不同人群应有不同的沟通计划。同时，事前也应对处理突发公共卫生事件的专职或兼职人员进行培训。有了计划，做好了充分准备，才能在突发公共卫生事件出现时科学、有序地开展卫生应急沟通工作。根据世界卫生组织（WHO）制定的技术指南和采取的相关应对措施，中国已制定并及时更新了病例诊断、疫情控制和医院感染防控等方案和技术指南。

我国在2006年发布了《卫生部法定传染病疫情和突发公共卫生事件信息发布方案》，明确指出：突发公共卫生事件后，各地要按照不同级别突发公共卫生事件信息发布的要求，遵循及时主动、准确把握、实事求是、注重效果的原则，开展信息发布工作。

在2009年应对甲型H1N1流感疫情的过程中，我国依据上述原则，在不同阶段及时进行了多种形式的沟通工作，先后发布了《卫生部办公厅关于做好2009年卫生新闻宣传工作的通知》《卫生部新闻宣传手册（第3版）》《我国首例甲型H1N1流感确诊病例信息发布预案》《卫生部新闻办关于做好防控甲型H1N1流感疫情新闻宣传和舆论引导工作的通知》等一系列通知和文件，对疫情的风险沟通工作给予了指导性意见和政策性支持。卫生部还及时编制并公布《卫生部甲型H1N1流感防控工作信息通报》《卫生部甲型H1N1流感疫苗接种工作信息通报》《每日卫生舆情摘报》以及《甲型H1N1流感公众咨询指南》等信息和技术资料，公开、透明、及时、准确地做好甲型H1N1流感防控信息发布工作。中国健康教育中心与清华大学还联合对风险沟通效果进行了评估，调查结果显示，公众对政府的疫情防控措施是满意的。在此次疫情的风险沟通过程中，我国政府通过正确的舆论引导，提高了全社会的参与意识，使大部分公众了解了疫情进展及预防方法，社会反映平稳，取得了卓有成效的社会效果。

3.5.5 风险沟通的模式

风险沟通定义的不断发展和演变也体现了沟通模式的转变过程，风险沟通模式经历了一个从单向沟通向双向沟通模式转变的过程。

早期的风险沟通是一种从专家向决策者再向公众的单向信息传递过程，更多的是从管理者的需要出发，强调信息的灌输功能，而忽略了公众的关注、感受、意见和接受能力。事实上，这种宣教式沟通很难产生预期的效果，也无助于达成风险共识。"对于事实知识的占有量并无法决定他们会忍受多大的风险"，这恰恰是单向风险沟通模式的脆弱性所在。

单向风险沟通模式强调的是技术取向，突出了技术专家和政治权威对风险沟通的管理和控制，但由于专家和公众之间对于风险认知的差距，这种单向的、片面的信息告知容易使公众对风险管理的权威产生不信任感。

随着各类风险事件的层出不穷以及人们对自身安全感的愈发关注，在风险管理过程中，公众越来越多地表现出获得知情权并参与风险决策的意愿，双向风险沟通模式逐步成为研究者们所提倡的一种沟通模式。在该种模式下，利益相关方的兴趣和要求得以充分展示，各方以对等的地位共同商讨可接受的风险等级。双向风险沟通强调的是授权，赋予民众主动思考、提问、建议甚至做出决策的权利。在这个过程中，公众不再是单纯的被动接受，信息的获得也不只来自专家，各利益主体之间是对等的、互动的，沟通内容是多样的。

随着风险沟通模式的转变，其功能定位也出现了演进，它成为一个贯穿风险管理全过程的关键因素。在实际情况中，两种沟通模式往往是相互渗透的。例如，在流感大流行初期，采用政府信息发布的形式可以在较短的时间内完成信息传递任务，告知功能显著，随着流行进展以及信息的逐步完善，要实现影响公众认知、态度和行为的最终目标，必须建立和完善全员参与的双向沟通机制。

3.5.6 风险沟通的方法

风险沟通的基础是人们对风险表征的理解，风险表征是风险评估的重要组成部分，它总结了风险评估的发现和结果。尽管最终的风险评估报告可用于风险沟通，但风险沟通应使用专门的文件体系和策略，即风险沟通时应明确沟通目的，使用通俗易懂的语言，提高可用信息质量，告知利益相关群体并确保他们了解要进行风险沟通的内容是非常重要的。风险沟通的工具包含风险信息的书面、口头或视觉展示，通常还包括如何降低风险的建议。一般来说，交流工具应简单明了，并为使用者提供充分的信息。

风险沟通的方式多种多样，应根据风险事件的发展阶段和沟通对象的不同而采取不同的沟通方式，包括报告、通报、公告、新闻发布会、电视专题报道、热线咨询、电台广播、网站健康专题等。沟通方式的选择应当为信息传达提供支持，如果传达仅是为了提供相关信息，则可采取单向沟通，如还需要从接收方获得反馈，则现场陈述或在线互动可能会更适合。例如，药品不良反应事件可采取的沟通方式包括政府/公司新闻发布、政府/公司网站发布、致医生的信、更改标签说明等。

3.6 健康影响评估

3.6.1 健康影响评估概念

1999年，WHO欧洲卫生政策中心发布了《哥德堡共同声明》，该文件将健康影响评估（Health Impact Assessment, HIA）定义为："健康影响评估是一套程序、方法和工具的组合，用以判断一项政策、计划或项目对人群健康的潜在影响，以及这些影响在人群中的分布情况。"

政策、计划、方案和项目会对人们的出生、成长、生活、工作等健康决定因素产生影响，进而对健康产生积极或消极影响（图3-5）。因此，在实施任何干预措施并将其付诸实践之前，有必要分析其可能对健康造成的影响。这通常需要考虑现有的不平等现象，以及那些更易受到某一特定健康结果影响的群体。因此，HIA主要关注群体水平而不是个人水平的健康决定因素。HIA侧重于健康的环境、社会、文化和经济决定因素，而不是个人特征或行为。此外，HIA旨在支持可持续发展，不仅从当代人的视角出发，还要从子孙后代的角度考虑健康问题。

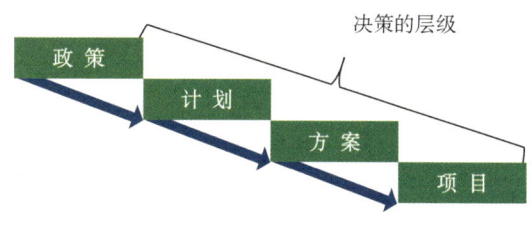

图3-5 决策的层级

虽然HIA的主要重点是人类健康，但绝大多数健康决定因素是由卫生部门以外的部门管理的，因此有效的HIA需要强有力的跨部门合作。HIA还呼吁主要利益相关者（如提案或项目的倡议者、相关专家、决策当局和社区）之间进行协商。

1. HIA是循证决策的工具

通常卫生部门以外的部门采取的措施或做出的决定，对健康造成的影响是直接和公认的。例如，充足的营养显然是保持健康的基础，但人们达到最低收入水平才能保证基础营养。在其他情况下，在卫生部门以外的部门采取的特定公共政策或措施将对人群的健康产生何种影响，是积极的还是消极的，却不太清楚。人们通常能感到这些行动将对他们的健康产生积极或消极的影响，但没有进行评估以确定这种影响的程度。

由于上述原因，卫生部门以外的部门制定政策时，有必要查询资料来评估可能对人群健康产生的影响。同样，我们需要开发并验证分析工具，使其具有方法论方面的严密性。这就意味着要遵循一系列系统化的程序，即在执行政策时，尽可能避免对健康产生的消极影响，同时最大限度地发挥对健康的积极影响。

2. HIA 实施的指导原则

健康影响评估的实施有一系列指导原则，这些原则应贯穿于整个 HIA 过程中。

（1）民主性：公民有权直接参与或通过民选代表参与影响其生活的提案的构想和决策。在坚持这一原则的同时，HIA 的方法应使公众参与进来，向决策者提供信息，并施加影响。应该区分那些自愿暴露于风险的人群和那些被迫暴露在风险的人群。

（2）公平性：希望减少因不同群体内部（和不同群体之间）健康决定因素和（或）健康状况差异而产生的不平等。应特别关注健康影响和弱势群体（可能更容易受到不利影响）的分布情况，并提出建议，改善对群体的影响。

（3）可持续性：良好的健康是支持人类社区可持续发展的基础。这一原则强调："发展应满足当代人的需求，同时又不损害后代人满足其自身需求的能力。"这需要将短期效应和长期效应结合起来，考虑一项提案的潜在健康影响和随后的管理措施。

（4）证据使用的道德性：采用透明和严格的过程来整合和解释证据，综合不同学科和方法并重视所有的证据，公正地提出建议。为了坚持这一价值，HIA 方法应该使用证据来判断影响并提供建议；它不应以支持或驳斥任何建议为出发点，并且应该是严格和透明的。

（5）处理健康问题方法的综合性（多途径）：身体、精神和社会适应能力是由社会各部门的广泛因素（称为更广泛的健康决定因素）所决定的。HIA 方法应基于更广泛的健康决定因素。

3. 可改变的健康决定因素实例

健康的社会决定因素是人们出生、成长、生活、工作和走向衰老的外部条件：即日常生活的背景、行动以及这些行动的结果。世界卫生组织（WHO）社会卫生问题委员会认为，贫困人口的健康状况不佳、国家内部健康方面的社会层级差别以及国家间明显的卫生不平等现象，都是由全球和国家权力、收入、商品和服务分配不平等造成的。由此造成的人民生活中直接可见的情况，如获得卫生保健的机会方面的不公平，学校、教育、工作和休闲条件、家庭、社区、城镇或城市方面的不公平，以及过上富足生活的机会不平等。

虽然年龄、性别和遗传等个人特征存在不平等现象，但它们是不可改变的。HIA 侧重于那些可改进的,并可以在人群水平保护或促进健康的"健康决定因素"。图3-6提供了不同类型的可改进的健康决定因素的例子。

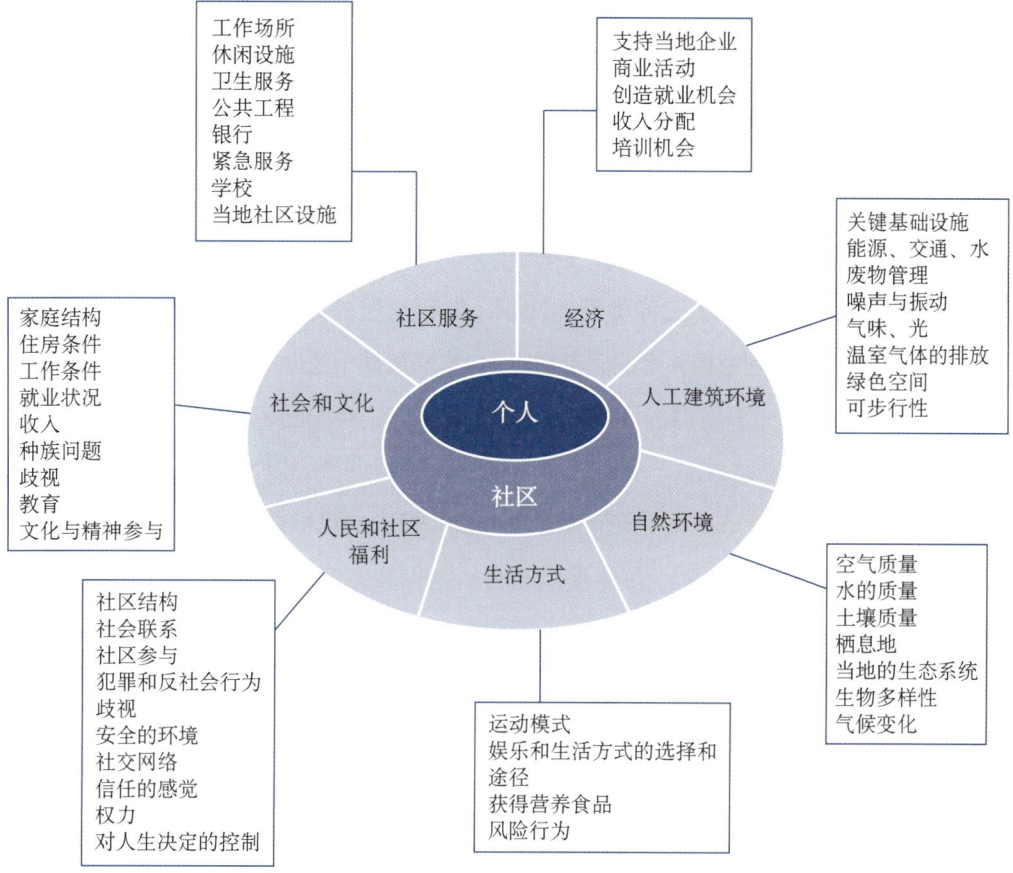

图3-6 可改进的健康决定因素的例子

4. HIA 的常见类型

HIA 的详细程度取决于评估需求的地位和类型,且与该评估需求对周边社区健康潜在影响的范围大小、重要程度有关。以下描述了三种不同层次的 HIA。

(1)快速 HIA。快速健康影响评估通常被用作筛选评估需求的一种手段,以识别活动对健康的潜在影响;主要用于规模较小或不太复杂,或可用的时间和资源都有限的评估需求。社区参与 HIA 的程度较弱,通常仅限于参加一次利益相关方的会议。

(2)常规的 HIA。对于有些类型的评估需求,有时需要开展超越基本文献综述范畴的评估。这些评估需求可能需要额外的数据,但不需要对健康影响进行全面分析。在评估过程中可与利益相关方协商,以确认潜在健康结果和评估方法,进而确定适当的预期成果。这种类型的评估适用于潜在的健康影响不大、可获得的数据较少、社区或政府已经对该评估需求表示关注的情况。

（3）全面、深度的 HIA。全面、深度的 HIA 需要开展广泛的文献检索、对现有数据进行分析，以及从众多的资料来源收集和量化最新的数据，并对评估需求的敏感性（评估需求的微小变动，可能对人群产生的影响）进行具体分析。必须为所有活动制定和商定适当的方法，通常有更加广泛的社区参与。

3.6.2 健康影响评估方法的科学基础

个人的健康受到一系列公共政策的影响，如住房、教育和交通等政策。因此，不同部门出台的政策都有可能对健康产生影响。

一般认为，HIA 结合了三种类型的知识：由利益相关者根据其经验提供的知识（如知情人士访谈、利益相关者的问卷调查）；本地数据（当地的人口、健康、环境、疾病等基础数据）；公开可得的证据，包括文献检索的资料和已经发布的 HIA 报告书。

1. 证据的类型

虽然 HIA 不试图揭示绝对和无可争辩的事实，但它的目标是提出基于对全面均衡证据的合理解释、合理建议。尽量使用符合科学标准的信息，以使得建议有充分的根据。

HIA 通常需要综合流行病学、毒理学和社会学研究等多学科的证据，使用广泛多样的方法，以及使用多学科和多领域的定量与定性研究的结果。

2. 证据的质量

证据的质量以及结果和结论的有效性，首先取决于研究设计的适当性，其次取决于研究的执行情况。不同类型 HIA 研究的范围不同，意味着在审查 HIA 文献时需要多套质量标准。

3. 研究领域的范围

由于 HIA 最常见的目的是评估医疗行业以外评估需求的影响，因此除了卫生健康领域，还需要从其他研究领域获得关于对健康有潜在影响的决定因素的信息；但是在跨学科的评估中，有时候识别和获取这些跨领域的研究有一定难度。

检索是文献综述的关键步骤。这需要时间和专业知识，并要求熟悉现有的文献。由于在不同研究领域进行文献检索时可能会有一定难度，因此可以与有检索经验的、能够制定敏感和具体检索策略的专业人员合作。

另外一类主要的信息来源可能是"灰色文献"，即各种不同机构和单位内部的技术报告，其存档情况各不相同，虽没有公开发表，但有时候非常重要。

澳大利亚、新西兰、英国、美国等国外的有关 HIA 网站公开发布了一些健康影响评估的报告书，可供下载、学习和借鉴，例如 http://hiaconnect.edu.au/。但在常用的期刊搜索平台上，关于 HIA 的方法论的论文或 HIA 的报告却很少。

4. 证据的组合

关于系统性综述和荟萃（Meta）分析的文章很多，这些综述和 Meta 分析通常用于干预研究，但也用于流行病学和心理学。将各种研究设计和一系列学科中收集的信息结合起来对 HIA 更有用，但这也更为复杂。非统计性证据的整合往往仅限于叙述。现在流行从定性研究中整合证据的方法以及贝叶斯方法，它整合了定量和定性证据。这些技术需要在 HIA 的证据审查中进行进一步的验证。

3.6.3 健康影响评估实施程序

HIA 是一种系统的、灵活的方式，可以根据现有的最佳证据，获取如何改进、干预有关设计和决策的信息。

如前所述，编制的 HIA 方案的具体阶段数目可以有所不同；但方案的内容必须完整。本节中描述的 HIA 步骤和内容与其他指南非常相似，可以分为两大部分。

第一部分涉及干预措施如何成功地对健康的社会决定因素产生影响（步骤一和步骤二）。

第二部分试图解释干预措施如何影响决定因素，而这些决定因素又将对人群的健康产生影响（步骤三、步骤四和步骤五）。

当这个过程是一个简单的五步过程时，它会被认为是一个技术性的过程。在本节中，"干预"一词可指任何政策、计划、方案或项目。HIA 的流程图如图 3-7 所示。

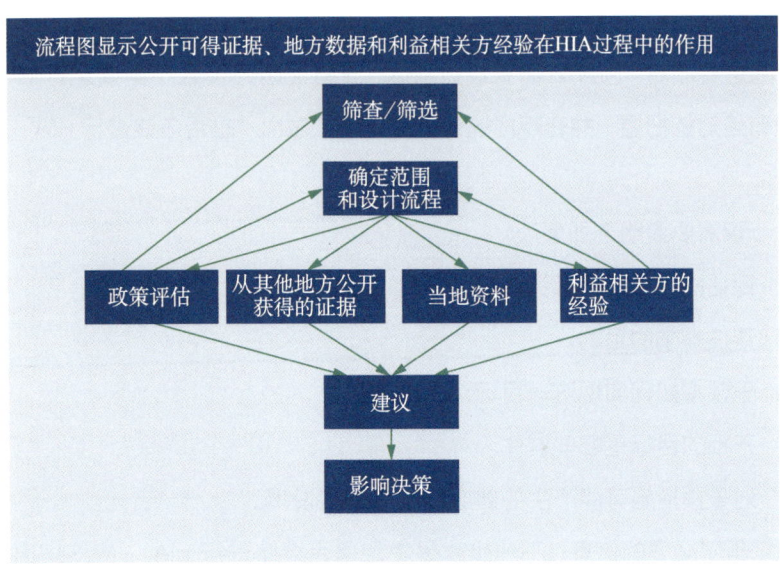

图 3-7　HIA 的流程图

1. 步骤一：筛查/筛选

在这一步骤中，首先需要决定是否有必要对待审议的评估需求进行健康影响评估，这取决于是否有能力回答下列各段中一系列问题。这些问题将与其他相关方共同回答。能够回答的问题越少，对 HIA 的需求就越大。然而，这不应是进行 HIA 的唯一考虑因素，还应该决定 HIA 的类型是快速的、常规的，还是深入的。这意味着在谈到筛查或筛选时，必须提出以下问题：这项建议对人群健康或对影响人群健康的社会决定因素可能产生什么影响？

这一步骤应能够初步、快速说明评估需求可能对不同人群产生的影响，目的是提供是否需要进行 HIA 的信息。

以下是在此步骤中需要回答的问题：

（1）这种干预是否有可能对健康产生影响？

（2）哪些人群（主要是弱势群体）可能会受到影响？

（3）可能的影响范围是什么？是积极的还是消极的影响？

（4）需要进行哪种类型的 HIA：快速的、常规的，还是深度的？

此外，还应该：

（5）对评估需求及其基本原理和目标有一个清晰、准确的描述。

（6）尽可能提供生活在受影响地区的不同群体的基本情况。

（7）在第一次会议之前，将所有信息分发给相关人员。

在筛选时，建议与所有的利益相关方召开会议。

在 HIA 中，筛查或筛选是一种工具，它提供了记录必要信息的手段。如果情况需要，重要的是要证明：为什么需要进行 HIA，或者证明为什么不需要进行 HIA。在这方面必须有绝对的把握，并有现成的证据来证明：做出"是否应该进行 HIA"的决定是合理的。

这一步骤需要查明下列事项：

（1）评估需求发起的部门。

（2）评估需求的目的。

（3）干预将如何实现这一目标。

（4）干预的目标是哪些群体。

（5）对干预措施可能产生的健康影响的初步设想。

一旦获得了必要的信息，下一步就是决定是否继续进行 HIA。应该指出的是，所有可获得的信息必须在规定的最后期限之前与所有有关部门共享，以便在适当的时候就是否进行 HIA 做出决定。

2. 步骤二：确定范围和设计流程

这一步骤涉及 HIA 的范围和流程设计，由参与 HIA 的人员确定职权范围和协商一致的计划。完成此步骤需要回答以下问题：

（1）评估的时间范围是什么？

（2）干预的地理边界是什么？

（3）评估应侧重于健康的哪些影响或社会决定因素？

（4）有多少财政资源和多少人力资源可用于评估？

（5）考虑到时间框架和可用资源，何种类型的 HIA 是必要的或可能的？

（6）谁是不同的利益相关方，他们应该如何参与 HIA？

（7）是否有必要成立指导委员会？如果是，将包括谁在其中？

（8）每个利益相关者的职责和责任是什么？

（9）决策者应该如何参与？

（10）HIA 是应在执行机构（即卫生部门）内部拟订，还是多部门合作拟订？

（11）用什么方法来收集证据？

1）时间框架和截止日期

有必要将 HIA 的时间框架和制定干预措施所需的时间结合起来综合考虑。为了在政策方案完成和实施之前能够影响到干预措施，HIA 应该有足够的预留时间。这将及时为决策提供有用的信息，而不是在决策已经做出之后进行事后分析。在决定准备何种类型的 HIA 时，时间框架是一个重要因素。同样，应该为 HIA 的实施设定时间框架和最后期限。

2）地理边界

有必要考虑 HIA 的地理边界。地理边界是指干预将包含的地理空间，即被区别对待的那块区域。一些影响因素可以与部分未受直接影响的群体产生相互作用，这意味着，为了分析其影响及其背后的原因，确定干预的既定地理界限是至关重要的。

根据评估的地理范围，有必要了解以前是否在卫生、社会保障和福利等领域对当地的发展战略进行过评估。这些类型的文件（如果存在的话）将有助于更好地确定健康影响，可以作为执行 HIA 的关键信息来源。

3）关注点

为了确保以尽可能最佳的方式利用资源，需要重视最可能产生的影响，而这反过来又将对群体的健康和健康的公平性产生巨大的潜在影响。前一步的筛查/筛选步骤，有助于确定评估应重点关注的影响领域。为此，需要回答以下问题：

（1）哪些健康的社会决定因素最有可能受到影响？哪一个会对健康产生最大的影响？

（2）评估应关注哪些群体？

4）资源

根据可用资金的多少和工作小时数，来确定可用资源的数量。在设计这一进程时，应尽可能充分利用现有的资源。如果HIA以常规方式进行，则需要为这些活动指定资源。提供这些资源的依据在于，这是对改进规划和决策过程的一种投资。同样，在评估重要政策时，有必要进行全面、深入的HIA，这需要详尽的工作、额外的数据收集和全面的文献综述。

5）评估的层次

评估的层次取决于可获得的时间和资源，以及正在评估的干预措施的复杂性。评估越深入，需要的时间就越长、文献综述就越详尽、数据收集和专家咨询的数量也就越大。

6）指导委员会

必须建立一个指导委员会，以便分配工作，保障所有行动者的广泛参与，并保证利益相关方都参与这一进程。指导委员会必须考虑让那些能够贡献特定知识的人的参与，特别是来自不同群体的代表，以便了解他们各自群体的背景，以及拟议的干预措施如何影响到这一群体。另外，应该让来自公共卫生部门、社会科学、流行病学、环境卫生、社会发展和卫生经济学的专家也参加到指导委员会中，这里仅列举部分部门或学科，而并非局限于此。

利益相关者是指所有可能受到干预措施的影响、参与其制定和实施过程的人。应决定如何使各利益相关方参与这一过程，即确定参与这一过程的每一个人的角色和作用，并在必要时规定哪些人将作为提供证据的专家，哪些人作为指导委员会成员，哪些人接收报告或信息。

关键决策者的参与对于宣传HIA和提高人们对其重要性的认识非常重要。因此，应该制定完善的计划，以最适当的方式确保他们充分参与。后者意味着指导委员会有责任向决策者通报HIA的进展和结果，以便影响政策的制定。

3. 步骤三：进行健康影响评估

健康影响评估是HIA过程的一个基本步骤，用来确定对健康可能产生的影响。在这一步骤中，所有可能的信息都会被汇编成干预将产生的各种可能影响，包括影响的性质、程度、概率和分布。此外，它还为健康状况不佳的群体提供了一个机会，以查明确定如何最大限度地提高健康效益、降低风险。

这一步骤的最终目标是：在确定干预措施时，预测可能对健康产生的影响。在这一步骤中应该考虑到一系列的注意事项，如下所列。

1）对干预措施有充分的了解

这一步骤意味着参与者应该已经对所研究的干预措施有了准确的了解，因为第一步（筛查/筛选）已经决定了是否有必要进行 HIA。在某些情况下，认为已经汇编和记录的信息是充分的。然而，在有些情况下，需要获得比第一步更详细的对干预措施的了解信息。

指派进行 HIA 的人员负责收集所有所需的信息，以充分了解干预措施。HIA 负责人应向其他利益相关者展示这些结果，以便他们能够充分了解干预的内容。

2）分析人群的健康状况，确定或审查其社会决定因素

确定和记录各类不同群体的初始健康状况以及健康的社会决定因素，这就是所谓的"分析"。在此基础上，可以预见对群体健康和健康公平性可能产生的影响。

"人群健康状况及其社会决定因素"是指特定群体的健康特征和社会决定因素。应优先考虑脆弱群体或处境不利群体的概况（提供更详细的资料），以便能够促进缩小健康方面的差距。

上述人群概况中应列出的重要资料如下（以摘要形式呈现）：

（1）群体的人口学特征，如将人口按照年龄和性别、人口规模、社会经济地位、失业水平、收入进行分类。

（2）各类群体的健康指标，如死亡率、发病率、残疾或出生率。

（3）健康的行为指标，包括酒精或烟草消费、吸毒状况、饮食习惯、体育活动情况或缺少活动。

（4）环境指标，如空气、水或土壤质量，住房和工作条件，以及其他相关方面。

（5）服务的可及性，包括公共服务和个人服务。

3）收集、利用资料和证据

有价值的证据不仅来自专业人员，还来自不被视为专家但能代表群体的人。这意味着要咨询某些特定领域的专家或者社会团体代表们的意见。无论证据的来源如何，任何有用的证据都应予以考虑。在 HIA 中，特别重要的是强调信息来源的可靠性，信息来源应始终值得信赖，并在 HIA 报告中提及所用证据的优点和缺点。

事实上，大量基于证据的信息存在于不同的主题领域，因此应使用能获得的各类有用的信息。有了技术资源和管理这些资源的有技能的人员，就可以便利地获取基于证据的数据（循证数据）。

最好同时考虑使用定量和定性的证据。例如，可以计算出交通流量引起的颗粒物

污染的增加。随后根据颗粒物的污染水平，可以对受影响群体的健康影响进行量化。但是，有一些事件的健康影响是难以测量的。例如，学校关闭或无法上学，可以对群体的健康产生重要影响。通过定性方法表达这种影响的最佳方式，便是调查受影响人员的经历、期望和感受。

需要检索所有先前已经存在的、描述了目前正在评估的健康影响的 HIA 报告。检索范围不应局限于以往的健康评估报告，还应包括其他类型的健康评估（如环境风险评估）、相似主题的研究，以及能够提供证据证明健康影响或其社会决定因素的其他工作成果。来自其他国家的资料也可能非常有用，部分可以借鉴。

证据的来源丰富多样。应利用在规定的时间范围内能够获得的所有证据，整合所有可用资源。以下列出了可能的证据来源，并非详尽无遗，而是作为一种引导，旨在启发思路。

（1）有关人口群体的现有资料。

（2）系统地获得有关健康、失业、犯罪和空气质量等问题的统计资料。

（3）人群居住条件调查。

（4）社区概况（关于地方一级的更详细信息）。

（5）不同人群的关注点（如果有这方面的信息）。

（6）既需要又可用的辅助信息分析。

（7）民意调查。

（8）其他类型的调查和研究项目。

专家意见主要包括以下几个方面：

（1）专业人士和被视为专家且其知识和观点值得信赖的人士的观点。

（2）来自学术界专门从事评估领域的专业代表的意见。

（3）基于模型的预测（若模型不存在，则创建模型）。

（4）在其他地方实施的类似该评估需求的可用信息（案例研究）。

4）确定受影响的健康社会决定因素，并估计其对健康的可能影响

HIA 的一个基本要素是确定健康的哪些社会决定因素受到影响以及如何受到影响。根据这些信息，可估计它们对健康的可能影响以及它们将如何表现出来。

"影响"一词，既指其积极的方面，也指其消极的方面。同样，有必要评估积极影响是否会超过消极影响。无论如何，HIA 的主要目标之一是使评估结果的应用更符合健康要求（使其更健康），或者在一开始不健康的情况下使其变得健康。与此同时，应始终强调减少健康不平等现象的重要性。

5）描述影响

可能产生的健康影响可以用多种方式描述。但是至少应分析以下内容：

（1）影响的发生概率，根据其概率确定评估需求产生的健康影响是确定的、可能的还是假设的。

（2）影响程度，确定可能受到影响的人口比例。

（3）影响的持续时间，确定影响是否会在数周、数月或数年内发生。在某些情况下，为了实现预期的长期利益，可能需要承受短期内的健康危害。

（4）影响的分布，确定评估需求将会影响到的不同人群。可能会出现这样的情况，即一项评估需求有利于某一特定群体，但损害了另一群体。就此而言，有必要适当地识别不同的影响，以及谁将是从干预中受益的"赢家"，谁将是不受益的"输家"。还必须根据这些干预措施对健康可能产生的影响，确定应优先考虑哪些影响。

矩阵作为一种非常有用的可视化工具，可用于组织和构造可能对健康产生影响的证据。健康影响矩阵综合了可能影响人群健康的关键结果。表3-6提供了健康影响矩阵的模板。

表3-6 健康影响的矩阵格式

可能的健康影响	影响的趋势	影响的量级	影响发生的概率
一般人群	积极的	从1到5打分	高、低或不确定
	没有明显的改变	—	—
	消极的	从1到5打分	高、低或不确定
健康不公平	积极的	从1到5打分	高、低或不确定
	没有明显的改变	—	—
	消极的	从1到5打分	高、低或不确定

注：资料来源2004年基于EPHIA项目组。数量级从对健康最小的积极影响（1）延伸到对健康最大的积极影响（5）；负刻度也是如此，从对健康的损害最小（-1）到损害最大（-5）。

6）确定改善健康和福利的机会

一旦确定评估需求可能对健康产生的影响，下一步就是与所有利益相关者举行会议。这里的目标是研究可能存在哪些机会，可以最大限度地提高任何可能的健康效益，并最大限度地减少任何可能的健康危害。

参与这一过程的利益相关者越多，HIA产生的建议会更加具有可行性，更有可能被接受。

4. 步骤四：提出建议，证明其合理性，并起草HIA报告

在此步骤中，可以观察HIA的结果。根据在步骤三中得出的结论，进而提出建议，以改进干预措施，减轻不利的影响，促进积极的方面。每项建议都应以其各自的

证据为依据，并以准确的数据作为支撑。表 3-7 列出了在提出建议时应遵循的一套准则，显示了涉及对人群和不同弱势群体影响的各种假设情况。

在提出建议的同时，还要准备 HIA 最终报告。报告中应包括流程、如何进行、采取了哪些步骤以及汇编的所有信息。这一步骤必须透明，建议是如何产生应该是有凭有据的。HIA 的局限性也应该被提及，明确哪些领域仍需要调查，以便获得更多的知识和更高质量的证据。

表 3-7　用于总结健康影响评估和拟定建议的矩阵

		弱势群体		
		积极影响	没有明显的改变	消极影响
一般人群	积极影响	每个人的健康福利	人群的健康福利	人群受益，但弱势群体的健康受到损害
		想办法通过政策来增加健康福利	试着修改政策，使弱势群体的健康也能受益	尽量修改政策，至少不损害弱势群体的健康（或者，如果可能的话，使其受益）
	没有明显改变	弱势群体的健康受益	没有人的健康受益	人群的健康得不到好处，弱势群体的健康受到损害
		努力确保全体人群的健康也能受益，同时不减少弱势群体已经获得的任何好处	试着修改政策，使每个人的健康受益，特别是弱势群体	设法修改政策，以消除对弱势群体的危害，并在可能的情况下使每个人的健康受益
	消极改变	弱势群体的健康受益，但人群的健康受损	人群的健康受到影响	每个人的健康受到损害
		努力确保人群的健康不受影响，同时不减少弱势群体的利益	拒绝这项政策，并努力确保人民的健康不受影响，使处境不利的群体受益，即使是小幅度地受益	反对这一政策。试着重新设计它，在不损害任何人健康的情况下达到同样的目标（如果可能的话，改善弱势群体的健康）

注：来源为 Based on Wheel（2005）。

建议和报告都应该公开，并且应提供给所有利益相关方和受干预影响的群体。可以使用许多不同的格式（简单列表、矩阵、更详尽的报告）来表示信息，应针对目标受众，为报告选择风格和格式。这些建议将提交给政策制定者和决策者，以及那些在行动层面做出实际决定的人。与此同时，执行摘要应与最后报告一起提交。

在向政策和决策者提交建议和 HIA 最终报告之前，应该对利益相关方、受干预措施影响的人和专家的意见进行审查。

表 3-7 给出了一个矩阵，该矩阵有两种用途。首先，它有助于总结 HIA 中获得的结果；其次，它是制定建议的准则。

值得注意的是，HIA 的目的不是做出决策本身或为特定实体做出决策。相反，它是知情、透明、循证决策的工具。HIA 的建议是否被考虑取决于负责该评估需求的政策制定者和决策者本身。

5. 步骤五：监控和评价流程

HIA 的目标是在充分了解后果的情况下进行决策。这意味着确定利益相关方和受影响人群是否认为这是有用的，以及这是否成功影响了决策和实施了干预措施。这将有助于评估 HIA 流程的有效性，以提高决策者的敏感性和影响力，并制定与健康和健康差异有关的政策。同时，应尝试对 HIA 报告预测的影响进行评价。根据 HIA 所做的假设和预测，可以设计后续的监测方案，包括对公共卫生预期影响的评价。

评估 HIA 成功影响决策和制定干预措施的程度，并确定其能在多大程度上提高所有利益相关方的认识，需要回答以下问题：

（1）HIA 如何用于干预措施的实施过程？

（2）HIA 如何修改干预方案？

（3）这些建议是否被接受和实施？如果是，如何以及何时被接受和实施？若不是，原因是什么？

（4）是否存在 HIA 中未预见到的影响？如果有，是哪些？（例如，实现良好的跨部门和多学科团队合作，或向其他部门宣传卫生的重要性）。

HIA 评估和报告还将为以下方面工作提供了可能：

（1）后续行动。

（2）观察事情是否按预期进行以及其原因。

（3）确定完成评估和报告所需的时间和资源。

（4）注意评估和报告过程中出现的困难，并找出解决方法。

（5）找出需要改进的地方以及如何改进。

这类文件被认为是一种学习资源，应作为今后发展的基础加以共享和传播。

图 3-8 显示了 HIA 流程中需要遵循步骤的概要，以及它们各自的顺序。

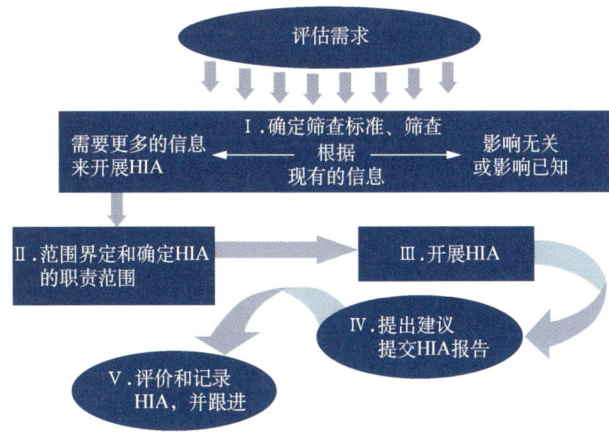

图 3-8 HIA 需要遵循的步骤

3.7 案例

3.7.1 传染病风险应急案例——上海市 2016 年寨卡病毒病输入疫情的风险评估

1. 评估背景

2016 年 2 月 1 日，世界卫生组织（WHO）宣布将巴西近期报告的小头畸形和其他神经系统疾病聚集性病例，确定为"国际关注的突发公共卫生事件"。2 个月后，我国相继输入 13 例病例。

2. 评估目的

从寨卡病毒病的全球疫情、上海市病媒监测和控制情况、实验室检测能力储备、上海市进境口岸检测情况等方面，对本市寨卡病毒病的输入和传播风险进行识别、分析和研判，为相关部门和人群提出有针对性的预防及控制措施，以便更有效地做好各项应急准备和防控工作。

3. 评估方法

上海市疾病预防控制中心（简称"市疾控中心"）于 2016 年 2 月 26 日邀请了 11 位来自上海市卫生和计划生育委员会、上海市爱国卫生运动委员会办公室、上海出入境检验检疫局和上海市疾控中心从事流行病学、应急管理、微生物检测、病媒生物控制等领域的专家，采用专家会商法对当时寨卡病毒病的疫情进行了疫情分析与风险评估，并对下一步的防控措施提出了建议。

4. 资料来源

（1）寨卡病毒病疾病知识。寨卡病毒病疾病基础知识和研究进展来自相关文献。

（2）全球疫情进展。全球寨卡病毒病疫情信息来自世界卫生组织（WHO）官方网站、国家和上海市卫生和计划生育委员会官网及有关媒体信息。

（3）蚊媒监测信息。上海市蚊媒监测信息来自上海市疾控中心等相关部门监测数据。

（4）其他信息。联防联控信息，如疫情国家和地区进境人员信息来自上海进出境检验检疫局。

5. 评估结果

1）风险识别

（1）寨卡病毒病的基本认识。

寨卡病毒于 1947 年从乌干达恒河猴体内分离，为一种正向单链 RNA 病毒，属于黄病毒科黄病毒属，潜伏期为 3~12 d，感染者约 20% 发病，症状较轻，主要临床表现为发热、皮疹、关节痛、肌肉痛和结膜炎等，发热多为中低热，皮疹多为斑丘疹。该病临床上容易与登革热或基孔肯雅热混淆，不过死亡病例少见报道。近期研究表明寨卡病毒病有新生儿小头畸形、格林巴利综合征等并发症，但二者之间确切的病因关系有待研究。该病无特效药物治疗和疫苗可预防，主要为对症治疗，症状一般持续 2~7 d 后自行好转，为自限性疾病。

寨卡病毒病主要通过蚊虫叮咬传播，有研究在孕妇胎盘中检测出寨卡病毒，提示感染的孕妇可能会在分娩过程中传播给新生儿，也有可能通过输血或性接触进行传播。患者、隐性感染者和感染寨卡病毒的非人灵长类动物是该病可能的传染源。埃及伊蚊是主要的传播媒介，白纹伊蚊、非洲伊蚊、黄头伊蚊等多种伊蚊属蚊虫也可能传播该病毒。

（2）疫情概况。

自 2007 以后，截至 2016 年 2 月 19 日，全球已有 48 个国家或地区报告寨卡病毒病的本地传播。根据世界卫生组织（WHO）的统计，美洲地区共报告了寨卡病毒病病例 127 962 例，其中确诊病例 2 566 例。

巴西为本次寨卡病毒暴发疫情最严重的国家，据巴西卫生部门估计，自 2015 年 5 月巴西暴发疫情后，巴西可能已有多达 150 万例的寨卡病毒感染病例。

哥伦比亚的寨卡病毒暴发疫情已发展为仅次于巴西疫情规模，自 2015 年 10 月以来，已报告 31 555 例寨卡病毒病病例，其中确诊病例 1 504 例。

截至 2016 年 2 月 23 日，中国大陆累计报告 5 例输入性寨卡病毒感染病例。浙江省报告 3 例，江西省、广东省各报告 1 例，5 例病例均为男性，其中有 1 例为 8 岁儿童，其余 4 例平均年龄 35 岁，第 1 例和第 2 例均有委内瑞拉旅行史，第 3、4、5 例为同团旅游人员，有斐济和萨摩亚旅游史。首例病例已痊愈出院，其余 4 例病例仍在医院隔离治疗，病情已明显好转。

2016 年 1 月 10 日，中国台湾在桃园机场口岸检疫中发现一名来自泰国的寨卡病毒病病例，为 24 岁男性。

截至 2016 年 2 月 23 日，上海市无寨卡病毒病报告。

（3）上海市蚊媒监测情况。

上海市虫媒传染病监测未发现寨卡病毒的传播媒介埃及伊蚊和非洲伊蚊。2015 年本市监测结果表明成蚊密度处于历史一般水平，夏季白纹伊蚊的密度较高，但 2015 年白纹伊蚊密度较前两年有所下降。

2016 年 1 月，上海市越冬蚊监测未监测到伊蚊蚊种。

(4)上海市已采取的应对措施。

第一,密切开展舆情监测。上海市疾控中心密切追踪寨卡病毒病疫情动态,及时掌握世界卫生组织(WHO)、美国疾控中心、欧盟疾控中心等机构的风险评估及相关技术文件。每周编制一份舆情监测快报,完成4份快报。

第二,举办技术培训。2016年2月19日举办全市寨卡病毒病防控培训会议。参会人员为市区疾控中心相关专业人员。培训内容包括寨卡病毒病的临床、流行病学、防控要点、应急处置工作流程等。

第三,开展联防联控。卫生、口岸进出境和商委等部门之间建立了联防联控工作机制。口岸加强人员检疫和通报工作,对来自南美、中美等病例报告地区的发热病例重点关注,开展监测和检测;商委将归国劳务情况反馈给口岸。

第四,开展实验室检测能力储备。上海市疾控中心已经开展了寨卡病毒核酸检测的技术储备,合成了引物探针,并且储备了登革热、基孔肯雅热等黄病毒属的鉴别诊断试剂,同时已经收到中国疾控中心下发的核酸检测试剂,可以开展寨卡病毒病相关实验室检测工作。

第五,做好虫媒传染病防控工作。上海一直重视虫媒传染病防控,要求医疗机构对登革热、基孔肯雅热等虫媒传染病开展病例报告,并开展流行病学调查处置。同时也开展相关的监测工作,如健康人群血清学监测、蚊虫媒介和中间宿主监测。

第六,开展健康宣教。通过上海市疾控中心官方微信和新闻媒体等多种平台对市民进行健康宣教,如新闻综合频道"夜线约见"栏目中解读寨卡病毒以及回复中央广播电台上海记者寨卡病毒病最新动态和防控措施。

2)风险分析

(1)可能性分析。

输入可能性:寨卡病毒病的疫情处在全球性的增加和扩散时期,寨卡病毒本土流行国家较多,上海作为国际性大都市,与寨卡病毒病高发国家和地区的人员往来交流非常频繁,因此不排除输入疫情的可能。

发生输入性病例后的传播可能性:当时上海处于冬春季,伊蚊密度低无法形成有效传播,故一旦疫情输入发生本地扩散的可能性低。但是上海部分地区夏秋季节伊蚊密度较高,一旦有病例输入,不排除发生本地传播扩散的可能。

(2)后果严重性分析。

输入后果:上海尚无寨卡病毒病输入性病例发生,公众对其认识有限,一旦发生输入性病例,容易造成较为严重的不良社会影响。

输入后造成继发传播的后果:非孕妇的普通人群感染寨卡病毒的临床症状较轻,

但孕妇感染该病毒后可能会发生新生儿小头畸形，而且该病无特效药物治疗和疫苗可预防，因此，一旦发生寨卡病毒病输入并造成继发传播，对于孕妇这类特殊人群后果严重程度较高。

3）风险评价

上海与寨卡病毒病疫情国家人员往来密切，存在病例输入上海的风险。

一旦发生输入性病例后，冬春季节在上海扩散的风险极低，夏秋季节不排除在本市蚊媒密度较高地区发生本地传播扩散的风险。

因寨卡病毒病对普通人群的风险较低，对孕妇等重点人群风险较高，需特殊关注。

6. 风险管理建议

（1）关注国际和国内疫情动态，进一步开展舆情监测和风险评估。

开展舆情监测，密切追踪寨卡病毒病国际和国内疫情进展信息；同时开展动态风险评估，根据疫情及相关情况变化采取合适的防控措施。

（2）进一步加强联防联控工作机制。

进一步加强与口岸进出境等部门之间的联防联控机制，确定一旦发现可疑病例各部门之间的处置流程及职责；市疾控中心承担寨卡病毒病防控的技术支撑工作。

发布旅行健康提示信息，协助外交、商务、旅游、口岸等部门做好前往寨卡病毒病流行区旅行者和海外中国公民的宣传教育和健康提示工作。

（3）加强病例监测和可疑病例的报告，注意询问流行病学史。

各级各类医疗机构发现发热、皮疹、肌肉关节痛的患者时，应注意询问患者的流行病学史，若发现可疑病例应及时报告。

对于新生儿出现小头畸形的产妇，需询问寨卡病毒疫区可疑流行病学史，如有也需考虑感染过寨卡病毒的可能。

（4）做好应急准备和实验室能力建设，及时开展应急处置。

根据国家寨卡病毒病防控工作方案，进一步梳理、规范针对该病毒的防控和应急处置的流程和技术方法；对应急流调队伍开展病例发现、报告和调查处置培训；加强实验室检测能力建设，做好技术和人员准备。确保一旦病例输入，及时发现、及时处置。

（5）加强蚊媒监测，大力开展爱国卫生运动，控制蚊媒密度。

开展媒介伊蚊监测，根据媒介监测数据、媒介传染病发病情况及风险评估结果，适时增加监测点数和频次。发现寨卡病毒病病例时，立即启动应急监测。

集中开展以灭蚊为主题的环境卫生整治活动，有效控制本市蚊媒密度，降低寨卡病毒的传播风险。

（6）加强与媒体的风险沟通，进一步加强健康宣教工作。

加强与媒体的风险沟通，营造良性的舆论氛围，避免市民产生不必要的恐慌情绪。落实对于重点人群的健康提示，向市民宣教防蚊灭蚊的知识，清理蚊虫孳生的环境。

3.7.2 健康影响评估案例——上海市浦东新区职业病危害因素在线监测实施方案的健康影响评估

1. 案例背景

浦东新区作为上海市经济建设的核心功能区，工业企业众多，产业门类齐全，职业人群数量众多，职业病仍是对浦东职业人群的一大重要威胁。为进一步保护劳动者职业健康，《上海市卫生健康发展"十四五"规划》要求"推进职业病危害精准防控，建立噪声、高危粉尘、高毒物品等在线监测体系"。为落实相关要求及文件精神，建立新形势下工作场所职业病危害因素实时在线监测体系，浦东新区特制定了《浦东新区职业病危害因素在线监测方案》。

为确定和评估浦东新区职业病危害因素在线监测实施方案对相关企业工人、医疗机构放射科从业人员、企业周边社区以及浦东新区居民的健康影响范围，上海市疾控中心环境健康科对此方案开展了健康影响评估工作。

2. 评估方法

评估方法包括：文献资料综述、现场调查、专家咨询、问卷调查、检查表法、类比法、经验法等方法。

3. 评估步骤

1）步骤一：筛查

筛查步骤集中于以下几个方面：

（1）确定目标人群，尽可能精确（在线监测实施方案影响到哪些人）。

（2）确定"在线监测"实施方案的基本假设（在线监测实施方案的必要性，在线监测实施方案的主要内容等）。

（3）确定在线监测实施方案和健康之间的任何潜在的联系（直接的和间接的）。

（4）确定最可能受在线监测实施方案影响的所有群体。

（5）确定一些潜在的公平性问题。

（6）确定在线监测实施方案对卫生公平性的潜在影响（有意的和无意的、积极的和消极的）。

（7）确定 HIA 开展的范围。

2）步骤二：范围界定

这一阶段的目的是确定评估级别、评估的范围和内容，并识别关键影响评估因素。

在界定范围阶段，由于时间等因素制约，项目组决定进行中级水平的HIA。评估的时间范围包括：浦东新区职业病危害因素在线监测方案的制定与起草完成阶段。本案例评估地理范围包括参加试点的工业企业及其周边社区。人群范围包括企业内部的一线工人和企业周边的居民等。方案实施后的长期影响范围，包括整个浦东新区。"在线监测方案"的评估范围包括：方案制定的背景、目标、监测的主要内容、具体实施办法、组织保障与分工等。对浦东新区"在线监测方案"实施过程中可能产生的健康影响，提出相应的防护措施、对策和建议。通过收集分析"在线监测方案"相关资料，明确健康影响评估关键点，确定纳入评估的健康影响因素和健康效应及其代表性指标（表3-8），评估健康影响及影响程度并提出措施建议。

表3-8 纳入评估的健康影响因素

分类	种类	因素
当地/社区	安全	劳动保护、毒气泄漏、火灾、爆炸
	环境	空气、水、土壤
	职业病危害	噪声、粉尘、有害气体、电离辐射
	生态	粮食生产、动植物生长
	经济	可持续性、稳定性、工伤事故赔偿
公共服务	人群健康	身体健康、心理健康、人身安全、职业卫生防护、职业伤害、职业健康意识、健康行为、健康教育
	卫生应急	职业病防控、突发事件应急响应
就业/工作人员	工作效率	注意力、动作准确性、协调性、耐力、创造性
	就业	工人就业的稳定性、归属感、离职倾向

3）步骤三：资料收集

主要从以下方面收集资料：①文献检索；②问卷调查/关键知情人访谈/专家咨询；③人口与健康资料。同时，收集项目立项报告、初步设计说明等其他资料。文献检索的参数具体到安装职业卫生监测系统可能的健康影响，具体包括对员工的职业健康、心理健康的影响；不同种类企业获得服务的可及性、公平性、依从性；对社会经济发展的影响。采用自制的调查量表，通过专业在线问卷调查平台，对医务人员及工人进行问卷调查。在界定评价范围、评估方案初稿审核、评估报告初稿审核等关键节点，选取5位专家开展专家咨询，听取专家修订意见。在评估阶段，通过电话咨询7位国内在职业卫生技术服务领域资深专家学者，听取他们对"在线监测方案"可能存在健康影响的意见和建议。

4）步骤四：评估

为了开展评估，项目小组编制了评估矩阵（图3-9），包括健康影响、信息来源、受影响群体、受影响人数以及健康影响的后果和可能性。该矩阵有助于评估浦东新区职业病危害因素在线监测方案的健康影响。

不良事件严重程度评估分级模型（四级）
1=低风险　　2=中等风险　　3=高风险　　4=极高风险

		后果的严重程度				
		轻微	较轻	一般	较重	严重
可能性	极不可能	1	1	2	2	3
	不太可能	1	1	2	3	4
	可能	1	2	3	3	4
	很可能	1	2	3	4	4
	极有可能	2	2	3	4	4

图3-9　健康影响评估矩阵

（1）浦东新区职业与放射卫生概况。

通过查阅《上海浦东新区统计年鉴2020》的统计数据，描述了浦东新区职业病危害现状、工作场所职业病危害因素监测情况、放射卫生等方面的现状。

（2）健康影响评估的分级。

综合文献综述、问卷调查和专家咨询结果，结合可能的影响人数和发生的频率等因素，针对"在线监测方案"对一线作业人员和企业周边社区居民的健康影响评估进行了分级。评估结果见表3-9、表3-10。

表3-9　"在线监测方案"实施的健康影响评估（积极影响）

	优先级	健康影响	受影响群体	受影响人数	影响程度分级（后果 & 可能性：1低，4极高）	建议
积极影响	1	改善工作场所作业环境，保护工人和医务人员健康**，***	企业一线工人和医院放射科室医务人员	H	4	维持在线监测系统的正常运转：在监测数据的支持下，及时采取职业危害因素的控制措施，保持工作场所良好的工作条件
	2	有利于提高工人的工作效率，促进经济持续发展*，**	企业员工，浦东新区整个人群	H	3	通过监测，持续不断地改善作业场所的劳动条件，促进工作人员的身心健康，高效率地工作，保证经济的良性运行
	3	环保和生态改善，空气、水体质量改善，食品安全提升，动植物生长改善**，***	企业周边居民，浦东新区整个人群	H	2	通过在线监测系统，在保持作业场所环境良好的同时，减少车间粉尘、有害气体的排放
	4	卫生应急处置能力提升*	企业工人，卫生监管人员	M	2	企业与监管机构建立应急联动处置机制

续表

	优先级	健康影响	受影响群体	受影响人数	影响程度分级（后果&可能性：1低，4极高）	建议
积极影响	5	企业发生公共安全事件（火灾、爆炸、职业伤害、中毒）的可能性减少**,***	企业工人、放射从业人员	M	2	企业维持在线监测系统的正常运行，与监管机构建立联动机制
	6	改进了职业卫生监管人员的工作方式，提高了监管效率*,**,***	卫生监督人员	L	1	加强对卫生监管人员的业务培训，提高应对职业场所突发事件的应对处置业务技能

注：信息来源*为专家咨询，**为文献，***为问卷调查。受影响人数L为较少，M为中等，H为较多。

表3-10 "在线监测方案"实施的健康影响评估（消极影响）

	优先级	健康影响	受影响群体	受影响人数	影响程度分级（后果&可能性：1低，4极高）	建议
消极影响	1	在线监测数据不准确、数据错误、传输中断，可能带来不利的健康影响**	车间或放射科室的一线工作人员	H	3	将在线监测设备与现场监测设备比对试验；定期检定校准；定期维护保养；采取可靠的数据传输系统
	2	方案中没有考虑中小企业的职工的健康权益，未在中小企业设立试点，没有考虑卫生服务的公平性*,**	中小企业的就业人员、基层医疗机构放射科的医务人员	H	3	在方案中增加在中小企业和基层医疗机构放射科室设立"在线监测系统"的试点单位，维护卫生服务的公平性原则
	3	方案内容中缺少了预警预测体系建设的内容*	企业工人、监管机构、疾控中心工作人员	H	2	在方案中增加预警平台建设、预警发布机制和预警追踪处置工作制度

注：信息来源*为专家咨询，**为文献，***为问卷调查。受影响人数L为较少，M为中等，H为较多。

5）步骤五：建议

在确定健康影响的优先次序，并查阅文献和听取了咨询专家的意见之后，项目小组制定了一套建议草案。建议如下：

（1）考虑到卫生服务的公平性，方案中除重点企业外，还建议增加对中小企业、基层医疗机构的试点。

（2）明确对哪些重点企业或相关医疗机构的什么危害因素开展监测。

（3）"监测布点"第2条方案，建议改为"在核医学科外照射场所、工作人员工作岗位、易发生表面污染场所、放射性废水存放场所等工作场所布置在线监测设备"。

（4）在方案中增加预警平台建设，说明预警具体如何来做，建立职业危害的暴露评估办法、预警发布机制和预警追踪处置工作制度。

（5）在"具体实施"部分，增加"4.经费保障"。尤其注意对中小型企业提供资金支持。

（6）在"推广监测阶段"部分，建议增加"开发工人穿戴式个人暴露剂量监测远程在线系统"。

（7）建议对现场监测和在线监测结果进行对比测试，同时开展计量认证，保证在线监测结果的真实可靠。

（8）加强职业卫生监管机构和疾控中心职业危害突发卫生事件应急能力建设。

6）步骤六：监测

工作小组建议，应在整个方案实施过程中持续监测，包括试点阶段、方案推广阶段产生的健康影响，并由在线监测领导小组办公室负责监测和评价。

监测和评价指标见表 3-11。

表 3-11 监测和评价指标

建议的指标	绩效指标	责任单位	进展/行动
方案修订	按报告书中专家建议修改	浦东卫健委	
员工缺勤	员工在智能考勤系统的打卡记录	试点企业	
在线监测设备维保计划	制定和实施的维护保养计划，维修保养记录	试点企业	
在线监测系统的比对	比对试验结果记录	浦东 CDC	
年度员工离职数量与原因	企业人力资源部档案管理	试点企业	
	离职面谈记录		
车间作业环境质量	粉尘浓度、有害物质浓度、噪声强度	浦东 CDC	
减少空气、水体污染	年度环境与生态报告空气质量指数	浦东 CDC	
职业病发病率	听力损伤和尘肺病的发病人数	浦东 CDC	
职工健康水平	职工职业健康检查报告	浦东 CDC	
企业周边居民对噪声、粉尘、臭味的主观感受	对企业的投诉数量	浦东卫健委	
	定期问卷调查		
安全事故	安全事故处理报告	试点企业	
控制厂界噪声	环保监测数据	浦东 CDC	
增加员工满意度	满意度问卷调查测评	浦东卫健委	
	员工在单位内部邮件系统上的投诉报告		

7）步骤七：评价

（1）过程评价。

在整个 HIA 过程中，都在进行过程评价。包括以下内容：

① 工作流程中的重要节点，如方案制定、健康影响因素筛查、评价范围确定、调查问卷制定等工作，均需召开工作小组会，广泛听取意见。

② 工作小组定期召开工作会议和内部培训会，反思前一段工作，发现不足，及时修正。

③ 设计了专门的调查问卷，进行了小范围的预调查，及时调整了问卷的格式和内容。

④ 咨询了适当数量的管理人员、一线员工等相关人员，提出了大量问题。

⑤ 工作小组成员开发了线上调查问卷，工作效率得到极大提高，特别适用于疫情期间开展问卷调查。

（2）影响评价。

在浦东新区职业病危害因素在线监测方案的实施阶段，将对 HIA 导致的变化进行测量。拟议的监测及评价计划中描述了影响的潜在指标，这些指标主要包括：

① 是否增加了保护中小企业健康权益的条款。

② 是否有效解决了监测结果合法性的问题。

③ 如何解决监测结果与现场监测结果可比性的问题。

④ 企业周边的大气环境、水环境是否改善。

⑤ 一线工人和医务人员的工作满意度增加；等等。

8）步骤八：结论

该职业病危害在线监测方案的实施，对当地职业病危害防控、严重职业危害因素监测能力提升、卫生应急保障、健康促进、保障经济社会的平稳运行、保护劳动者健康权益、应对工业化带来的健康问题等方面，可以发挥重要的技术支撑作用。

"在线监测方案"面临计量检定和数据合法性的困难，在线监测结果与现场监测结果可比性的疑问，以及探头、数据传输线路维护保养及运营经费保障等难题，如果出现数据不准确、数据错误、传输中断等情况，在运行期间可能会带来一定的负面健康影响，但只要落实该报告中提出的相关措施建议，尤其是根据专家提出的对方案的修改建议进一步完善方案，负面影响可有效预防和控制。

"在线监测系统"方案应该充分考虑卫生服务的公平性问题。建议在方案中增加一定比例的中小企业参与试点,并在资金、设备等方面给予扶持。这样做有利于探索如何在中小企业开展"在线监测"的经验。

参考文献

[1] KLAASSEN C D. Casarett and Doull's toxicology: the basic science of poisons [M]. Ninth edition. New York: McGraw-Hill Education, 2019.

[2] 谭红专.现代流行病学[M].北京:人民卫生出版社,2008.

[3] 詹思延.流行病学[M].北京:人民卫生出版社,2017.

[4] 王心如.毒理学基础[M].北京:人民卫生出版社,2012.

[5] 周宗灿.毒理学教程[M].北京:北京大学医学出版社,2006.

[6] 佘媛媛,崔文广,陈田,等.OECD化学品局部毒性替代方法测试指南最新进展[J].香料香精化妆品,2023(4):1-7.

[7] 李潍,于相毅,史薇,等.欧盟健康风险评估技术概述[J].生态毒理学报,2019,14(4):43-53.

[8] 卢伟,吴立明.公共健康风险评价[M].上海:上海科学技术出版社,2013.

[9] 生态环境部.环境健康风险评估技术指南 总纲:HJ 1111—2020[S].北京:中国环境出版集团有限公司,2020.

[10] 中华人民共和国国家卫生健康委员会.大气污染人群健康风险评估技术规范:WS/T 666—2019[S].北京:中国标准出版社,2019.

[11] 中华人民共和国国家卫生健康委员会.化学物质环境健康风险评估技术指南:WS/T 777—2021[S].北京:中国标准出版社,2021.

[12] 中华人民共和国全国人民代表大会.中华人民共和国食品安全法[EB/OL].[2015-04-24](2024-10-15).http://www.npc.gov.cn/npc/c30834/201901/c6d064de8295489288ec1383b33212ee.shtml.

[13] 国家卫生和计划生育委员会.新食品原料安全性审查管理办法[EB/OL].[2013-05-13](2024-10-15).http://www.nhc.gov.cn/wjw/c100022/202201/4df5a912769e4c05a9a6e2f87c6dcbee/files/da3a731dffbe4c2f80807fd8451b7d1c.pdf.

[14] 卫生计生委.卫生计生委关于印发《新食品原料申报与受理规定》和《新食品原料安全性审查规程》的通知[EB/OL].[2013-10-15](2024-10-15).https://www.gov.cn/gongbao/content/2014/content 2580987.htm.

[15] 贾旭东.新食品原料安全性评估[C]//国家食品行业生产力促进中心.第三届食品新资源营养健康产业发展高峰论坛暨新食品原料研发、应用及评价、申报专题研讨会资料汇编.北京:国家食品行业生产力促进中心,2017:23.

[16] 宋雁.新食品原料安全性评估方法[C]//中国毒理学会食品毒理专业委员会.中国毒理学会食品毒理专业委员会第六次学术会议论文集.北京:风险评估二部国家食品安全风险评估中心,2014:7.

[17] 国家食品安全风险评估中心.食品加工用遗传修饰微生物安全性评价申报材料要求(试行)[EB/OL].[2024-09-13](2024-10-15).https://www.cfsa.net.cn/zxdt/tzgg/2024/14077.shtml.

[18] 国家市场监督管理总局.消毒产品标签说明书通用要求:GB 38598—2020[S].北京:中国标准出版社,2020.

[19] 国家市场监督管理总局.一次性使用卫生用品卫生要求:GB 15979—2024[S].北京:中国标准出版社,2024.

[20] 消毒管理办法[S],根据2017年12月26日《国家卫生计生委关于修改〈新食品原料安全性审查管理办法〉等7件部门规章的决定》(国家卫生和计划生育委员会令第18号)第二次修订)

[21] 关于调整消毒产品监管和许可范围的通知(卫监督发[2005]208号)[A].中华人民共和国卫生部,2005.

[22] 邱五七,Chu C.我国公共卫生应急管理风险沟通探讨[J].中华卫生应急电子杂志,2017,3(6):372-374.

[23] 邱五七,侯晓辉,等.WHO风险沟通原则在中国首例输入性中东呼吸综合征防控中运用[J].中国公共卫生,2017,33(2):342-344.

[24] 邱五七,Chu C.风险沟通在我国人感染H7N9禽流感防控中的运用[J].中华疾病控制杂志,2018,22(4):429-430.

[25] 邱五七.公共卫生应急管理风险沟通的思考[J].中国公共卫生管理,2018,34(1):59-61.

[26] 邱五七,毛阿燕,Chu C,等.公共卫生决策与风险沟通[J].卫生软科学,2020,34(2):60-62.

[27] 都率,毛阿燕,王坤,等.风险沟通原则在我国新型冠状病毒肺炎疫情防控中的实践[J].卫生软科学,2021,35(7):90-92.
[28] 石新玲,王建明.突发公共卫生事件风险沟通研究进展[J].中华疾病控制杂志,2022,26(1):86-90.
[29] PAN AMERICAN HEALTH ORGANIZATION. Health impact assessment: concepts and guidelines for the Americans [R]. Washington, D.C.: Pan American Health Organization, 2013.

第 4 章
城市公共卫生风险防控的对策

4.1 加强体系建设

4.1.1 公共卫生应急指挥体系

1. 公共卫生应急指挥体系的基本概念

应急指挥体系是指在突发事件或危机发生时,为有效整合资源、协调行动、快速决策而建立的组织架构和运行机制。1970年9月,美国加州的森林火灾造成数以万计的居民流离失所,经济损失巨大。为此,美国的消防单位联合其他相关部门组建应急指挥部,即南加州经济事故火灾抢救资源组织(Fire Fighting Resources Southern California Organized Potential Emergencies, FIRESCOPE)。该组织确定了各参与救援单位的构成与职责,并最终发展出突发事件应急指挥体系(Incident Command System, ICS)。

ICS的组织功能主要包括五个部分:①指挥,即制定应急管理的目标和优先级别,对于要处理的突发事件负大部分责任;②作业,即以实际的行动来完成应急管理的计划;③计划,即对所有的信息进行收集和评估,研究制定达到应急管理目标的行动方案;④后勤,即为各项应急管理行动提供所需的应急资源和其他服务;⑤财务,即为各项应急管理行动提供经费和财务分析,并监督各行动的花费。

ICS具有以下特征:①通用术语,全部救灾人员、设备资源以及所有的设施使用共同的名称;②模块化的组织,随着事件的逐渐发展和演变,指挥官成立其他部门,如计划部、作业部等；③一元化指挥，在突发事件的应急指挥中，每一个应急管理人员仅向一位指定人员负责；④统一的行动计划，计划中应详细确定目标、行动的目的和所需支持的活动；⑤信息和情报管理，应该建立一个搜集、分析、评估、分享以及管理突发事件相关的信息和情报的程序。

ICS的构成如下：①现场指挥官，作为突发事件处理的领导者，主要责任包括建立指挥部、指派主要工作任务、建立资源运用的优先级、拟定与完成行动计划等；②一般人员，包含作业组、计划组、后勤组和财务组的人员。作业组负责所有应急管理的执行；计划组的任务主要是搜集、分析和处理突发事件的相关信息，并拟定每一周期的行动计划；后勤组负责提供所需要的各种支持，包括设备、食物和通信等；财务组主要是管理财务工作，包括采购、补偿和成本核算等。

2. 国际公共卫生应急指挥体系

美国公共卫生应急指挥体系以法律为根基，形成联邦与州分权协作的双层架构：联邦层面由卫生与公众服务部（United States Department of Health and Human Services, HHS）统筹，疾病预防控制中心（Centers for Disease Control and Prevention, CDC）主导监测预警和技术指导，应急准备与响应办公室（Office of the Assistant Secretary for Preparedness and Response, ASPR）协调跨部门资源〔如战略储备局（Strategic National Stockpile, SNS）〕；州与地方政府负责本地执行，通过《紧急管理援助契约》实现跨州互助。该体系依托全国公共卫生信息系统、实验室网络和AI预测技术，实现疫情实时监测与精准防控；同时通过社区协作、公私合作和公众教育强化社会参与。其优势在于法律框架完善、技术领先和基层经验丰富，但分权模式易导致联邦与州协调效率波动，且地区间应对能力存在差异。

日本公共卫生应急指挥体系以法律制度为根基，形成中央与地方分级协同的立体化架构。在法律层面，通过《感染症法》《灾害对策基本法》等明确权责，建立"预防-应急-重建"全链条机制，强调依法防控、保护公民权利。在组织架构上，以内阁府危机管理总监为中枢，厚生劳动省统筹全国应对，国立传染病研究所负责监测预警与技术指导，地方由都道府县保健所作为执行核心，形成"中央-都道府县-市町村"三级响应网络。信息化建设依托全国传染病监测系统和应急通信网络，实现疫情实时追踪与跨部门数据共享。例如，国立传染病研究所每周公开疫情动态并预测扩散趋势。公众参与方面，通过法律明确公民配合隔离、信息报告等义务，同时建立社区志愿者网络与企业协作机制，形成"政府主导、社会协同"的防控格局。其分级管理、技术支撑和社会动员极具特色。

新加坡应急公共卫生应急指挥体系以动态重组的跨部门协作架构为核心，构建了灵活高效的应急网络。例如,在 SARS 期间设立部际委员会(Inter-Ministry Committee, IMC)、核心执行小组(Core Execution Group, CEG)和行动委员会(Inter-Ministry Operations Committee, IMOC)三级响应体系,后续演变为整合多部门的家园危机管理系统(Home Community Management System, HCMS),由内政部主导战略决策。法律层面,通过《传染病法》及其 40 余次修订,赋予政府强制检测、隔离、封锁疫区等广泛权力,建立严格的传染病通报与跨境检疫机制。组织架构上,形成"卫生部统筹协调、多部门专责小组联动、社区基层执行"的三级体系:卫生部主导战略决策,民防部队(Singapore Civil Defence Force, SCDF)负责应急救援与医疗资源调配,中央医院作为救治枢纽,社区通过公共卫生防范诊所(Public Health Preparedness Clinic, PHPC)网络落实监测与隔离。信息化建设方面,依托合力追踪(Trace Together)接触追踪 APP、实时医疗数据共享平台和数字疫苗证书,实现疫情精准溯源与资源动态调度。在公众参与方面,强调个人责任与社会协同,通过法律明确公民配合义务,结合经济激励(如疫情津贴)和社区志愿者网络,形成"政府主导、企业支持、公民配合"的防控合力。除常态化防灾教育外,还组建了 33 人的应急医疗队,配备自供电设施,具备心理干预能力,可在 72 小时内实现海内外紧急支援。

3. 我国公共卫生应急指挥体系

我国主要采用"一元化"的领导体制,在中共中央、国务院领导下应对重大突发事件,必要时动员军队和全社会力量广泛参与。新中国成立初期,我国对公共卫生的工作重心一直是建立以"预防为主"的预防保健网络。但是,从 20 世纪 80 年代初到 21 世纪初 SARS 疫情前,受各种因素的影响,国家卫生防疫体系演变成"重医轻防",这在一定程度上影响了我国卫生应急体系效能的发挥。

2003 年 SARS 疫情的发生,推动我国开始系统全面建设综合应急体系。在制度框架上,形成以"一案三制"(预案、体制、机制、法制)为核心的第二代应急管理体系,并颁布《突发公共卫生事件应急条例》等法规。在组织架构上,2004 年国务院应急管理办公室成立,2006 年卫生部设立卫生应急办公室,构建"统一指挥、反应灵敏"的应急机制。到 2009 年甲流疫情出现之前,我国已有 30 个省(自治区、直辖市)卫生厅相继成立了应急办公室,中国疾病预防控制中心和部分省级疾病预防控制中心也成立了专门的应急处置部门(图 4-1)。2009 年在应对甲流疫情的过程中,国家进一步建立了由卫生部牵头的"8 + 1"联防联控工作机制,覆盖 32 个部门。

2018 年国家应急管理部成立,整合多部门职责,统筹管理自然灾害与公共卫生应急工作;2020 年新冠疫情中,党中央成立应对疫情工作领导小组,强化"党委直接领

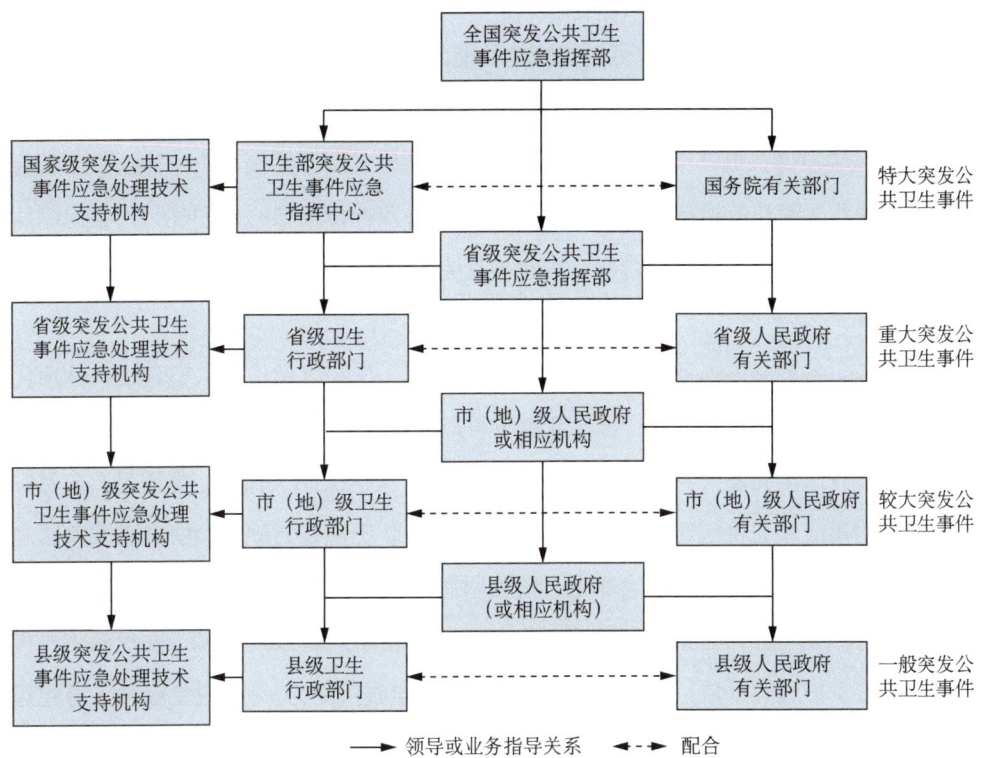

图 4-1　我国突发公共卫生事件应急指挥组织体系（2009 年）

注：原卫生部现为卫生健康委员会。

导、政府统一指挥"模式。2023 年国家卫生健康委明确"上下贯通、横向联动"的医疗应急体系，建成 40 支国家级应急队伍和由 540 人组成的专家库。同时，积极推进智慧化建设，如升级传染病监测预警平台，实现信息实时共享与快速响应。当前体系以"统一指挥、专常兼备"为核心，依托党的集中统一领导和联防联控机制，显著提升了应对重大疫情的效能。

我国公共卫生应急指挥体系以法律制度为根基，构建了"统一指挥、专常兼备、上下联动"的立体化架构。法律层面以《中华人民共和国传染病防治法》《中华人民共和国突发事件应对法》为核心，形成"预防-监测-应急-恢复"全链条规范体系，强化中央统筹与地方分级响应的协同机制。组织架构上，在党中央集中统一领导下，国务院联防联控机制整合 20 余个部门资源，形成"中央-省-市-县-社区"五级防控网络，基层医疗机构作为"哨点"，实现疫情早发现、早处置。在信息化建设方面，依托国家传染病自动预警系统、大数据疫情地图和健康码等工具，实现实时监测与精准溯源，国家公共卫生应急管理平台支撑跨区域资源调度。在公众参与方面，通过社区网格化管理、企业协同和全民防疫意识培养，形成群防群控的社会合力。

我国的应急体系以制度优势为核心，展现出高效决策、基层韧性和技术赋能的显著特色。党的集中统一领导确保防控措施快速落地，联防联控机制实现跨部门无缝协作；社区网络与基层医疗机构筑牢防控"最后一公里"；大数据、AI 算法在疫情预测和流调溯源中发挥关键作用。然而，目前仍面临区域发展不平衡、法律补偿机制待完善、部门协作需深化等挑战。未来，需进一步提升疾控体系核心能力建设，强化基层能力建设，推动全球卫生治理合作，构建与社会主义现代化强国相匹配的公共卫生安全屏障。

近年来，各地高度重视公共卫生应急体系建设，在制度建设、队伍建设、信息化建设等方面，进一步加大力度，提高卫生应急规范管理水平。在加强卫生应急制度建设方面，建立健全突发公共卫生事件"一案三制"，包括流感大流行、禽流感、自然灾害、核辐射事故等卫生应急专项预案。在加强应急队伍建设方面，加快推进国家紧急医学救援基地、重大传染病防治基地、核辐射医疗救治基地等建设，组建国家级、省级卫生应急队伍、公共卫生应急处置预备队伍等，涵盖疾病预防控制、医疗救治、核化救治、应急护理等领域，提升多场景下的紧急医学救援能力。在卫生应急信息化建设方面，建立了较为完善的传染病监测预警系统和突发公共卫生事件信息决策指挥系统，特别是依托城市运行"一网统管"平台，建设多数据、全方位、广覆盖的市级公共卫生应急指挥信息系统。同时，注重强化地区协同和区域联动，例如，依托京津冀、长三角、粤港澳等区域合作框架，探索建立卫生应急区域协同机制，形成区域联动、高效顺畅的跨地区应急处置工作模式，在应对新冠、登革热、猴痘等疫情过程中发挥了积极作用。

4. 我国公共卫生应急指挥体系发展方向

（1）法治化与标准化：完善制度保障。

一是健全法律体系。修订《中华人民共和国传染病防治法》《中华人民共和国突发事件应对法》等核心法律，明确应急状态下的权责划分和响应流程，增强法律条款的可操作性。二是细化应急预案。完善国家、省、市、县四级应急预案，建立覆盖传染病大流行、物资保障等专项子预案，提升预案的针对性和可执行性。

（2）智慧化驱动：构建数字应急体系。

一是全域监测预警。依托物联网、大数据和 AI 技术，整合医疗机构、口岸、社区等多源数据，建立实时动态监测网络，实现传染病、食源性疾病等风险的早期识别与精准预测。二是智能决策支持。构建"数字孪生"应急平台，模拟不同疫情场景下的资源调配、传播路径和防控效果，为决策者提供科学推演工具。三是应急响应智能化。利用无人机、区块链等技术优化物资调配与现场处置，提升应急处置效率。

（3）协同化治理：强化跨部门与跨区域联动。

一是构建平战结合指挥体系。构建"政府主导＋专家支撑＋社会参与"的指挥架构，明确中央统筹协调、地方具体决策的分工，提升指令执行效率。二是跨部门协同。优化政府部门、军队与地方、官方与民间组织的协同机制，建立常态化联防联控工作组，强化资源统筹和快速响应。

（4）基层能力强化：筑牢防控"最后一公里"。

一是基层队伍建设。扩大基层应急小分队覆盖面，开展"全链条、全要素"实战演练，提升社区疫情发现、报告和初步处置能力。二是医防融合改革。推动医院与疾控机构的数据互通与人员轮岗，强化医疗机构公共卫生职能。

（5）平战结合：优化资源配置模式。

一是应急物资储备。建立"中央-区域-地方"三级储备体系，利用智能仓储技术实现精准调度。二是医疗资源转化。在综合医院预留应急床位，培训医护人员，使其掌握传染病救治技能，确保"平时服务、战时应急"。三是社会力量动员。规范志愿者、社会组织参与应急的机制，建立企业、高校等社会资源的快速征用通道。

（6）国际化与韧性化：提升全球卫生治理参与。

一是建立数据共享机制。与世界卫生组织（WHO）及周边国家建立传染病数据实时交换平台，共同应对跨境疫情。二是参与联合应急演练。参与国际多中心疫情模拟推演，提升跨国协作能力。三是强化生物安全屏障。加强口岸卫生检疫能力，完善生物安全风险评估与防控体系。

4.1.2 公共卫生监测预警体系

1. 基本概念

公共卫生监测是长期、连续、系统地收集有关健康事件、卫生问题的资料，经过科学分析和解释后获得重要的公共卫生信息，并及时反馈给需要这些信息的人或机构，用以指导制定、完善和评价公共卫生干预措施与策略的过程。城市公共卫生监测是城市公共卫生的神经系统，通过它可以提供有效且高效的实施信息。

传染病监测是指长期不断、系统地收集、整理、核查、分析和解释传染病在人群中的发生、发展、动态分布及其影响因素的数据信息，并将监测所获得的有关信息及时发送、报告和反馈给相关行政部门和业务机构，以便用于制定、调整、评价和实施适宜的传染病预防控制策略与措施。实施传染病监测是预防控制传染病的有效途径，也一直是国家疾病预防控制工作的重要内容之一。美国社区疫情早期监测报告系统

（Electronic Surveillance System for the Early Notification of Community-based Epidemics，ESSENCE）将各类信息数据（包括临床和非临床相关数据）纳入监测分析，用于传染病的监测预警。欧洲监测系统进行欧盟成员国病例信息数据的收集，建立区域流感监测系统。韩国的急症科症状监测预警系统，用于在哨点医院急症科进行病例监测。我国通过传染病信息报告管理系统，收集法定报告传染病信息数据。

传染病预警是通过一定的预警技术，从传染病监测数据中发现和识别超出期望常态水平的异常情况。近年来，越来越多预警技术方法被应用到传染病监测预警系统中，包括时间预警模型、空间预警模型、时空预警模型、多源数据预警技术等。

传染病监测预警是指通过长期、连续、系统地收集、整理、分析和解释传染病在人群中的动态分布及其影响因素的资料，将有关信息及时反馈给相关人员或机构，在传染病暴发或流行发生前以及发生早期发出警示信号，以提醒暴发或流行可能发生或其发生的范围可能扩大的风险。

受城市化进程加速、人口老龄化加剧、人们生活方式转变，加之全球气候变暖和经济发展等多重因素的影响，居民的疾病谱正在发生变化。慢性病已成为全球各国居民健康面临的主要卫生问题。因此，公共卫生监测的内容也不断扩展和深化。第21届世界卫生大会明确了公共卫生监测范围从传染病扩大到非传染性疾病，从疾病的影响因素扩展到与健康有关的各种事件。

慢性病监测包括长期、连续、系统地收集病例发病、患病、死亡及其危险因素的信息，通过研究分析，为制定公共卫生策略等提供科学依据。国外对慢性病监测始于对肿瘤的监测，1929年德国建立了世界上最早的以人群为基础的肿瘤登记处。最早的行为危险因素监测始于1984年美国成立的行为危险因素监测系统，该系统通过电话调查的方式，收集成年人慢性病、伤害、可预防传染病相关的行为危险因素和健康行为信息。我国于20世纪60年代首先在上海和河南林县开展肿瘤登记工作。2004年，在我国疾病监测系统调整后，增加了居民死因监测、慢性病及其危险因素监测、伤害监测等内容，我国的慢性病及其危险因素监测从单一病种及其危险因素，发展成为以社区为基础的综合慢性病危险因素监测系统。

环境卫生监测是指采取针对性、差异性和敏感性的医学指标，使用特定的方法，进行连续性的采集和分析，针对数据进行分析与整理，通过数据反馈当前环境卫生现状与未来的变化趋势。早期的环境卫生监测主要基于经济发展考虑，如今，环境卫生监测越来越受到重视。2001年，我国颁布《全国疾病预防控制机构工作的基本规范》，明确提出了在疾病控制中，环境卫生监测具有非常重要的作用。通过持续的环境监测，能够掌握人类居住环境的卫生状况，在此基础上，采取恰当的干预措施，可以显著改善环境卫生条件，降低对健康的潜在威胁，并增强居住环境的安全性和舒适度。

城市传染病、慢性病及其危险因素，以及环境卫生监测是公共卫生监测体系的基石，共同构成疾病预警的基础；而预警不仅是监测工作的重要产出，也为监测方向的优化提供了依据。二者互为助力，通过多维度数据联动与风险研判，构建覆盖急性传染病与慢性病双重健康威胁的城市公共卫生监测预警体系。

2. 公共卫生监测预警现状

1）传染病报告

传统的监测手段以临床或实验室确诊病例信息为基础。美国国家法定疾病监测系统（National Notifiable Diseases Surveillance System，NNDSS）承担着对法定疾病病例信息监测的任务。日本国家传染病流行病学监测包括法定传染病和哨点监测疾病。欧盟委员会于1998年初步构建疾病网络，每个疾病监测项目负责监测一类疾病。世界卫生组织（WHO）是全球公共卫生领域核心角色之一，通过全球疫情警报和反应网络（Global Outbreak Alert and Response Network，GOARN）来监测疫情和协调全球传染病应对工作。从20世纪70年代开始，越来越多的国家逐渐对传染病疫情开展监测工作。

我国法定传染病报告系统最早建立于20世纪50年代，主要为被动收集传染病监测数据，由各类医院对发现的法定传染病例，填报传染病卡后通过逐级邮寄方式，最终形成统一汇总报表至国家卫生部。20世纪80年代中期，中国预防医学科学院所建立的法定传染病报告信息系统，借助计算机通信技术实现了疫情数据点对点传输，告别了每月逐级邮寄纸质报表疫情数据的历史，迈出了我国公共卫生信息化的第一步。

2003年SARS疫情过后，我国政府进一步加大对公共卫生体系建设的投入，建立了全国传染病网络直报系统。2004年1月，该系统开始在全国运行，建立了"个案、实时、在线"的传染病网络直报模式，这是中国最重要和最基本的疾病预防控制信息系统，标志着我国在疫情监测、报告手段和能力方面产生了质的飞跃，系统实现了"横向到边、纵向到底"。医疗机构一旦发现传染性病例，都通过该系统向中国疾病预防控制中心实时传送病例信息。在数据的采集与传输方面，实现了从疫情数据采集的第一线、第一时间就将个案直接传输到中央数据库。传染病报告系统主要涵盖报告卡管理、实时统计、定时统计、统计图表、质量统计、编码维护等基本功能模块，实现了信息采集管理、地理动态展示、统计查询、质量评价等功能。继全国传染病网络直报系统启动后，我国在2005年启动了单病/专病报告监测系统，在2008年启动了国家传染病自动预警和响应系统，实现了对39种传染病报告监测数据自动识别时空聚集信号、发送预警和追踪响应结果等功能。传染病网络直报系统运行后，部分省份积极推进居民电子健康档案、电子病历与传染病网络直报系统的互联互通，不断推动疾病防控信息化建设试点应用。为了实现"一次采集，多处应用"，以及数据在区域卫生信息平台的落地及综合利用，有的省市探索通过基于医院电子病历系统直接推送传染病数据至国家疫情报告系统的方式，以区域平台为介质，加强传染病报告过程中的信息利用，推动建立与信息化、无纸化、智能化的传染病疫情报告相匹配的、优化的管理模式。

2）传染病症候群监测

在传染病单病报告监测的基础上，随着监测预警工作的持续推动和发展，构建症候群监测体系已经成为建立健全智慧化多点触发传染病监测预警体系的重要组成部分。

（1）腹泻病症候群监测。

感染性腹泻是由病毒、细菌、寄生虫等病原体感染引起，以排便次数增加，且粪便性状改变为特征。全球疾病负担研究显示，全球每年因感染性腹泻死亡的人数高达160万人，全人群的损失生命年超过7 000万人年，全人群死因顺位排在第八位；5岁以下儿童是感染性腹泻的高发人群，占据死因的第五位，是全球的重大公共卫生问题之一。20世纪50年代以来，感染性腹泻监测主要以国家传染病网络直报、霍乱监测等被动监测和单病种监测为主，存在资源融合度不够，多个并行的"烟囱式"单病种监测之间互不兼容，医疗与防控资源割裂，监测量大但监测结果单一等不足。

随着社会经济的发展以及医疗卫生条件的提高，以腹泻为主要表现的肠道传染病病原谱发生了转变，感染性腹泻由以细菌性为主逐渐转向细菌性与病毒性并存，而单病种被动监测无法敏感地捕获这一疾病特征。"十一五"之初，国家在传染病监测技术平台中设立了"腹泻症候群病原谱流行规律研究项目"，旨在通过对腹泻症候群病原谱监测及其病原体变异变迁的研究，了解我国腹泻症候群病原谱流行特征、变异变迁规律，以及提升对新发、突发传染病的发现和诊断能力。依托国家科技重大专项，我国多个省份开展了腹泻症候群病原谱监测，为肠道传染病的临床诊治和疾病防控提供了重要基线数据。

为做好腹泻症候群哨点监测，及时掌握腹泻患者病原谱、病原特征及变化趋势，推动实现"多病种同监测、一样本多检测"，为感染性腹泻疫情研判和预警提供数据支撑，国家疾病预防控制局制定了《全国腹泻症候群哨点监测方案（试行）》。以门急诊感染性腹泻病例、因腹泻住院病例和聚集性疫情为监测对象，开展针对13种细菌（霍乱弧菌、沙门菌、致泻性大肠杆菌、副溶血弧菌、志贺氏菌、空肠弯曲菌、结肠弯曲菌、小肠结肠耶尔森菌、艰难梭菌、阪崎克罗诺杆菌、嗜水气单胞菌、类志贺邻单胞菌、河弧菌）、5种病毒（轮状病毒、诺如病毒、札如病毒、星状病毒、肠道腺病毒）和3种寄生虫（溶组织内阿米巴、蓝氏贾第鞭毛虫、隐孢子虫）的检测，了解引起感染性腹泻主要病原的流行趋势、流行病学和临床特征，以及引起感染性腹泻的主要病原谱构成，分析重要病原基因变异和耐药情况，早期发现可能具有公共卫生意义的变异株或耐药株。

（2）发热伴呼吸道症候群监测。

发热呼吸道症候群是指以发热和急性呼吸道感染（Acute Respiratory Infection, ARI）为主要临床表现的一类呼吸道疾病。ARI具有较高的发病率和病死率，是造成全球急性感染性疾病发病和死亡最主要的原因之一。ARI可由多种病原体感染引起，包括病毒、细菌等。由于不同病原体感染的临床症状相似，ARI病原学鉴定很大程度上需依赖于实验室检测，以便快速确定病原。依托国家科技重大专项，全国多个省份开展了发热呼吸道症候群病原谱监测，为我国呼吸道传染病的临床诊治和疾病防控提供了重要基线数据。根据文献报道，2009—2021年，中国9个省（自治区、直辖市），即安徽、北京、广东、河北、湖南、吉林、山东、陕西和新疆的发热伴呼吸道症候群监测病例以呼吸道合胞病毒和流感病毒感染较为常见，8种常见呼吸道病毒的流行特征存在年龄、地区和季节差异。各类病毒检出率在新冠疫情期间（2020—2021年）发生了明显改变，其中，流感病毒检出率发生了急剧下降，鼻病毒的检出率有所增加。2012—2015年我国西南地区（云南、四川、贵州、重庆和西藏）上报的发热呼吸道症候群监测病例的呼吸道标本中，以鼻病毒阳性率最高，人偏肺病毒最低，且各省（自治区、直辖市）病原体种类不同，流行程度各异，鼻咽抽吸物中病毒检出率最高。

2024年4月，为监测流感、新冠等多种急性呼吸道传染病流行特点及病原特征，防范化解重大疫情风险，在哨点医院监测和呼吸道多病原试点监测的工作基础上，国家疾控局制定并印发《全国急性呼吸道传染病哨点监测方案（试行）》。以门急诊流感样病例（Influenza-LikeIllness, ILI）和住院严重急性呼吸道感染病例（Severe Acute Respiratory Infection, SARI）病例为监测对象，监测多种急性呼吸道传染病疫情水平和流行趋势，以及其主要病原谱构成和病原学特征。各地按要求确定监测点医疗机构，全年对就诊病例开展流行病学、临床和实验室诊断的全量信息监测。同时，根据未来发展需要，构建覆盖多种呼吸道病原（如新冠病毒、流感病毒、呼吸道合胞病毒、腺病毒、人偏肺病毒、副流感病毒、普通冠状病毒、博卡病毒、鼻病毒、肠道病毒、肺炎支原体、A族链球菌、百日咳鲍特菌、肺炎链球菌、流感嗜血杆菌、军团菌、肺炎克雷伯菌、曲霉菌、隐球菌、鹦鹉热衣原体、肺炎衣原体等）的集成检测体系，并依托信息技术实现数据采集和信息交换实时化及平台化。

（3）发热伴皮疹、出血、神经系统症状等症候群监测。

发热伴皮疹、出血、神经系统症状等症候群监测可以监测到对人群健康存在持续危险的传染病。在我国多个省份有发热伴皮疹、出血、脑炎脑膜炎等症候群的监测点布局，并对符合症候群定义的病例开展了病原学检测。通过发热伴皮疹监测，相关地区及时发现了包括麻疹病毒、水痘-带状疱疹病毒和风疹病毒、人类 B19 病毒、登革病毒、A 组链球菌、人疱疹病毒等在内的病原体。例如，陕西省宝鸡市通过开展人群脑炎脑膜炎监测，发现了流行性乙型脑炎病毒感染；广东省曾在发热伴出血症候群监测病例中，发现登革病毒、汉坦病毒、恙虫病东方体和人钩端螺旋体等病原体在当地人群中存在一定程度的感染情况；上海市通过对就诊病例中符合发热伴皮疹、出血和神经系统症状监测病例定义的对象开展调查、采集标本和检测等工作，发现了立克次体、汉坦病毒、新型布尼亚病毒、基孔肯雅热病毒等病原体感染病例。通过上述发热伴皮疹等症候群监测工作，可以及时发现并明确相关传染病在城市地区的流行特征和传染病病原谱构成；健全以症候群监测为基础的传染病监测体系，完善及时发现和处置输入性或新发传染病的工作机制，进一步完善了城市传染病监测预警体系。

3）基于社区自然人群的传染病监测

近年来，随着全球化进程加速以及生态环境变化，传染病的流行态势愈发复杂。新发传染病不断涌现，传统传染病也时有反复。在此形势下，建立及时、准确的传染病监测体系，对于早期识别疫情、快速响应以及有效阻断疾病传播链至关重要。社区自然人群的监测（Community-Based Surveillance，CBS）作为一种主动的公共卫生监测方法，通过将监测范围扩展至社区层面，能够更全面地捕捉传染病在自然人群中的真实流行特征，为传统医疗机构监测体系提供重要补充。世界卫生组织（WHO）将 CBS 定义为由社区成员系统地发现和报告社区内具有公共卫生意义的事件的监测系统，强调其应整合到正式的监测结构中，具有可操作性和及时性，该系统对社区有明确的感知利益，有明确的报告机制，有反馈机制以及监测和评估过程。CBS 在全球范围内的传染病监测中的应用主要集中在以下几个方面：①早期发现疫情，CBS 可以捕捉到未就医的病例，从而实现对疫情的早期预警和快速反应，例如，在 2019 年刚果民主共和国埃博拉疫情中，CBS 系统在报告率、警报发出数量、警报调查比例以及患者转诊比例等方面表现出色，成为成功结束疫情的关键因素之一；②掌握流行特征、提供预警参数，CBS 能够通过社区监测掌握疾病的流行特征，并提供准确的预警参数，例如，美国 MoSAIC 研究（Mobile Surveillance for Acute Respiratory Infections and Influenza-Like Illness in the Community）通过社区监测，分析了社区居民中呼吸道病原的流行情况及就诊影响因素;③评估疾病负担,CBS能够评估传染病对特定人群的影响,为合理配置医疗资源提供决策依据,例如,巴西萨尔瓦多对贫民窟的登革热研究,通过社区监测,评估了社区社会经济地位与登革热风险的相关性;④评估疫苗效果,CBS能够评估疫苗预防传染病的有效性,例如,澳大利亚流感追踪(FluTracking)系统通过社区监测,评估流感流行情况与疫苗接种的关系。

我国高度重视传染病监测预警体系的建设,强调建立健全智慧化多点触发传染病监测预警体系。近年来,CBS在我国的应用取得了显著成效。例如,2022年,我国开展基于社区哨点人群的新冠感染水平监测,通过监测社区内新冠病毒感染的发生率、流行强度及传播范围等变化趋势,为优化疫情防控策略提供了数据支撑。

尽管CBS在传染病监测中发挥了重要作用,但在实施过程中仍面临多重挑战,主要包括人群覆盖与参与、数据质量、系统整合和可持续性等。未来,CBS的发展可能呈现以下趋势:一是利用移动健康、人工智能和大数据等技术,提升CBS的效率,扩大覆盖范围;二是加强公共卫生、临床医学、信息技术等多学科的合作,推动CBS的创新发展;三是强调社区在CBS中的主体地位,增强其参与感和责任感;四是将CBS与其他监测系统整合起来相互补充,以提高效率、减少重复工作;五是制定统一的CBS标准和指南,提高监测数据的可比性,并加强国内和国际合作,共同应对全球性传染病威胁。

4)基于异常健康事件监测

当今世界生态环境和气候条件变化加剧,深刻影响已知、未知病原体的流行特征,显著增加了传染病相关异常健康事件发生的频率。随着人类发展和经济全球化持续推进,人口愈发密集,交通更加便利,国内、国际交流频繁密切,切实提高异常情况的早期发现能力成为做好大流行应对的重中之重。2018年,世界卫生组织(WHO)首次将"X疾病"作为优先研究疾病,提醒各国要时刻做好未知传染病风险的应对准备。及早做好未来可能发生的"大流行病"的应对准备已成为全球各国的共识。近年来,不少国家已经或正在针对突发传染病疫情防控强化顶层布局,加强监测和应对能力建设。根据世界卫生组织(WHO)报道,通过传染病监测与暴发识别系统,全球每个月可识别4 500余起异常信号。其建立的ProMed-Mail监测网络涵盖对全球未确诊疾病事件的监测,为类似事件监测工作的开展提供了宝贵的参考资料。美国疾病预防控制中心(CDC)在100多个部门部署实施的症候群监测系统,通过在不同地区构建相适应的系统架构、信息处理、管理技术及异常检测算法,覆盖多个病种开展监测。欧洲疾病预防控制中心(ECDC)也建立了工具手段,对媒体、学术网站、各国政府或卫生机构传染病公告等途径发布的威胁事件开展持续监测追踪。日本在国家官方传染病监测系统（National Official Sentinel Surveillance for Infectious Diseases, NOSSID）的基础上，通过分析药店处方数据进行传染病流行异常探测。

3. 未来发展方向

1）基于前置软件的传染病监测报告模式

2020 年以来，我国进一步加快完善直报系统以及预警和响应系统，推动国家级和省级传染病多渠道监测预警一体化平台建设。传染病疫情监测信息自动采集日益得到重视。2023 年，国家疾控局启动省统筹区域传染病监测预警与应急指挥信息平台和国家传染病智能监测预警前置软件建设，在全国各省（自治区、直辖市）等逐步推进部署应用。前置软件模式较网络直报模式能够更及时、更准确地识别出传染病病例。该软件部署于医疗机构的数据中心，医疗机构诊断传染病后，其诊疗、检验和检查等信息即从医院的相关信息系统自动同步至前置软件。前置软件根据医院信息系统的数据表单与传染病监测基本数据集的映射关系，通过自然语言处理等人工智能技术对诊疗数据进行结构化、标签化处理，通过应用程序接口，将满足传染病监测要求的结构化数据上传至省统筹监测预警信息平台和国家数据集成服务平台，作为疾病电子档案的重要组成内容，实现从医疗机构源头直接采集传染病监测数据，一数一源，一次对接，多级监测实时共享应用。同时，前置软件具备与医疗机构信息系统的交互功能，其内置的人工智能模型能够从检测、诊疗和症状信息中识别出病原检测阳性或异常病例，提示医生做出明确诊断。

2）构建智慧化，多点触发监测预警体系

2024 年 8 月，经国务院同意，国家疾控局、国家卫生健康委等 9 部门联合印发了《关于建立健全智慧化多点触发传染病监测预警体系的指导意见》，明确提出到 2030 年，建成多点触发、反应快速、科学高效的传染病监测预警体系，新发突发传染病、群体性不明原因疾病、重点传染病监测预警的灵敏性、准确性明显提升，疫情早期发现、科学研判和及时预警能力达到国际先进水平。该指导意见的贯彻和落实，将全面提升我国传染病监测预警体系的灵敏性和准确性，推动现有传染病监测预警体系从单一到多源、从被动到主动、从事件到风险、从智能到智慧的转变。

从监测渠道来看，我国以"传染病报告、症候群监测、实验室检测"为基础的监测网络已初具基础。在传染病报告方面，在全球规模最大的传染病疫情网络直报系统基础上，通过省统筹区域传染病监测预警与应急指挥信息平台建设，推动在二级及以上医疗机构部署安装智能监测预警前置软件，实现病例"一键上报"和其他相关信息自动抓取。在症候群监测方面，2024 年起我国在优化传染病网络直报系统的基础上，对流感、新冠等的监测覆盖至 1 041 家哨点医院和 665 家网络实验室，其中 216 家国家哨点医院开展 15 种常规检测病原体和 6 种建议检测病原体监测。同时，推进腹泻症候群监测、发热伴出血、发热伴出疹和脑炎脑膜炎等症候群监测，实现"多病种同监测、一样本多检测"。在实验室检测方面，将在已有的流感/禽流感、不明原因肺炎等 12 种重要病原监测网络和国家致病菌识别网的基础上，建立覆盖疾控机构、医疗卫生机构、采供血机构、检验检测机构、进出境检验检疫机构、动物疫病防控机构、高等院校、科研院所等具有生物安全和病原检测资质的实验室的全国监测网络。另外，进一步推进病媒和环境风险因素监测网络的建设，以及行业协同风险监测、社会感知监测、全球传染病疫情信息监测和其他专项监测等监测渠道的建设，实现环境、动物、人的全过程风险监测和异常情况多点触发预警。

从风险评估和预警管理来看，2023 年国家疾控局发布《传染病预警管理办法》，在多源数据整合、智能化预警、分级预警机制、跨部门协作、公众参与等方面做了创新性布局。后续将进一步规范风险评估研判，开展警示信息通报，做好预警与应急响应联动等工作，进一步协同各方面做好传染病疫情的风险防范工作。以 ChatGpt、DeepSeek 为代表的人工智能技术的出现，在早期预警、实时监测、舆情分析、决策支持等各个关键领域为传染病监测预警带来了革命的曙光。与此同时，在如何做好疫情数据安全传输、公民隐私数据存储应用、算法透明化等方面，仍有诸多问题有待突破和解决。

3）进一步强化医防协同和信息赋能

以国家疾控局关于疾病预防控制领域"人工智能＋"典型应用场景指引等相关文件为指导，聚焦"算力、算法、算料"三要素赋能业务场景，构建"云上＋云下"混合算力体系，配备高性能计算集群，在国家前置软件全面部署应用的基础上，整合医防等多渠道来源数据资源，运用大数据、大模型、人工智能等技术手段，加快研发基于电子病历（Electronic Medical Record，EMR）等多源数据的传染病识别技术，做好流调甄别，强化主动监测与医防信息互通，实现智慧化监测预警和分析研判，提升监测预警和智能辅助决策的能力和效率。

4.1.3 现代化疾病预防控制体系

1. 基本概念

1）基本原则

疾病预防控制体系建设，遵循"统筹规划、整合资源，明确职责、提高效能，城乡兼顾、健全体系"的原则，坚持基础设施建设与完善运行管理机制相结合，加强疾病预防控制机构和队伍建设，建立稳定的经费保障体系，保证疾病预防控制工作落实。

2）历史沿革

1953 年，经中央人民政府政务院第 167 次会议批准，在全国各省（自治区、直辖市）、地（市）、县（旗、区）普遍建立卫生防疫体系的主体组织——卫生防疫站。历经 50 多年建设，我国基本形成了以国家、省、地市、县四级疾病预防控制机构为主体，农村乡（镇）卫生院、村卫生室（农村个体诊所）、各级各类医疗卫生机构和城市社区卫生服务中心共同构建的疾病预防控制体系。

2003 年 SARS 疫情的发生和流行，暴露出我国疾病预防控制管理体制长期存在的弊端，也极大地考验了疾病预防控制机构的能力。党中央、国务院高度重视和关注疾病预防控制体系建设工作，在国家财政引导下，全国各级投入 116 亿元建设疾病预防控制中心，改善了基础设施。国家发展改革委和卫生部联合下发了《省、地、县三级疾病预防控制中心实验室建设指导意见》（卫办疾控发〔2004〕108 号），明确提出了实验室建设要求及其装备和检验人员能力要求，有力地推动了硬件建设和实验室规范化建设与发展。通过加强队伍建设和人员培训，疾病预防控制机构的能力和水平有了进一步提高。

2004 年修订的《中华人民共和国传染病防治法》以法律的形式对各级疾病预防控制机构在传染病工作中的职责做出了明确的分工。2005 年初，在广泛征求意见的基础上，卫生部发布了 40 号部长令《关于疾病预防控制体系建设的若干规定》，提出之后一个时期疾病预防控制体系建设的重点和具体实施意见，是指导疾病预防控制体系建设工作十分重要的文件。

整个社会大环境发展，为疾病预防控制体系的建设与发展提供了十分有利的条件，全社会参与疾病预防控制工作的观念为越来越多的人所接受，疾病预防控制体系建设工作进入了前所未有的迅速发展阶段。2021 年 5 月，国家疾病预防控制局的成立，拉开了加快推进疾病预防控制体系系统重塑的序幕。

3）发达国家疾病预防控制体系简介

（1）美国。

美国疾病预防控制体系由国家—州—地方三级公共卫生机构组成。三级管理体系相对分散，各级机构之间没有隶属关系，而是通过合作开展国家项目来领导和管理州及地方机构的业务，同时给州或地方卫生局直接分配大量项目经费保障项目有效实施。美国疾病预防控制中心（CDC）作为一个政府行政部门，其使命是"预防及控制疾病、损伤及残障，促进健康及提高生活质量"。

（2）欧洲。

欧洲疾病预防控制中心（ECDC）是欧盟出资成立的一个独立的欧盟部门，由核心工作人员和外围的各国联系网络（包括各成员国的公共卫生研究所、科学院和欧洲公共卫生领域专家）构成。其主要承担欧洲地区公共卫生事件的监测和应急处置，协调欧盟各国的疾病预防控制工作开展，创建了欧洲卫生监控系统，加强信息化建设，使得欧洲范围内的疾病预防相关数据得以共享，加强了各成员国之间的防病信息沟通能力。

（3）英国。

英国公共卫生机构实行垂直管理体系，分为英国公共卫生部（Public Health England, PHE）和地方行政、公共卫生部门，以及医院诊所和社区医生。PHE由区域性分支机构组成，按地理方位分为北部（3个分支）、中部东部（3个分支）和南部（2个分支）共8个分支机构，与伦敦综合性区域中心一起组成其二级网络。英国健全的法制体系保障了疾病预防控制工作的有序开展。

（4）日本。

日本的公共卫生防控体系为三级政府、两大系统。三级政府即中央厚生劳动省、地方都道府县和基层市町；国家公共卫生防控体系由厚生劳动省、8个派驻地区分局、13家检疫所、47所国立大学医学系和附属医院、62家国立医院、125家国立疗养所、5家国立研究所等构成；地方系统则由都道府县卫生健康局、卫生试验所、保健所、县立医院、市村町及保健中心等组成。由于厚生劳动省下属机构包括健康局、医药食品局、劳动基准局、保险局等，行使包括劳动保障、就业服务、食品药品监督、养老保障和保险等职能，能够实现更加高效便捷的多部门协同机制。

4）我国疾控机构设置与职责

我国疾病预防控制机构分为国家级、省级、设区的市级和县级四级。各级疾病预防控制机构根据疾病预防控制专业特点、功能定位，以及本地区疾病预防控制的实际情况，明确职责和任务，合理设置内设机构。疾病预防控制机构的职能包括疾病预防与控制、突发公共卫生事件应急处置、疫情报告及健康相关因素信息管理、健康危害因素监测与干预、实验室检测分析与评价、健康教育与健康促进、技术管理与应用研究指导。

2．现代化疾病预防控制体系

1）建设背景

2020年暴发的新冠疫情是新中国成立以来在我国发生的传播速度最快、影响范围最广、防控难度最大的一次突发公共卫生事件。在抗击新冠疫情的过程中，我国疾病预防控制体系发挥了重要作用，但同时也暴露出了诸多短板和不足。党中央、国务院高度重视，习近平总书记多次主持召开中央常委会部署疫情防控工作，同时强调，这次疫情是对我国治理体系和能力的一次大考，我们一定要总结经验、吸取教训。习近平总书记在疫情防控的关键时期考察北京市朝阳区疾病预防控制中心时指出，要把全国疾控体系建设作为一项根本性建设来抓，加强各级疾病防控人才、科研力量、立法等建设，推进疾控体系现代化。

疾病预防控制体系是公共卫生体系的核心组成部分，应充分发挥其改革的牵引作用，坚持问题导向，着力实现体系结构与功能的良序整合，实现疾病预防控制体系的现代化，进而推动整个公共卫生体系的完善与发展。

2）建设内容

疾病预防控制体系现代化是为适应现代疾病流行的客观规律和预防控制需要，建立起来的体制合理、运行高效和技术先进的疾病预防控制体系，使疾病预防控制能力达到世界先进水平的一系列措施的总称。疾病预防控制体系现代化建设内容主要包括以下几个方面。

（1）疾病预防控制功能现代化。

疾病预防控制体系现代化，就是要坚决贯彻落实新时代党的卫生与健康工作方针，要坚持"预防为主"，并始终坚持以基层为重点。疾病控制治理现代化的关键是理念创新，要大胆探索建立管理体制合理且运行高效的疾病预防控制体系。2024年以来，全国各级疾控局挂牌成立，基本建成上下联动、功能完备的疾控工作体系，并持续创新工作机制、提升核心能力。

一是强化疾控机构核心职能。做强中国疾控中心，重点强化疾病预防控制、卫生应急、科学研究、教育培训、全球公共卫生合作等职能。做优省级疾控中心，重点强化省域传染病疫情和突发公共卫生事件应急处置、实验室检验检测、应用性技术研究、公共卫生信息统筹管理和大数据分析利用、对外合作交流等职能。边境省份疾控中心强化跨境传染病防控合作。二是加快推动国家区域和省域公共卫生中心建设，发挥辐射支援与示范带动作用，2024年初在全国布局建设15个国家区域公共卫生中心。三是推动市级、县级疾控机构和监督机构有序整合，健全疾控技术支撑与监督执法有效协同的卫生监督工作模式。四是加强各级传染病医院重点学科建设，紧密融入区域内医疗卫生服务体系，提升重大疫情救治和应对能力。

（2）疾病预防控制人才队伍建设现代化。

人才现代化是实现疾病预防控制体系现代化的关键。人才现代化就是要培养适应现代疾病预防控制工作需要的人才，造就具有现代疾病预防控制理论、实战经验和科学管理知识，掌握并驾驭现代技术和预防控制方法的管理者与专业技术人员。

一是鼓励高校在本科生、研究生招生计划和人才培养等环节向公共卫生相关专业倾斜，支持公共卫生相关专业适度扩大本科生招生规模。支持省级疾控中心围绕公共卫生与预防医学博士、硕士学位授予单位和学位授权点基本条件开展建设，设立博士、硕士学位授权点。支持省级疾控中心研究人员与相关高校联合培养博士、硕士研究生，扩大研究生导师队伍，制定公共卫生医师规范化培训与硕士学位衔接政策。二是加大人才计划对公共卫生人才培养的支持力度，例如，对公共卫生人才采取优先支持的倾斜政策，专门制定公共卫生高端人才、优秀青年人才、紧缺人才专项培养计划，选派高层次人才赴海外中长期研修等。三是积极支持、科学核定省、市、区各级疾控机构人员编制，根据实际需求，逐步保障到位。优化各级疾控机构专业技术岗位结构比例，提升省级疾控中心高级岗位比例和市级疾控中心中级岗位比例。四是建立人员薪酬动态增长长效机制，各级疾控机构要强化考核机制，加大内部分配的激励力度，向做出突出贡献的一线核心人员倾斜。

（3）疾病预防控制技术能力现代化。

设施设备和技术能力是实现疾病预防控制体系现代化的物质基础和重点，也是衡量疾病预防控制体系现代化的重要标准。配备满足应对重大突发公共卫生事件需求数量和当代领先的设备设施。建设符合现代疾病预防控制需求的基础工程和设施，重视信息化系统、疫情监测预警系统、实验室检测系统、决策支持系统和指挥系统的建设。

2020年以来，多家省市级疾控中心开展了新建或改扩建项目。例如，北京市在通州宋庄建设现代化疾控中心，重点打造专业实验室和生物安全设备；上海市疾控中心新址建成后，硬件设施水平大幅提升，功能设施达到了国际先进水平；贵州省疾控中心扩建了理化毒理实验楼、疫苗冷库房及应急保障设施等。总体而言，各省市疾控中心都积极推进实验室设备升级，增强了实验室检测和溯源能力，拓展了应急作业中心、健康教育体验中心等功能区，进一步提升了应急响应能力。同时，注重业务和应急车辆、特种专业技术车辆配置，较好地满足了流行病学调查、现场采样、现场监测、标本运输和应急处置等工作需要。

（4）疾病预防控制科学研究现代化。

科学技术现代化是疾病预防控制现代化的基石，也是不可或缺的物质技术基础。要通过现代化的科研体制、研究手段和科学管理，保障疾病预防控制基础研究课题和应用研究课题的能级不断提升。

一是要加强疾控机构与高校合作，共建高水平的公共卫生学科，助力高校"公共卫生与预防医学"学科建设。二是要加强科技攻关能力建设，在各级科技专项中，对公共卫生科研项目采取优先支持的倾斜政策，加强重大项目联合攻关，推进科技创新成果转化应用。三是要强化预防医学科学院平台作用，提升预防医学科研能力，推进资源整合、开放共享，探索建立预防医学科学院与高校、科研院所、高科技企业之间科研人员"双聘"、兼职等柔性流动机制。四是要实施地市级疾控中心能力提升工程，推进公共卫生学科建设，提高现场流行病学、卫生检验检测等领域的能力和水平。五是要加强国际交流合作，积极参与全球公共卫生治理，培养一支能在国际舞台"亮相""发声"的公共卫生专家团队，形成一批高水平科研成果，加强成果转化应用，不断提升国际影响力。

（5）疾病预防控制法规体系现代化。

要建立高效、完善的疾病预防控制法规体系，强化疾病预防控制的法制保障，加大执法力度，坚持司法公正，强化国民守法意识。要建立健全突发公共卫生事件应急动员法律体系，确保组织有序、政令畅通、运转高效。

一是加强立法体系完善与法律框架升级，加快推动基础性立法进程，做好传染病防治相关法律修改与现行有关法律规定的衔接，不断增强立法的系统性、整体性和协同性，从法律制度上形成防范和化解公共卫生风险的合力。二是建立健全医疗机构疾控监督员制度，督促指导医疗机构积极承担公共卫生职能，配置相关人员和设备，保障传染病防控的需求，强化医疗机构传染病责任清单落实，督促指导医疗机构落实法规要求。三是提升公共卫生干预和监督执法能力，强化国家、省级疾控部门统筹协调和监督指导职责，依法组织查处重大案件。市、县级卫生健康、疾控主管部门组织实施本辖区公共卫生、医疗卫生等监督执法任务。

4.2 加强机制建设

4.2.1 联防联控机制

城市人口总量大、集聚程度高、流动性强、国际国内交往密切、货物进出和人员往来频繁，这些特点决定了城市始终面临严峻且复杂的疫情防控形势，始终在统筹疫情防控和经济社会发展中面临巨大考验。有效应对传染病疫情挑战，需要健全联防联控工作机制，充实各成员单位力量，明确工作职责，加强统筹协调，协同落实各项防控措施

1. 工作职责

按照突发公共卫生事件应急处置预案的相关规定，根据传染病疫情分级，在面对重大疫情时，建立疫情防控工作领导小组，全面领导和负责疫情防控。一般来说，领导小组下设综合协调、物资保障与市场供应、医疗救治、疾控、地区、口岸与交通、学

校、环境整治、新闻宣传、监督指导以及专家等工作组，协调推进疫情防控的各项工作。

2. 主要措施

根据疫情发展的不同阶段特征，不断调整与优化防控策略和措施，做到疫情可防可控、经济社会发展平稳有序。

（1）联合开展疫情研判。发挥专家在科学决策、风险防范、医疗救治、科技攻关、社会引导等方面的支撑作用。组织专家定期开展疫情动态研判和科学分析，确保防控策略精准有效。

（2）联防口岸疫情风险。卫生健康、疾控、海关、边检、民航、海事等部门密切配合，加强进境人员健康管理。

（3）协同开展隔离管控。通过市区联动、部门协同的方式，加强人员隔离观察和社区健康监测管理。

（4）联动开展重大活动疫情防控。明确集会类活动疫情防控指导意见要求，坚持"一活动一方案""谁主办、谁负责"原则，落实分级分类管理，细化并明确各方责任。加强重大活动疫情风险评估，细化防控方案和应急预案，落实落细各项疫情防控措施，努力确保各项活动防疫安全。

（5）联合做好疫情应急处置。一旦发现传染病疫情，各部门要相互配合，全力做好患者救治、流调溯源、采样检测、环境消杀、社区管理等工作，做到早发现、早预警、早研判、早处置，力求在最低的层级、最早的时间，用相对最小的成本解决最大的关键问题，努力取得综合效益最佳。同时，建立突发疫情信息发布制度，及时回应社会关切。

（6）流调队伍协同配合。在应急指挥体系统一调度下，疾控流调人员精准排摸行踪轨迹，开展病例接触人员和涉及场所的追踪，全面提升流调质量。

（7）联合开展督查督办。坚持问题导向，聚焦重点环节，进一步查找漏洞和风险点，持续做好自查自纠、即知即改，把整改落实责任压实到每个环节、每个岗位，完善制度，建立长效机制。

（8）坚持社会动员。建立定期新闻发布会和疫情信息发布制度，组织联防联控机制相关部门、专家和防控一线人员主动发布权威信息、解读有关防控政策和措施，回应社会关切。及时做好社会心理疏导工作，组建心理咨询员队伍和专家团队，开通心理热线，提供线上咨询、健康宣教等服务，共同筑牢疫情防控社会防线。

3. 联防联控运行机制

（1）专题协调机制。围绕解决防控工作中存在的突出问题，进行专题研究部署。

（2）协同联动机制。通过例会、视频调度或信息报送等方式，加强部门间的协同。

（3）信息报送机制。汇总疫情防控信息，并报送相关部门单位。

（4）新闻发布机制。及时发布疫情信息，及时回应群众关切。

（5）专家咨询机制。加强形势分析与研判，提出防控策略调整建议，并向市民普及健康知识。

4.2.2 群防群控机制

1. 群防群控机制和健康科普

群防群控工作机制常用于社会治理，是一种通过群众自我管理、自我教育、自我服务和自我监督实现社会治理的工作机制。这种机制的核心是依靠群众的力量，通过群众的参与协作来维护社会的稳定和安全。在城市公共卫生风险防控中，通过运用社会动员的方法，在日常和公共卫生事件发生过程中开展健康科普，让公众掌握公共卫生风险防控的知识和技能，使他们在公共卫生风险发生前和发生后都能主动参与配合风险防控工作，从而实现群防群控的目的。健康科普，顾名思义就是普及健康知识的传播活动，即通过科普的方式将健康科学领域的知识、方法、思想等传播给公众，培养公众健康素养，促使其对自己或他人的健康进行长期有效的管理。

2. 社会动员在城市公共卫生风险防控中的作用

在卫生健康领域，广泛利用社会动员理论开展健康科普。卫生健康领域倡导的社会动员是一种广泛激发各种社会力量参与，促使它们互相联系、补充，进而有效推进变革，实现既定目标的运动。社会动员能激发决策者和领导层支持健康促进规划的意愿，具有促成众多社会部门和力量有效合作、激发健康需求、调动社区公众主动参与等重要作用，顺应了健康促进的客观需求，与健康促进的宗旨相吻合，近年来在健康促进领域受到越来越广泛的重视。

社会动员在健康促进中的应用可以追溯到1959年开展的爱国卫生运动，当时动员广大人民群众积极参与除"四害"、清洁家园活动。此后，在国家卫生城市评比、健康城市创建、慢性病示范区创建等工作中，都应用了社会动员，把广大人民群众动员起来积极参与，达到共同行动目标。

在突发公共事件中，社会动员往往表现为从国家层面开始紧急动员。与常规状态不同，公共事件尤其是突发公共卫生事件具有较强的突然性和不确定性，容易导致常规状态下的社会运行在短期内面临巨大压力和严峻考验。突发公共卫生事件尤其是传染病疫情,容易造成公共秩序紊乱和各类资源紧缺,同时更可能危害公众的生理健康,引发群众心理危机。在这种情况下,紧急社会动员可以迅速凝聚常规状态下难以维持的资源控制和调集能力,为资源合理配置提供保障。既要迅速动员各级政府、各相关部门投入突发公共卫生事件应急处置,让它们各司其职,形成合力(即联防联控),也要充分调动社会组织、基层组织、民间团体、社会公众的力量参与事件处置(即群防群控)。在危机处置过程中,社会动员有助于越过较为复杂的制度程序,例如,通过新闻媒体和大众传媒进行广泛密集的宣传和科普,能有效地调动社会各界和广大人民群众积极参与、群策群力、凝聚共识,从而提高政策执行效率,更好地控制和解决突发事件。

社会动员在健康科普中的作用。第一,可以有效运用社会动员开展日常健康科普。在日常健康科普工作中,运用社会动员可以有效调动社会力量,进一步提升健康科普的影响力。例如,《国务院关于实施健康中国行动的意见》(国发〔2019〕13号)中明确指出,要围绕疾病预防和健康促进两大核心,开展15个重大专项行动,促进以治病为中心向以人民健康为中心转变,努力使群众不生病、少生病。在15项行动中,第一项行动就是"实施健康知识普及行动",包括要建立并完善健康科普专家库和资源库,构建健康科普知识发布和传播机制,强化医疗卫生机构和医务人员开展健康促进与教育的激励约束,鼓励各级电台电视台和其他媒体开办优质健康科普节目等。

第二,在发生突发公共卫生事件时,运用社会动员也能有效提升健康科普的传播力和影响力。21世纪以来,全球各种突发性公共卫生事件频发,突发公共卫生事件成为世界瞩目的重大国家公共安全问题。随着健康科普的社会参与意识日益加强,越来越多的社会机构投入健康科普这一热点领域。早在2003年的SARS疫情防控中,全国各地就积极运用社会动员开展健康科普,各类新闻媒体、各级公共卫生机构都开展了大量的健康科普活动。例如,当时上海市健康教育所策划设计并赶印了2 000多万份各类图文并茂、通俗易懂且为普通市民乐于接受的非典预防知识科普宣传折页和手册,通过市—区县—街道乡镇—村居委等各层级社会组织的力量,以最快的时间派发到基层居民手中,有力地减少了市民的焦虑和恐慌情绪。2020年2月12日,《人民日报》发表的《有的放矢:发挥科普在疫情防控中的重要作用》一文中明确提出,科普在疫情防控中具有重要作用。打赢疫情防控阻击战,需要科普工作者结合疫情防控工作实际,向公众提供权威科普知识,解读疫情防控措施,帮助公众正确认识疫情发展态势、掌握疫情防控知识、提高自我防护意识和能力,这样既能减少感染病毒的风险，又能避免出现恐慌情绪。

3. 如何构建城市公共卫生风险防控的群防群控机制

（1）完善健康科普组织网络。

完善的健康科普网络是开展健康促进工作的组织保证和有效措施。《"健康中国2030"规划纲要》中提到，要建立健康知识和技能核心信息发布制度，健全覆盖全国的健康素养和生活方式监测体系。要建立健全健康促进与教育体系，提高健康教育服务能力。各级各类媒体都要加大健康科学知识宣传力度，积极建设和规范各类广播电视等健康栏目，利用新媒体拓展健康教育。

（2）提升健康科普队伍能力。

要加强专业机构和人才队伍规范化建设，打造人才"蓄水池"，这是健康促进工作提质加速的重要保障。近年来，各地加大力度加强健康科普队伍建设。通过政府与市场相结合、官方与民间相结合、培养与培训相结合、专职与兼职相结合、在职与退休相结合，创新培养机制，构建科普人才培养体系，为科普事业发展提供人力资源基础。同时，各地也十分重视健康科普领域的专业技术支撑，加强学科建设，开展跨学科合作，培养集公共卫生、社会治理、健康传播专业于一体的爱国卫生与健康促进复合型人才。

（3）构建全社会参与的健康科普联动机制。

《"健康中国2030"规划纲要》强调，要把健康融入所有政策，加强各部门各行业的沟通协作，形成促进健康的合力。要建立健全健康促进与教育体系，提高健康教育服务能力。2022年，国家卫生健康委、中宣部、中央网信办等9部委联合发布《关于建立健全全媒体健康科普知识发布和传播机制的指导意见》（国卫宣传发〔2022〕11号）指出，健康科普需要多部门通力协作，需要社会各界广泛参与。建立政府主导、多部门合作、全社会参与的健康促进体系，是提升健康促进辐射力的重要措施。近年来，全国各地都在积极探索构建全社会参与的健康科普机制。2022年底，上海市卫生健康委、市委宣传部、市健康促进委员会办公室等9部门联合印发《关于健全全媒体健康科普知识发布和传播机制，增加健康科普优质资源供给的实施意见》，其中明确提出健康科普需要凝聚全社会力量，统筹协调各方资源，积极参与健康科普知识发布、传播、监督等工作，并要求各部门充分认识建立健全健康科普知识发布和传播机制的重要意义，将其作为践行"人民城市"重要理念、推进健康上海行动、提升城市软实力的重要举措，加强组织领导，加大协调联动力度，推动各项任务落实到位。2024年，甘肃省卫生健康委、省委宣传部等6部门联合发布《关于进一步加强健康科普工作的通知》，提出要引导支持全媒体开展健康科普宣传，卫生健康等部门要把开展健康科普宣传作为重要任务，积极会同党委宣传、网信、广电等部门建立工作协调机制和信息共享机制，全面加强全媒体健康科普宣传工作。

（4）创新健康科普方法，加强社会健康管理。

随着信息技术的不断发展，特别是移动终端覆盖面不断扩大，健康科普工作者必须不断创新健康科普教育的方式和载体，充分利用互联网、移动客户端等新媒体，以及云计算、大数据、物联网等信息技术传播健康知识，提高健康科普教育的针对性、精准性和实效性，打造权威健康科普平台。未来，可以充分利用人工智能，根据人群的年龄、性别、病史、生活习惯等多维度信息，生成个性化的健康科普内容，运用人工智能技术进行精准健康信息推送，确保健康内容与用户的需求高度匹配。这就像为每一个用户配备了一位专属的健康顾问，使健康知识的传播更具有针对性，提高用户对健康信息的接受度和利用效率，从而实现传播效力和质量的全面提升。也可以运用大数据手段，通过收集和分析海量用户数据，挖掘出公众关注的健康需求和热点话题，针对不同人群对健康信息的获取时间、渠道偏好等信息，制定更加合理的健康传播策略。融媒体的发展也为健康科普带来了新的机遇，融媒体极大地扩大了科普的传播范围，打破地域和时间限制，使健康知识能传播到各个角落、触达更大人群，也增强了传播的互动性，让公众能以更多方式参与健康话题讨论，提高了公众对健康信息的关注度和参与度。

4.2.3 平战结合机制

1956 年毛泽东指出，国防工业要在生产上注意军民两用，平时为民用生产，一旦有事，就可以把民用生产转化为军用生产。根据毛泽东的这一思想，中共中央、国务院提出，国防工业要贯彻"平战结合"的方针。平战结合是指在经济建设和社会发展中，将平时的功能和用途与战时的功能和用途有机地结合起来，使各种资源、设施、系统等在平时和战时都能发挥最大的效益，以实现经济、社会和国防等多方面的协调发展。落实平战结合理念，需要理顺"平"与"战"的相互关系，从树立"立足战时，着眼平时"的行政理念、构建适用于极端状况的应急管理机制、促进医疗卫生资源合理分布等方面做好应急准备工作。习近平总书记曾明确提出"建设平战结合的重大疫情防控救治体系"，这为更好地开展常态化疫情防控工作指明了方向。

一是掌握"平战转换"的基本规律。"平战转换"包括平时阶段、平转战阶段、战时阶段、战转平阶段，这四个阶段既相互区分又密切联系。平时阶段着眼于战时需要，有针对性地开展公共卫生应急管理准备工作；战时阶段依赖于平时的应急机制、应急物资储备、应急人才队伍力量等多方面准备。

二是完善应急管理制度。第一，摸清"家底"，建立台账，包括从事公共卫生、重症、呼吸、感染等专业的人员情况，相关设施设备的配备基本情况，以及人员和设施设备分布情况等。第二，按照根据实际情况建立应急管理预案、工作方案和行动手册等。各区、各部门要研究制定辖区、行业应急预案。第三，组织开展全链条全要素的综合应急演练，并根据疫情形势和防控重点开展专项演练。针对大规模传染病疫情处置的重点、难点和关键点，以提升能力储备、强化实战应用为目标，分级分类组织开展针对性演练。坚持政策培训和技术培训共推进、理论培训和实战演练同开展，切实提升各级疫情防控工作人员的应急处置能力。

三是促进资源的合理分配。第一，要加强各级各类疫情防控干部队伍力量配备，各相关部门按职责建立并完善应对大规模疫情的流调、采样、转运、检测、救治、保供、社区防控支援等人员调配机制，建立健全常备支援医疗队伍。第二，要强化基层基础，建立由街镇干部、社区工作者、医务人员、民警、志愿者、下沉党员干部等组成的社区防控工作队伍，不断提高应对处置水平。第三，要不断完善公共卫生体系建设，继续推进疾控体系现代化建设，推动完善法治保障，扩大流调队伍和应急处置"预备队"建设，提升综合卫生应急处置能力。

4.2.4 快速响应机制

突发公共卫生事件应急响应一般指在突发公共卫生事件发生后对事件进行应急处置，是为了应对已经发生的突发公共卫生事件而进行的计划、组织、指挥、协调、控制等工作，即在灾害发生的全部环节内，实施及时性活动，以拯救生命、降低损失的过程。危机一旦发生，应该快速启动应急预案，同时向上级领导报告。指挥协调其他主体实施协同性的处置，向受害者主体提供应急性的医疗救助，以及实施就地隔离等措施。

应急响应实际上就是对突发公共卫生危机的回应，是一种危机时期的公共卫生管理。目前，单一公共卫生管理系统的结构分化和规模扩大化应主要向决策指挥、动员执行、监督控制三个功能系统演进。这三个子系统之间彼此依赖、交互运转、相互制约，构成了突发公共卫生危机响应活动的基本过程。经过结构分化和规模扩大化之后，原有的公共卫生管理系统已经转变为新的应急响应系统，大大提高了对公众需求和社会资源的容纳、处理和生产转换能力，可以在短时间内回应和满足公众的多样化需求，协调和组织更为复杂和大规模的现代应急防控活动。正常和危机时期公共卫生应急管理系统如图 4-2 所示。

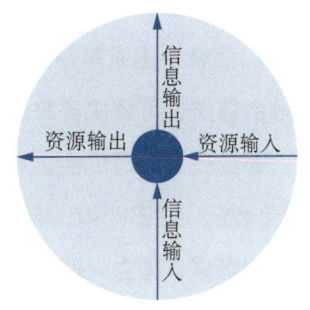
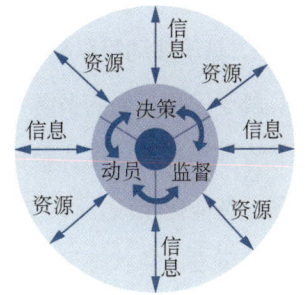

(a) 正常时期公共卫生组织管理系统　　(b) 危机时期公共卫生应急响应系统

图 4-2　正常和危机时期公共卫生应急管理系统

突发公共卫生事件应急响应是多机构或者多部门共同参与、协同工作的过程，公共卫生应急事件需要明确定义应急响应系统的组织结构，包括功能模块划分、角色定义等。各级政府机构要以《国家突发公共卫生事件应急预案》和《突发公共卫生事件应急条例》等法律法规为基本依据，结合本地区制定的突发公共卫生事件相关应急规范性文件，明确各级职能部门在突发公共卫生事件应急管理中的权力和责任，从而在发生突发公共卫生事件时做出快速应急反应。

在联防联控工作中，一是要重视和明确各部门及各地区的责任与权力，防止工作中出现权责不明、推诿扯皮等情况，强化底线思维，明确突发公共卫生事件应急响应工作在日常管理工作中的优先地位和重要性。二是各地区应依托现代信息技术平台，在对公共卫生信息数据共享和实时更新的基础上，明确协调联控工作中各自的主要任务和职责。根据突发公共卫生事件的不同等级和相关文件规定，成立联防联控工作组和专家组，对卫生事件进行应急管理和指挥控制，特别是发达地区要在与欠发达地区的联防联控工作中积极发挥作用，利用更加先进的信息条件和更加专业的医疗技术为欠发达地区应急响应工作提供助力。三是要落实问责和追责制度，对于在突发公共卫生事件应急处置过程中未尽到职责甚至是失职的部门和地区，进行严格问责追责，并适当加大惩处力度，推动属地管理责任"下沉"，从而杜绝突发公共卫生事件应急响应工作中存在的玩忽职守、推诿扯皮、侥幸心理和意识淡薄等问题，提高突发公共卫生事件联防联控工作的应急反应速度和应急管理能力。

与此同时，信息化发展已成为快速响应机制的强大技术支撑，其中包括：①基于实时事件感知的临床疾病监测报告系统。依托区域卫生健康信息平台，自动抓取和智能感知临床诊疗数据，实现传染病报告的自动识别和主动填报，全面支持传染病监测和疫情防控工作。不仅可以快速应对突发防控要求，同时强化业务监管，为区域化一体防控增效赋能；促进医防融合，打通公共卫生与诊疗业务"最后一公里"；降低传染病监测报告区域化实施难度，节约人力和财力成本。②基于大数据应用的智慧化监测预警体系。其中，基于移动互联网技术的泛终端关口信息快速采集系统，可实现人员信息动态掌握；基于信息权重的多源不完备数据融合算法，可解决多来源不完备信息融合技术难题，支撑高风险地区人群的快速排查；融合社会治理的全流程管理机制，融合互联网思维、智能化手段，以"实名认证、网上登记、扫码即用、结果速查"的闭环业务模式，支持突发应急状态下的区域大人群检测筛查；建立人群动态风险分级体系，实现全民参与的社会疫情风险规避与管控。③基于多源数据的传染病综合监测预警和应急处置信息平台。通过多种数据采集方式，实时动态监测医疗机构发热和腹泻患者就诊信息，对采集到的急性呼吸道感染、腹泻、发热伴出血、皮疹和神经系统症候群的综合监测信息，以及重点传染病事件监测信息、相关危险因素监测信息等进行管理、统计分析和信息共享。通过构建系统动态预警规则库，实现单病例、聚集性、异常信号、发展趋势等在线实时预警。同时，实现对重点传染病病例、聚集性疫情开展调查处置，联防联控。后续，还应研究通过人工智能算法模型形成多点触发、动态灵敏的预警研判模式，实现科学智慧化的风险预警。建设平战结合、协同高效、灵敏可靠的传染病监测预警分级体系，提升城市传染病应急响应能力，保障城市公共卫生安全。

4.3 加强能力建设

4.3.1 基础设施建设

1. 公共卫生基础设施的范畴

一般来讲，公共卫生基础设施指的是各级医疗机构、疾病预防控制中心、社区卫生服务中心等医疗卫生设施。公共卫生从早期的规范个人卫生行为发展到促进群体健康和改善环境卫生，从单纯的传染病控制扩大到各类疾病的全面防治，从减少疾病危害拓展到降低全生命周期的健康风险，公共卫生职责要求范围逐步扩大，支撑公共卫生政策实施的相关基础设施的范畴含义也更加广泛。

2. 公共卫生基础设施建设内容和策略

党的十八大以来，党中央明确了新时代党的卫生健康工作方针，继续强调"预防为主"。为贯彻落实习近平总书记关于加强公共卫生体系建设的指示要求，国家卫生健康委、国家疾控局以及上海与浙江等省市人民政府分别制定出台相关指导文件，强调要加强公共卫生基础设施建设，加快补齐公共卫生资源配置短板，增强疾控系统资源统筹能力，提升基层卫生机构服务能力，强化综合性医院感染性疾病专科建设等。

在现阶段,我国公共卫生基础设施建设应以优化布局为基础,做优做强省市级疾病预防控制中心,做精做实区县级疾病预防控制机构,全面完善疾控机构专业技术硬件支撑。 同时,加大传染病定点医疗机构基础建设力度,推进社区卫生服务机构标准化建设,加强医疗废物集中处置设施建设,全面筑牢城市公共卫生安全保障基础。

(1)优化公共卫生设施布局。

各级疾病预防控制中心要根据辖区服务面积和服务人口数提升规模和建设标准,可根据前瞻性功能布局和能力储备需要,预留一定扩容升级空间,提升辖区内突发公共卫生事件快速反应和处置能力。 加强社区卫生服务中心发热门诊(诊室)建设;完善二级及以上综合性医院感染科设置,强化传染病定点医疗机构、后备定点医院救治病床储备,规划布局具备快速转化为临时性医疗设施的区域大型公共设施。

(2)做优做强省级疾病预防控制中心。

省级疾病预防控制中心要对标国际先进水平,建设高等级生物安全实验室、国家突发急性传染病防控队基地等重要的特殊功能用房;高标准建设城市公共卫生应急指挥中心、国家突发急性传染病防控应急平台、各类应急检测实验室。 同时,发挥高水平硬件设施"平急结合"的功能转换支撑作用,承担各类常态化应急培训、演练、监测、预警等技术支持工作。 支持建设具有国际先进水平的传染病专业技术服务平台、病原生物样本库、疫苗临床试验中心等重大设施。 同时,以满足国家战略需求为目标,引领区域一体化高质量发展,辐射共建"一带一路"国家和地区,参与全球公共卫生合作与竞争,不断提升辐射力和影响力。

(3)做精做实区(县)级疾病预防控制机构。

基层疾控机构基础设施不完善,生物安全实验室、仪器设备等配置不足,公共卫生信息系统建设不完善,可能导致疾病暴发响应不及时、疫情后续处置难度加大。 因此,区县级疾病预防控制机构应对标《疾病预防控制中心建设标准(建标 127—2009)》等标准,以实现能力提升为核心内涵,着力补齐基础建设短板,显著改善业务用房和仪器装备条件,围绕基础设施、实验室检测、信息化等方面实施基层疾控机构基础达标建设。 各地还提出要根据区域前瞻性功能布局和能力储备需要,预留一定的扩容升级空间,并强调实验用房、业务用房等各类用房建筑面积占比。

(4)全面完善疾控机构专业技术硬件支撑。

各级疾病预防控制机构要不断完善专业设备配置和更新,确保重点传染病、食品安全、饮用水和城市污水、空气等领域的检测试剂、耗材和个人防护物资储备。 近年来，多地逐步落实现场调查处置单兵装备配置，明确公共卫生应急处置队员按照人均一套的标准配备单兵装备，其中至少包括安装有现场流行病学及卫生学调查处置系统的终端设备，保持现场通信的无线网络终端，包含采样、流调、个人防护及消毒等装备的现场处置工具箱，有统一且明显标识的现场处置服装背囊等，大大提高了流行病学调查效率。

（5）加大传染病定点医疗机构基础建设力度。

在加强传染病早期监测预警方面，各地传染病医疗机构不断改善发热门诊、肠道门诊空间布局和资源配置不足等基础问题，改扩建发热门诊等感染性疾病门急诊，对照综合医院和区域性医疗中心业务需求，保障感（传）染科的专用业务用房，加大医疗救治体系公共卫生基础设施建设力度。

在加强传染病临床医疗诊治方面，不断加大对传（感）染、急诊创伤、呼吸、重症医学和院感（感控）等相关学科硬件支撑建设，加大病床储备、仪器设备等投入力度，有序推进实验室快速检测能力、负压救护车辆设备配置等建设，完善临时医疗设施、应急临时设施、集中隔离收治场所储备布局，提升感染性疾病诊治能力。

（6）推进社区卫生服务机构标准化建设。

补齐社区卫生服务中心（站）设施设备短板，提高硬件基础配置标准，对辖区服务范围较大的基层医疗卫生机构，加大采样设备、消毒设备等传染病仪器耗材储备，加强必要的采送样业务用车、紧急隔离帐篷等资源配备。

（7）加强医疗废物集中处置设施建设。

根据城市人口密度逐步完善医疗废物集中处置设施空间布局，因地制宜，加强硬件设施资源协同共享，加大医疗废物收集、贮存、转运、处置等设施在规模、数量、用地资源方面的保障力度，提升转运车辆、消毒物资、医疗废弃物垃圾袋等设备物资的储备，全面支撑保障城市正常运行和环境卫生健康，以有效应对城市可能出现的新增感染者持续高位、产生大量医疗废弃物等情形。

综上，城市地区要聚焦匹配未来规划发展需要，时刻防范化解卫生健康领域重大风险，降低疫情对经济社会发展的影响，加快打造一流的公共卫生硬件基础设施，建设现代化的疾病预防控制体系，构建高水平的传染病临床救治网络，完善标准化的社区卫生服务"哨点"，保障城市长治久安。同时，抓住数字中国和数字城市建设的有利契机，推动信息技术发展融合公共卫生基础设施建设模式，加快推进基于5G、人工智能等信息技术在"智慧疾控""智慧医院"等领域的创新应用与示范，推动疾病预防控制向数字化、智能化、现代化全面转型，不断提升城市公共卫生服务和治理水平，建设更加韧性和健康的未来城市。

4.3.2 学科人才队伍

1. 学科建设

2020年2月14日，习近平总书记主持召开中央全面深化改革委员会第十二次会议并发表重要讲话，指出"要研究和加强疫情防控工作，从体制机制上创新和完善重大疫情防控举措，健全国家公共卫生应急管理体系，提高应对突发重大公共卫生事件的能力水平"。各地贯彻落实习近平总书记的指示精神，全面提升应对重大疫情和公共卫生安全事件的能力，牢牢守住城市安全底线，持续增强城市能级和核心竞争力，加快推进城市治理体系和治理能力现代化。围绕传染病防控和生物安全等重大课题，加强公共卫生与临床学科的结合，开展病原微生物与生物安全、大数据与人工智能应用、卫生应急管理、消毒与病媒控制、寄生虫病、食品与环境卫生、心理与精神卫生等学科建设，支持综合性医疗机构感（传）染、呼吸、急危重症学科发展，加强药品、疫苗、医疗器械检验检测能力建设，打造一批具有国际影响力和竞争力的公共卫生重点学科群。

1）病原微生物与生物安全

聚焦"病原微生物"和"生物安全"领域，开展基地实验室与移动侦检平台的同质化技术建设、测序技术平台的能力提升及规范研究、生物安全保障及决策支撑技术研发、"动物—环境—人"病原体暴露风险评估研究等，加速提升工作能力和科研学术水平，为超大型城市人群传染病综合监测、预警和管理模式以及防范生物安全的威胁提供强大的技术支持和保障。针对传染病病原体的检测、发现、溯源和现场应急处置进行相关技术策略研究及升级，进一步提高病原体检测技术系统的敏感性、准确性和检测通量，为潜在疫情的早期发现和及时控制提供技术保障。在重大疫情防控、菌毒种及基因信息等生物资源管理、微生物耐药、生物恐怖袭击防范等涉及生物安全的方方面面，从病原微生物学角度进行相关信息库建设与适宜技术的研发与应用。

2）灾难医学与卫生应急管理

重点聚焦城市面临的以重大传染病为主的突发公共卫生事件的威胁，优化超大型城市卫生应急体系，提升区域联动卫生应急管理能力，强化联防联控机制，提高区域协同联动能级。通过公共卫生示范应用（例如，京津冀协同联动机制、长三角跨区域卫生应急联防联控、粤港澳联动机制等）和临床医学示范应用（例如，临床用血平战结合管理、院前急救与重症救治联动协同等），优化完善医防融合、联防联控、联动协同、平战结合机制，为建设定位明确、平战结合的应急医疗救治体系和多方参与的公共卫生社会治理体系提供建议参考。

3）大数据与人工智能应用

推动大数据、人工智能与公共卫生的结合，通过多学科交叉融合，从理论体系、关键技术、实践应用三个层面持续开展"大数据与人工智能应用"重点学科建设。同步开展复合型人才队伍建设、产品和模式研发、成果转化应用，通过"学科、人才、项目、成果、应用"联动，提升公共卫生领域大数据与人工智能技术的应用水平和实践能力，进而提升超大型城市公共卫生服务和治理水平。

2. 人才队伍建设

1）人才梯队建设

通过建立人才梯队，对科研人才进行系统化培养。在各类人才培养项目中增加公共卫生风险管理和应急处置项目人才。加快培养公共卫生学科带头人和优秀青年人才，形成一支具有完善的专业和理论知识体系，较强的组织管理能力、协调能力和创新能力，掌握相关学科国内外发展前沿动态，具有良好的实际操作能力和解决本专业较疑难复杂问题能力的公共卫生人才队伍。

2）预备队伍建设

建立公共卫生应急处置预备队，成员包括食品、环境、公共场所、实验室检验检测、流行病学调查等各类专业人员。定期开展培训和演练，提升整体应急防控处置能力。在加强能力建设方面，应将情景模拟、桌面推演、实战演练等互动性和操作性强的应急培训方法融入课程，以提高培训质量和效果；要不断增强应急流程的可操作性，全面提升整个社会的应急能力，最终建立以行动为导向，体现"黄金时刻"和"事件现场"应急管理原则的全链条、全社会范围的演练制度。预备队人员平时在各自本职岗位上工作，一旦重大突发公共卫生事件发生，则按照应急响应预案快速向战时状态转轨，开展包括专业医护、流行病学调查、心理疏导等在内的公共卫生应急处置工作。

3）加强学科建设

各地以疾病预防控制和突发公共卫生事件处置为导向，整合国际、国内的人才培养途径，建立与国内外顶级公共卫生机构的双向人才培养合作机制，实施高层次、复合型公共卫生人才培养和团队建设计划。全面实施专业领头人、骨干和有潜质专业人员的海外研修项目，进一步拓宽专业人员的国际视野，夯实人才梯队。探索本土人才国际化培养与海外人才引进相结合的方式，构建国际交流与合作平台。通过现场流行病学培训项目（Field Epidemiology Training Program，FETP）和"数据到政策"（Data to Policy，D2P）培训，提升公共卫生人才的协调管理能力和专业能力。同时，要加强医教研合作，建设若干个市级、国家级公共卫生医师规范化培训基地和实训示范基地，开展公共卫生医师定向培养工作。

4）完善激励机制

落实国家《关于疾病预防控制中心机构编制标准的指导意见》的要求，分类分级优化各类公共卫生机构岗位结构比例，拓展职业发展空间。建立薪酬动态增长的长效机制，稳步提高各类公共卫生机构及政府购买服务人员薪酬水平。制定高级人才引进政策，设立与之相配套的薪酬专项经费，确保高级人才引得进、留得住。健全人才培养、使用、评价、激励、保障机制，充分调动疾病预防控制人员的科研积极性。

4.3.3 科技攻关能力

1. 加强应急科技攻关体系建设

整合传染病和生物安全领域的优势机构，建立覆盖病原学、临床、公共卫生、信息技术、公共管理等多学科，集前沿技术攻关、科技成果转化、专业人才培养、公共政策研究、公众信息等多种服务于一体的政、产、学、研、用全链条开放平台。设立"重大突发传染病关键核心技术攻关及防控体系建设"等重大科技专项，围绕病原体溯源、流行病学监测预警、检测技术、临床诊治、疫苗和药物等重点领域做好应急技术储备。

2. 优化应急攻关科技创新管理政策供给

优化政策环境，不断提高应急科技攻关管理效能。实施"揭榜挂帅制"，根据快速检测、临床诊治、疫苗和药物、关键器械研发的技术需求，招募"揭榜者"，对完成目标、取得实效的胜出者给予奖励；实施"项目专员制"，项目管理部门在科技攻关项目中指派专人推进项目开展，密切跟踪项目进展，负责督促、协调等工作，确保人员物资调配、临床试验、审评审批等环节的无缝衔接；实施"经费包干制"，在应急攻关项目中，允许项目承担单位自主使用经费。

3. 加强病原体检测鉴定与监测预警技术研发

提升针对重大新发传染病病原微生物的分离、测序、甄别能力，建立病原微生物基因库等数据库，开发快速有效的检测试剂和方法。加强医疗机构病原体快速检测鉴定能力，形成由医疗机构、科研院所、诊断试剂研发及生产企业共同参与的病原体检测鉴定技术研发网络、验证网络、迭代网络、储备网络、病原体资源库网络和产品供应网络。

利用大数据、人工智能、云计算等数字技术开发智能溯源系统等重大疫情防控系统，实现对重大新发传染病的早期感知、多点触发预警，以更好地支撑疫情监测分析、病原溯源、防控救治等方面的工作。

4. 加强生物信息库、样本库等公共卫生基础平台的布局与建设

依托具有特色优势的研究机构、专业技术机构及临床机构等，开展生物信息库、特殊稀缺样本库的建设。建设高级别病原微生物实验室，非人灵长类动物生物安全防护三级实验室，为病原学研究、有效药物筛选、新型疫苗研发提供技术平台。以生物安全为前提，建立样本采集、保藏与利用的管理制度，制定标准操作流程，实现全病程信息收集与保存。

5. 组建公共卫生科技攻关基地联合体

通过新建和优化一批重点实验室、技术创新中心以及新型研发机构，组成集监测预警、分子诊断、药物疫苗研发、国际合作等于一体的科技攻关基地联合体。推动生物医药及公共卫生相关国家实验室、国家重点实验室、国家临床医学研究中心在城市布局及落地，引导更多高科技企业参与科技攻关基地联合体，提升体系化研发能力和水平。

6. 加强创新研发的培育与储备

结合优势和基础，在检测试剂（盒）与设备开发、药物和疫苗研发、临床辅助诊疗技术和系统开发等方面积极布局。鼓励科技攻关相关单位与生物医药企业联动发展，打通政策链、创新链、服务链、资金链、产业链，加速推动创新药物、疫苗、检测产品和医疗器械的研发与应用。

7. 推动常态科研与应急科技攻关的顺畅衔接

依托高校、科研机构等优势研究力量和资源，加强科研攻关能力建设。例如，近年来上海市先后组建上海市重大传染病与生物安全研究院、上海市传染病与生物安全应急响应重点实验室等技术平台，并发挥实效，在病原、疫苗、药物、检测和生物安全风险评估方面成为国内领先的技术平台和研发中心。同时，积极参与国家级生物信息库建设，建设补齐抗体库等大分子药物研发技术平台，有力推动细胞治疗、基因治疗领域等前沿技术的研究和储备。

8. 加快科技攻关成果转化与应用

推动医、产、学、研深度融合，探索优化医疗机构、科研机构相关成果的转化路径。对企业申请的与公共卫生有关的高新技术成果转化项目优先予以认定，并加大资金扶持力度。依托专利快速审查机制，对公共卫生应急管理科技攻关中产生的科技成果提供专利申请快速通道，加快授权速度，加大保护力度。

4.3.4 信息化建设

进入新时代，公共卫生体系建设坚持预防为主，以能力建设为核心、人才队伍为

根本、科技创新为支撑、信息化为手段,加强内涵建设,实现高质量发展。在实现路径方面,探索应用互联网、大数据、人工智能、精准医学、整合医学、健康保险等新技术、新手段,创新业务模式和管理模式。以全面提高公共卫生循证决策服务能力为宗旨,以"补短板、强体系、促能力"为原则,对标"国内领先、国际先进"的建设要求,以业务管理需求为导向,以"整合系统、扩大覆盖、互联互通、信息引领、智能防控"为抓手,建设"医防融合"、与公共卫生业务需求相适应、与信息技术发展相协调、国内领先的公共卫生信息化建设、应用、服务与管理体系,全面增强公共卫生信息化管理、信息综合利用和信息服务能力,高效支撑公共卫生业务精细化管理与创新发展以及公众健康服务,打造与城市发展目标和定位相适应、国际先进的"智慧公共卫生"。

1. 加强信息基础设施建设

在电子政务网络体系下,完善涵盖市、区公共卫生信息平台和市、区、社区三级工作网络(即"两级平台、三级网络")的公共卫生信息网络体系,确保其覆盖各级各类医疗卫生机构。以区域为单位,基于政务外网全面联通区域内各级各类公立医疗卫生机构,并通过多渠道安全机制接入区域内各类企业、部队医疗机构,进一步强化属地化管理。按照国家建设标准和高可用性标准要求,加快提升区级公共卫生信息化基础设施服务能力。在区域卫生信息平台的统筹下,有针对性地更新公共卫生业务信息化所需要的网络设备、服务器资源和安全设备,满足区域疾病防控需求,保障全市公共卫生信息化规划的顺利推进。

2. 加强标准规范建设与应用

在公共卫生信息资源规划指导下,遵循国家、地方已颁布的信息标准规范,结合各地公共卫生业务信息化建设的情况,进一步健全和完善涵盖数据、应用、管理、安全等各方面的公共卫生信息标准体系。完善基本数据集标准,并将其扩展到整个公共卫生业务领域;基于应用全面形成可指导开发的专业系统功能规范和交换技术标准;加强对基础信息的管理与协同,推进对机构信息、基础编码的管理与维护协同工作,依托执业医师认证体系,统一完成并维护公共卫生信息系统用户的身份认证工作;在各地公共卫生信息系统建设中规范对标和用标。

3. 加强公共卫生业务系统建设

以区域公共卫生平台为核心,支持业务系统应用,覆盖监测预警、应急处置、传染病防控、免疫规划、重大重要传染病、健康危害因素监测、慢病管理等业务,为疾控业务的开展提供了有力支撑。其中,基于市民电子健康档案的疾控信息系统建设与应用,实现了基于区域平台数据交换共享的"医院数据推送、疾控业务管理、社区随访干预"的信息化应用模式；基于医院电子病历的传染病疫情报告与管理信息系统已实现与医疗机构医防融合；贯穿疫苗产品码、冷链储运码、接种人员码、受种者码等"五码联动"实现了疫苗全程可追溯管理；推进慢性病健康管理支持中心建设，为市民提供健康管理服务；建设健康期望寿命数据挖掘与统计分析平台，汇聚疾病监测与管理、临床诊疗、残疾、精神卫生等多业务条线数据，实现对人口健康期望寿命的多专题分析与统计。

4. 加强信息共享与互联互通

（1）推进公共卫生系统内的协同与共享。

进一步深化基于区域平台的医院数据推送、公共卫生业务管理、社区随访干预的业务协同和信息共享。基于政务外网的疾控网络已覆盖公立医疗卫生机构，并与教育、公安、民政等相关业务协作单位实现数据交换共享。基于全民健康保障工程，建立并全面应用疾控信息平台，统筹疾控信息化应用和数据的互联互通，并在免疫规划、死亡登记、结核病登记管理、职业卫生、传染病疫情报告等业务领域先行先试，与国家全民健康信息平台进行数据交换。

（2）推进部门间的协同与共享。

由卫生健康、大数据等部门组织教育、民政、商委等部门共同建设传染病监测预警系统，通过系统设定的核心监测指标预警值，在展示大屏和移动端及时提供风险预警提示，实现多点触发、实时分析和科学预警。基于智能插件的发热病例信息采集系统已在医疗机构发热门诊、哨点诊室、儿科门诊部署应用，快速发现以发热症状为表现的聚集性疫情，进一步提高疫情监测的敏感性。落实"出生一件事"和"身故一件事"，实现民事登记信息的共享与流转，让信息"多跑路"，让群众"少跑步"。通过网上小程序等向公众提供接种信息查询预约、慢性病健康管理等互联网＋公共卫生服务。

5. 加强数据整合利用

（1）加快推进新信息技术应用。

聚焦大数据、人工智能技术在传染病监测预警及风险应对、慢性非传染性疾病危险因素评估、环境卫生相关危害因素智能评价、临床医疗与公共卫生融合等领域的创新应用与示范，开展5G＋AI融合技术的智慧疾控整合服务项目建设，优化和重构疾病防治模式、个人健康管理模式和人群健康服务模式，提升超大型城市公共卫生服务和治理水平。

（2）加强公共卫生数据资源应用。

按照大数据总体建设要求，加强公共卫生数据资源应用，强化数据整合利用，提升市级公共卫生数据资源应用能力，形成公共卫生数据共享应用框架，进一步深入开展公共卫生数据共享应用，全面发挥"智慧公共卫生"的作用。

（3）支撑公共卫生业务精细化管理。

基于公共卫生信息标准体系和公共卫生管理核心指标体系，在汇聚疾控专业、临床诊疗和分级诊疗等医疗健康大数据的基础上，建设并应用面向行政区域内疾控业务的综合管理平台，实现覆盖疾病监测报告、社区健康管理与评估、公共卫生服务等业务领域的疾控管理指标智能化汇聚和可视化展示，推进疾控业务精细化、智慧化管理，提高疾控管理工作效率和决策水平。

6. 加强公共卫生网络安全建设

进一步加强公共卫生网络安全管理。建立完善的公共卫生网络安全保障体系，贯彻落实网络与信息安全法律法规，落实制度建设、人员管理和技术防范三者并重的方式，切实加强公共卫生网络安全管理。进一步完善管理制度，强化网络安全主体责任，加强对公共卫生机构网络安全关键岗位人员和接触公民个人隐私信息人员的管理，落实网络安全各项工作措施。建设公共卫生业务数据安全管控系统，实现全方位、全周期的数据安全管控。

4.3.5 舆情应对和引导能力

舆情是指公众对社会和生活各个方面问题的意见或情绪的表达。公共卫生与民生紧密相关，城市公共卫生事件必然引发民众高度关注。在互联网传播环境中，事态的每一步发展、政策的每一次实施、信息的每一轮发布，都极易成为热议话题，并在某些因素的影响下转变成舆情事件。

1. 城市公共卫生事件舆情的主要特征

一是议题多元且发散。从成因来看，公共卫生事件呈现多样化的特征，除各种传染性疾病外，自然灾害、事故灾害、社会安全事件、生物安全事件等，都是引发公共卫生事件的重要原因。从危害面来看，公共卫生事件不但影响身体健康，还会影响社会稳定、经济发展，甚至影响国家安全。从处置应对角度来看，需要包括卫生健康在内的多部门协同治理以及社会共同参与。可以说，公共卫生事件比较容易跨越人群、地域和行业界限，与社会的方方面面产生直接或间接的联系，成为舆情的"原料厂"。

二是"圈群"成为重要传播渠道。"圈群"是网络社交的一个显著特征，在信息传播中的地位越来越重要。"圈群"成员之间因为某种特定的原因"聚集"在一起。使"圈群"内部具备一定强度的传播关系，意见或情绪的传播效果会得到增强。公众对城市公共卫生事件的关注，在一定程度上体现为需要持续获取事件的信息。当主流平台出现信息发布不及时、不完整、不"解渴"的情况时,公众便会转向包括朋友圈、微信群在内的其他渠道获取各种信息。同时,"圈群"具备排他性和封闭性特征,"圈外人"较难获悉在其中传播的内容,这为"圈群"传播增添了一些隐蔽性,使其成为众多"小道消息"和不实信息的首发地。

三是求助和情绪性表达内容占比较大。城市公共卫生事件对社会民生会造成影响,不仅改变人们的正常生活,而且对经济、教育、就业、贸易和社会治理等领域产生不同程度的影响。公共卫生事件风险越高,政府为应对风险所采取的措施及执行力度会越严格,对社会常态运行和人们正常生活的影响越大。例如,为遏制病毒传播采取的隔离措施会限制一定范围内的人流、物流和交通,导致生活成本和安全压力激增,恐慌和焦虑情绪蔓延。在"足不出户"的情况下,网络成为最主要的求助渠道和情绪"集散地",网络舆情量呈爆发式增长。

四是官方信息权威性受到挑战。官方信息代表着官方的立场,其发布来源有一定的组织和制度保证,具有指导性、真实性、可靠性等权威特征。在城市公共卫生事件发生后,事态信息、政策解读、专业科普、热点回应等是官方信息发布的重点内容,这些信息为全社会共同应对事件挑战提供了认知基础。但官方信息的发布受到法律法规和规章的约束,与公众希望获得尽可能多、尽可能全面的信息需求相比存在一定的差距。同时,随着公共卫生事件的不断发展变化,应对策略和措施也会相应调整,甚至可能出现与之前的内容不一致的情况。此外,公共卫生知识专业性比较强,对某些问题的认识还处于研究阶段,可能引发讨论。最后,应对政策和措施在执行环节产生"走样"的情况,也是导致官方信息权威性减弱的原因之一。

2. 提升舆情应对和引导能力的有效举措

一是要做好权威信息发布和政策解读。权威信息的价值在于提供客观、科学、准确、有效的信息。在城市公共卫生事件发生后,官方必须把最权威的信息第一时间释放出来,抢占信息发布先机;在事件应对政策的出台和调整时,必须同步开展解读宣传工作,防止误读;对于公众关切和社会热点需要积极回应,尽量压缩谣言滋长空间;要重视和加强与媒体的通力合作,提高权威信息的二次传播能力,最大限度满足公众对信息的获取需求。新冠疫情防控期间,国家卫生健康委组织并主持了219场国务院联防联控机制的新闻发布会,在最关键的阶段,曾经连续114天召开新闻发布会,权威、及时、有效地发布疫情信息,起到了强信心、暖人心、聚民心的作用。多个国家的主流媒体、电视台,当反映中国疫情情况的时候,用的基本就是联防联控机制新闻发布会的相关镜头。

二是要用正面宣传凝心聚力。以表扬、肯定为基调,对主流思想、主要政策、工作成效和经验、典型人物、感人事迹等的宣传都属于正面宣传范畴。城市公共卫生事件往往会给民众生命健康、社会生产生活、经济金融稳定等方面带来不同程度的挑战和困难，这需要社会团结一心，共克时艰。开展好正面宣传工作，能有效形成具有正向鼓舞作用的巨大精神力量，激发人们应对挑战的积极性、创造性和工作热情，凝聚社会共识，营造有利于应对城市公共卫生事件的良好舆论环境。2020年9月，党中央、国务院、中央军委在北京人民大会堂召开全国抗击新冠肺炎疫情表彰大会，对抗击新冠疫情先进个人、先进集体等进行表彰，极大强化了全社会对抗疫英雄的认同感，推动了"人民至上、生命至上"理念的传播。各地宣传部门高度重视并积极加强疫情防控正面宣传，主流媒体深入疫情防控、医疗救治、物资保障、疫苗接种、核酸采样等各条战线开展集中采访报道，全方位展示了广大抗疫一线工作者夜以继日连续奋战的工作状态和精神面貌，发挥了"树立标杆、激励全民"的积极作用。

三是要善用专家力量。专家作为专业知识全面或专业技能精湛的群体，在社会沟通中起着重要的作用。在城市公共卫生事件应对中，专家能够将专业的知识传递给社会大众，使人们认清问题的本质并了解解决的方法。尤其是对公共卫生领域专业知识的科普和应对策略的解读，专家凭借其权威性和专业性，使得他们的观点有较高的可信度，更易获得公众的认可。新闻传播领域的专家还能为宣传和舆情工作提供专业的咨询和建议，不同领域、不同部门、不同地方的专家回答媒体提问，对疫情防控工作进行专业解读、介绍、科普，及时回应社会公众的关切，有效发挥了风险沟通和舆论引导等作用。同时，大量卫生健康系统专家通过接受新闻采访、参加健康类节目、出版科普读物等多种形式开展疫情防控健康科普和政策解读，为提升公众健康素养发挥了重要作用。

四是要优化负面舆情应对机制。负面舆情是社会意见或态度中消极、负面、不良的部分，会对相关责任主体造成一定的负面影响。负面舆情往往会伴随城市公共卫生事件呈多发、高发和持续的态势，会混淆视听，误导公众，引发讨论甚至对立，对危机应对产生许多不确定的阻力和障碍。常态化的舆情应对机制在面对舆情数量持续暴增的情况下，可能会效果受限。在此情况下，既需要多部门协同、跨部门联动整合资源，又需要压缩决策层级、把握时限、提升效率。以某地应对"医疗机构接受医药代表请客导致疫情扩散"为例，网信部门牵头相关部门、单位汇集信息和资源，高效研判和决策，依托协同机制，疾控部门核实还原事件经过，主管部门回应社会关切，平台加强不实信息管控，主流媒体密集推送辟谣信息，科普知识同步开展。在短时间内，单位各司其职、高效联动，使谣言得以快速被平息。

4.3.6 实践案例：依托加强公共卫生体系建设三年行动计划，全面提升应对公共卫生风险能力

加强公共卫生体系建设是建设"健康上海"的重要基础。自 2003 年以来，上海市连续滚动实施了六轮加强公共卫生体系建设三年行动计划，卫健、疾控、发改、财政、经信等部门共同编制实施方案，统筹协调推进，加大专项经费投入保障力度，强化项目全过程管理，一手抓项目实施成果转化应用，一手抓问题短板查漏补缺，积极推动以项目实施牵引带动全市公共卫生体系高水平建设和高质量发展，有力推动公共卫生体系在硬件设施、规范标准、服务能级、人才队伍等方面实现快速发展，也为超大城市公共卫生体系的高水平建设和高质量发展打下了扎实基础。

通过连续实施六轮公共卫生体系建设三年行动计划，上海的公共卫生体系框架基本形成，公共卫生机构硬件条件明显改善，基本形成了覆盖全市的疾病预防控制网络、卫生监督网络、医疗救治网络。公共卫生应急处置能力不断提升，应急指挥体系、应急处置工作水平和应急协调机制多部门联动等能力提升。聚焦城市公共卫生安全，打造了全方位的卫生应急监测、处置和救援体系，逐步形成"医防融合"的综合防治服务和管理体系。

2020 年，结合重大呼吸道传染病疫情防控，上海启动实施了新一轮公共卫生体系建设三年行动计划，聚焦应急管理、能力提升、惠民服务、支撑保障四大重点领域和 13 个重点项目，补齐短板，提升能力，"边打边建"，基本实现了总体建设目标，整体成效显著。其中，"一个平台""三张网络""一支队伍"等支撑常态化疫情防控的"硬核项目"建设持续释放整体叠加效应，全市公共卫生体系基础持续夯实、应急保障能力全面升级，在新冠疫情聚集性处置、落实常态长效管理等方面发挥了重要作用，在实战中体现了工作成效。主要体现在，一是加强应急指挥平台建设，保障了公共卫生应急指挥体系始终保持激活状态，固化了常态防控与应急处置"平急结合"的工作模式；二是加强了传染病监测预警、病原检测、应急救治三张网络的建设，建成了以"区域性医疗中心—区属发热门诊—社区发热哨点"为主体的传染病诊治网络，加快推进国家紧急医学救援基地、重大传染病防治基地、核辐射医疗救治基地等建设；三是新建市、区级紧急医学救援队伍和基层医疗应急小分队，提升了多场景下的紧急医学救援能力；四是进一步加强了公共卫生应急指挥体系信息化建设。依托城市运行"一网统管"平台，建设多数据、全方位、广覆盖的市级公共卫生应急指挥信息系统，建立疫情联防联控大数据智慧决策平台，加快实现当前态势全面感知、医疗卫生资源统筹调度、重大信息统一发布、关键指令实时下达、多级组织协同联动、发展趋势智能预判，提升信息收集、分析和决策支持能力。

通过持续推进公共卫生体系建设三年行动计划，上海公共卫生体系在系统功能完善、核心能力提高、服务水平提升、长效机制构建和社会支持参与等方面持续发展，应急处置能力和效率显著提升，在 H7N9 甲型流感、新冠等历次重大传染病疫情防控中发挥了重要作用，有力地保障了城市公共卫生安全和人民群众身体健康。

4.4 强化保障措施

4.4.1 组织保障

1. 组织保障定义

组织就是在一定的环境中，人们按照一定的结构形式、活动规律结合起来，使全体参与者通力协作，达到某些共同目标的一种有效形式。组织保障是指规定各成员间的职务分工，明确组织成员的职责与权限，将人、财、物合理配置在一起，优化组织结构，强化组织能力，从而保障组织实现这些共同目标。

2. 城市公共卫生组织保障存在的问题与优化

城市是复杂的高速运行的综合有机体，特别是人口数量超过 1 000 万的超大型城市，给居住者创造生活便利的同时，也隐藏着各种各样的公共卫生风险。"针尖大的窟窿能漏过斗大的风"，城市现代化进程导致人口流动性的增加，生态环境剧烈变化，环境污染严重等因素，加剧了城市居民的公共卫生风险，也使得公共卫生风险防控更为困难，超大规模城市更是影响着国家稳定与发展大局。因此在保持城市常态化运行状态下，构建与之相适应的公共卫生体系，提高公共卫生管理能力显得格外迫切。防范城市公共卫生风险，必须在政府科学管理的基础上，本着实事求是、因地制宜等原则构建适合自己城市的常规和应急公共卫生体系，政府部门承担对公共卫生风险防控的组织保障职责，统筹规划，加大投入，不断完善公共卫生体系和管理能力。

1）城市公共卫生风险组织保障存在的问题

目前我国城市公共卫生风险组织与管理依然存在需要改进和完善的地方。

（1）运行机制不完善，管理能力欠缺。

发生重大突发公共卫生事件时，各个部门、各个级别的应急预案之间缺少统一的标准，导致在工作衔接和合作上容易产生分歧。临时成立的工作组，由于组建时间短，紧急地从相关部门抽调工作人员进行跨部门合作，相互间默契程度低，不仅小组成员间需要协调，各个相关部门间，分工也不够明确，协调沟通不畅，就会影响应急处置的整体效率。

（2）人、财、物保障力度不足。

总体上，我国公共卫生投入远不及英国、美国等发达国家，公共卫生支出占GDP比重仍相对较低。公共卫生人才储备不足，薪酬等问题导致公共卫生人才流失情况时时发生，这对人才引入产生极大不利影响。应急物资储备不足，战略空地储备等问题依然突出，既要减少物资空堆浪费，又要避免因物资储备不足导致突发公共卫生事件时应对不暇。另外，不少公共卫生机构的监测设备存在老旧，功能有限，技术更新缓慢，不能满足现代化公共卫生风险监测等诸多问题。

（3）地方性法规缺失。

在公共卫生风险处置方面，不少城市还没有出台相应的地方性法规，相关部门的职能地位、权力责任没有法律赋权，导致工作人员进行疫情处置时无法可依，执行时畏首畏尾，不能及时处置公共卫生风险。也因为没有相关法律法规进行权力约束，城市防疫也容易出现过度防疫、"一刀切"等行为，可能会损害公民的合法权益。

（4）信息交互不畅，缺乏协调，信息安全问题仍需重视。

我国现有的疾病预防控制信息系统，功能较为单一，无法满足城市防控需要。各部门、各单位出于工作需要自建的系统，缺少统一的布局规划，形成了多个数据"孤岛"。在突发疫情时，部门之间信息协调度低，决策部门信息的来源和收集呈现单一性、滞后性特征，严重影响了决策的快速性和准确性。再者，近年来调查报告泄露个人隐私的不良事件频出，严重影响了政府的公信度。

2）强化公共卫生风险组织保障

政府不仅需要在城市发生公共卫生风险时，采取必要的组织保障措施，还应在公共卫生风险发生前后全过程中做好组织保障，才能有效降低风险。

（1）提高公共卫生风险管理能力。

提高政府部门以及相关公共卫生机构的公共卫生管理能力是高效处置公共卫生风险的关键。公共卫生应急指挥系统是风险防控的大脑，其能否建立并平稳运行，直接影响到公共卫生事件的后续发酵和危害程度。切实提高政府管理人员的专业能力，制定符合当地特色的应急预案，管理层要做好对执行者的方案解读和培训，考核评估行政人员防控方案执行情况，及时疏通方案执行中遇到的堵点、痛点。应急指挥系统还需梳理各部门间的职责和分工，优化工作流程，打通部门间壁垒，构建畅通的信息沟通渠道，促使各部门携手合作，避免重复工作，提高工作效率。

（2）建立科学的决策机制。

科学决策是城市公共卫生事业发展的关键，应充分发挥政府决策咨询机构（智囊团）在城市公共卫生建设中的作用。组建"智囊团"要引入公共卫生等领域的专家学者，参与城市规划建设、社区管理等工作，给出城市公共卫生"处方"，搭建公共卫生监测保护网，储备公共卫生资源，建立突发公共卫生事件应对"案例库"。要注意保持"智囊团"及专家组的相对独立性，充分发挥其在重大公共卫生事件中的决策作用，推动城市决策程序化、规范化、科学化发展。

（3）加大资源保障力度。

各级政府要始终坚持"预防为主"的总方针，加大公共卫生支出投入力度，推动公共卫生政策、重大项目的建设和落实。疫情防控，人才队伍是根本。在薪酬待遇上适度向公共卫生人才倾斜，减少骨干人员流失。同时做好对专业人才的针对性培训，提高应急队伍的专业能力，提高基层工作人员知识技能水平，夯实城市公共卫生基础。各级政府应制定相应的突发公共卫生事件应急物资储备标准和目录，合理储备战略物资，并建立应急物资生产、调拨、配送和储备的管理规范，在非常时期做好资源调度工作，避免引起社会恐慌，维护城市稳定。

（4）完善相关法律法规体系。

城市在应对各种突发公共卫生事件时，需要有法律体系予以保障。例如，2020年颁布的《上海市公共卫生应急管理条例》，明确了市、区政府、乡镇政府、街道办事处的责任，在发生重大危机时，能够最大限度保护绝大多数公民的生命安全，有力维护公共利益。各级政府和有关部门严格执行法律法规，并加强监督，杜绝发生逾越法律边界的情况。切实保障公民对危机和各种突发事件的知情权，居民被临时管控限制自由进行医学管理观察时，相关部门要做好法律解读和宣传，避免引发舆情。

（5）加强信息整合共享和信息安全防护。

在突发公共卫生事件发生时，政府应急指挥部应负责信息汇总处理，协调卫生行政部门、公安、工信、医院、疾控等相关部门通力合作，推进信息整合共享，提高数据的使用价值。然而，功在平时，只有在平时搭建好规范统一的信息平台，实现数据交汇，行政部门不断在处置公共卫生风险时综合卫生、环境、舆论等信息，进行分析研判与疫情处置，才能在发生重大公共卫生事件时合作无间、协同高效。另外，政府主管部门应做好对各网络平台管理者、互联网群组管理员，以及信息经手人的信息安全监管，明确信息安全责任，规范群组成员网络行为，对违反相关规定、泄露机密信息从而扰乱社会秩序的组织和个人，依法追究其法律责任。

（6）突发公共卫生事件的善后协调。

在重大突发公共卫生事件彻底妥善处理完毕之前，为尽快恢复城市正常的生产生活秩序，政府应当会同专家"智囊团"制定复工复产、复商复市、经济恢复等一系列城市管理细则，逐步将社会经济、秩序以及群众心理恢复到正常状态。在事件处置中，通过调查研究分析，学习、吸取处理管理中的经验教训，不断总结反思，把握公共卫生的发生与发展规律，主动调整组织架构，完善资源配置，积极引入人才，选拔能力强的管理者，夯实城市基层公共卫生防控基础，改进工作，把危机转为机遇，保护城市公共卫生安全。

4.4.2 法治保障

1. 深入学习贯彻习近平法治思想，全面提升城市公共卫生风险防控法治化水平

自党的十八大以来，习近平总书记从坚持和发展中国特色社会主义全局和战略高度，定位法治、布局法治、厉行法治，创造性地提出了全面依法治国的一系列新理念、新思想、新战略。习近平法治思想是马克思主义法治理论同中国实际相结合的最新成果，是对党领导法治建设实践和宝贵经验的科学总结，是在法治轨道上推进国家治理体系和治理能力现代化的根本遵循，是引领法治中国建设在新时代实现更大发展的思想旗帜。习近平法治思想高屋建瓴、博大精深、内涵丰富、思想深刻。在公共卫生风险防控工作中要深刻认识习近平法治思想的重大政治意义、理论意义、实践意义，坚持习近平法治思想在全面依法治国中的指导地位，切实增强"四个意识"、坚定"四个自信"、做到"两个维护"，把学习贯彻习近平法治思想同公共卫生风险防控工作结合起来，不断增强法治意识，提高公共卫生风险防控法治能力水平。

2. 深化依法行政制度建设，提升公共卫生治理法治化水平

一是完善公共卫生风险防控领域的立法工作。认真贯彻习近平总书记关于全过程人民民主重要论述，拓宽立法公众参与渠道，完善立法听证、民意调查机制。加强对公共卫生重点领域的立法和标准建设。聚焦公共卫生风险防控实践问题和立法需求，提高立法精细化精准化水平。落实立法论证评估制度，加大立法前评估力度，认真论证评估立法项目必要性、可行性。深入推进公共卫生风险防控科学立法、民主立法、依法立法，提高公共卫生风险防控领域立法质量和效率。

二是落实重大行政决策制度，坚持科学决策、民主决策、依法决策。牢固树立依法行政观念，严格遵循法定权限和法定程序做出决策，确保决策内容符合法律法规的规定。做出重大决策前，应当听取合法性审查机构的意见，注重听取法律顾问、公职律师或者有关专家的意见，确保所有重大行政决策都严格履行合法性审查和集体讨论决定程序。公共卫生风险防控涉及社会公众切身利益，要深入开展风险评估，加大公众参与力度，认真听取和反馈利益相关群体的意见建议，提高重大行政决策专家论证质量。

3. 完善行政执法工作体制机制，全面推进公共卫生风险防控严格规范公正文明执法

一是深入落实国家关于深化综合行政执法体制改革的各项要求。提高执法执行力和公信力。建立综合执法、联合执法、协作执法的组织协调工作机制。开展跨部门、跨区域联合执法，有序推进违法线索互联、执法标准互通、处理结果互认。健全行政执法与刑事司法衔接机制，完善优化"两法衔接"信息共享平台建设、应用和功能拓展，推进信息共享机制化、案件移送标准和程序规范化，健全移送案件办理结果反馈机制。

二是加强能力建设，规范文明执法。强化行政执法人员资格管理。开展岗前依法行政、执法监督理论培训和实践培训等分级分类法治专业培训。提升行政执法人员学法守法用法意识，以及运用法治思维和法治方式解决实际工作问题的能力。定期对公共卫生执法人员开展集训演练和应急演练培训。全面落实行政执法公示制度、执法全过程记录制度、重大执法决定法制审核制度。不断优化完善公共卫生风险防控领域行政处罚裁量基准，有效规范行政裁量权行使。全面严格落实告知制度，依法保障行政相对人陈述、申辩、提出听证申请等权利。统一行政执法案卷、文书基本标准和执法案卷归档管理制度，提高执法案卷、文书规范化水平。

三是创新行政执法方式。推行智慧执法、精准执法、非现场执法等执法方式，加强信息技术、装备在执法工作中的配置和应用。广泛运用说服教育、劝导示范、警示告诫、指导约谈等方式，做到宽严相济、法理相融，让执法既有力度又有温度。强化重大、疑难、复杂案件执法文书说理。

四是全面落实"谁执法谁普法"普法责任制，加强以案释法。深入开展尊崇宪法、学习宪法、遵守宪法、维护宪法、运用宪法宣传教育活动。坚持日常宣传与集中宣传相结合，线上与线下相结合。采用群众喜闻乐见的形式方法开展普法宣传，不断增强法治宣传教育工作实效。强化"互联网＋法治宣传"思维，借助新媒体开展全方位、多视角、深层次的普法宣传。通过官方网站、微信公众号等途径开展"以案释法"，进一步加强说法、释法，做到管理和服务、执法和普法相结合。增强人民群众和行政相对人的法治理念。

4.4.3 投入保障

1. 经济学理论基础

根据经济学理论，按产品和服务的经济学属性，各类公共卫生风险防控服务一般可分为公共产品、准公共产品和私人产品。

1）公共产品

公共产品是能为绝大多数人共同消费或享用的产品或服务，具有非竞争性和非排他性。公共卫生服务中存在大量的公共产品，如饮用水卫生、环境卫生、健康宣教和健康促进等。由于公共产品具有很高的社会效益，这些公共服务主要由政府主导提供，其筹资方式一般来源于公共财政保障。

2）准公共产品

准公共产品介于公共产品和私人产品之间。准公共产品具有正外部效应，最典型的例子即疫苗接种，因人群发病率的下降，未接种者暴露于传染的机会也会减少，因此，项目实施的结果是接种者和非接种者均可受益。同理，各类传染病防控的公共服务项目也可减少患者周围人被传染的可能性，使其他人群受益。对于具有准公共产品属性公共卫生服务的供给，其筹资可来源于政府财政、社会保险。

3）私人产品

私人产品是属于归个人使用的私有产品，且无外部效应，具有竞争性和排他性。私人物品又可分为必需消费品和特需消费品。公共卫生服务中主要是必需消费品。我国的儿童健康管理、孕产妇健康管理，以及慢性非传染性疾病防控等均属于必需消费品。随着社会经济水平提高和个人健康意识的增强，部分非免疫规划疫苗，或基于高技术含量的检测技术的疾病筛查服务，如基因检测等成本较高的公共卫生服务即为特需消费品。这类公共卫生服务筹资来源于社会保险、商业保险和个人出资。

2. 不同属性公共卫生风险防控服务的供给和投入保障

公共卫生风险防控其核心是疾病预防，疾病预防广义上又可分为三级预防：其中，一级预防也称病因学预防；二级预防也称疾病前期预防；三级预防也称发病期预防。公共卫生的预防措施既包括群体预防也包括个体预防，前者如传染病疫情监测、健康教育与促进、突发卫生应急预案与监测、健康危害因素监测与控制等，很多时候这些服务又带有管理性质；后者主要面向重点人群或是重点管理的疾病开展的服务。

根据三级预防的概念以及针对群体和个体服务的性质，结合经济学理论将公共卫生服务分类和筹资进行梳理：

一是对于群体性服务，以一级预防、二级预防措施为主，如健康教育，疾病与危险因素监测与报告、突发公共卫生事件应急、卫生监督执法等管理性工作，属公共产品性质，由公共财政筹资。

二是对于具有外部性的个体性服务，贯穿一二三级预防，如传染病防控干预措施［疫苗接种（保护易感人群）、艾滋病、结核病感染者与患者的治疗与管理］，对健康人群是一级预防，对患者个体是三级预防，对社会具有正外部性，属准公共产品，应由公共财政筹资为主，社会保险筹资为补充。

三是对于不具有外部性的个体性服务，局限于特定人群或特定疾病的一级预防和二级预防，如老年人健康体检、儿童保健、妇幼保健以及慢性非传染性疾病治疗与随访管理等三级预防性质的服务，属私人产品性质，应由社会保险、商业保险和个人筹资。

3. 公共卫生筹资总体情况

经济合作与发展组织（OECD）欧盟统计署（EUROSTAT）和世界卫生组织（WHO）等国际组织修订推出了《卫生费用核算体系 2011》（A System of Health Accounts 2011 Edition, SHA2011），分析全社会对公共卫生的资源投入情况，即广义公共卫生筹资。根据 2018 年中国卫生总费用研究报告，2018 年我国经常性卫生费用中的 6.9% 为预防服务费用。从预防服务费用的筹资方案看，我国的预防服务的筹资以政府卫生投入为主，企业筹资和家庭个人为辅，而社会医疗保险出资较少。

建立健全公共卫生应急物资保障体系，对于提升突发公共卫生事件、重大传染病疫情应对能力具有十分重要的意义。《国家突发公共卫生事件应急预案》和《国家突发公共事件医疗卫生救援应急预案》中，对加强应急物资保障体系建设提出了明确要求。上海市始终高度重视公共卫生应急物资保障体系建设，在市委、市政府领导下，依托公共卫生联席会议制度等工作机制，统筹兼顾短期需求和长期发展需要，加快推进设施建设、人员培训、物资调配等工作，建立健全平急结合、平战转换机制。各级卫生健康、疾病控制、发展改革、财政、科委等部门协同推进，基本建成了"储备＋生产＋调配＋物流＋科技"全链条保障体系，形成了从需求到供应，从生产、采购到质量安全管理，从科学分配到合理使用，从政府牵头到多元参与的应急物资供应保障闭环管理，确保了各项应急措施有效落实。通过政策支持、税收优惠等方式，引导和鼓励企业参与应急物资的生产、储备和供应，调动企业积极性，有序、有效地发挥好社会力量在突发公共卫生事件应急处置保障中的补充作用，维护社会稳定和经济社会发展。

纵观近年来上海应对新冠疫情等突发公共卫生事件的工作实践，公共卫生应急物资保障体系发挥了重要支撑作用。市区联动、部门协同，依托集中管理、统一调拨、采储结合、集约高效的物资保障管理网络，保证了各类防疫物资、民生保障物资有序生产、调配和市场供应稳定。在此基础上，各级政府对老人、儿童等特殊群体给予重点关注，积极采取措施做好生活物资、就医用药等民生保障服务，最大限度满足人民群众对生命安全、身体健康和日常生活需求，为维护城市公共卫生安全提供了坚实保障，努力实现社会整体利益最大化。

4. 建立稳定的公共卫生风险防控投入保障机制

本着坚持预防为主,理顺体制机制;坚持政府主导,鼓励多元筹资;坚持平急结合,优化资源配置原则,建立稳定的公共卫生风险防控投入保障机制。主要措施包括以下几个方面。

(1) 大力提升公共卫生筹资总量。

强调预防为主,加强公共卫生防疫和重大传染病防控,稳步发展公共卫生服务体系,营造全社会重视公共卫生的氛围,提升全社会资源对公共卫生的投入力度,转变卫生总费用中资源投入以医疗机构和医疗服务为主的现状。在卫生总费用中,预防服务费用的增幅应高于经常性卫生费用的增幅。

(2) 健全专业公共卫生机构保障机制。

健全国家、省、市、县四级疾控中心和各类专业疾病防治机构政府投入保障机制。一是各级政府所辖专业公共卫生机构对标能力建设,补短板、强弱项,提升专业能力,所需基本建设、设备购置等发展建设经费,要由同级政府预算足额安排。二是所需人员经费、公用经费根据人员编制、经费标准,由同级政府预算全额安排。

(3) 完善基本和重大公共卫生服务项目保障机制。

根据中央与地方财政事权和支出责任划分改革方案,各级政府投入保障实施国家和地方基本与重大公共卫生服务项目。对专业公共卫生机构、公立医院及基层医疗服务机构实施主体,根据服务提供考核结果,通过政府购买服务等方式予以补助。人均基本公共卫生服务经费逐步增长。

(4) 全力支持监测预警体系建设。

全力支持完善传染病疫情和突发公共卫生事件网络直报系统,建立国家监测预警信息平台,打通并强化与医疗机构信息系统的对接协同,增强早期监测预警能力。

(5) 建立重大疫情救治保障长效机制。

根据突发公共卫生事件分类,制定明确的财政、医保和社会各方分担救治费用的长效机制。针对相关患者,包括确诊、疑似、强制隔离人员的医疗费用经基本医保、大病保险、医疗救助支付后个人负担部分由财政负担,确保患者不因费用问题影响就医。

(6) 夯实保障基层公共卫生基础。

乡镇卫生院、社区卫生服务中心(站)等城乡基层医疗卫生机构承担基层疾病预防控制和公共卫生管理服务职责。对于配备符合资质要求的疾控工作专业人员和全科医生,应给予相应的津贴和保障。对开展健康管理工作,如慢性病管理、筛查等可通过医疗保险购买来筹资，推动个体性公共卫生服务与医疗服务的高效协同、无缝衔接。

（7）增强公共卫生科研、教育、人才培养投入活力。

一是以政府为主，鼓励多渠道筹资支持公共卫生科研攻关体系，重点投入核心技术攻关，持续加大重大疫情防治经费投入，加快补齐短板。对国家级和省级专业公共卫生机构提升科技支撑和技术保障能力，充实人才储备。

二是政府加大对公共卫生人才培养投入力度，支持高水平公共卫生学院建设，加强公共卫生医师毕业后教育工作。

三是落实国家科技体制改革政策，以增加知识价值为导向，建立事业单位绩效工资总量正常增长机制，提高科研人员的收入水平。竞争性科研项目中用于科研人员的劳务费用、间接费用中绩效支出，经过技术合同认定登记的技术开发、技术咨询、技术服务等活动的奖酬金提取，职务科技成果转化奖酬支出，均不纳入事业单位绩效工资总量。

在投入保障实施过程中，要加强领导、统筹推进、加强政策宣传培训、强化政策落实督促指导。落实各级政府公共卫生投入责任，各级财政、卫生（疾控）、发改、人保、医保等部门要按照有关规定，落实投入责任，依法分配和使用资金，要将投入责任落实情况纳入当地政府年度考核，并接受人大、审计和社会的监督。

参考文献

[1] 马奔, 王郅强, 薛澜. 美国突发事件应急指挥体系（ICS）及其对中国的启示 [C]//公共管理与地方政府创新研讨会论文集. 2009: 71-79.

[2] 赵飞, 傅承主, 矫涌本, 等. 国内外突发公共卫生事件应急指挥系统建设研究 [J]. 中国卫生信息管理杂志, 2012, 9（2）: 6.

[3] 谈在祥, 吴松婷, 韩晓平. 美国、日本突发公共卫生事件应急处置体系的借鉴及启示：兼论我国新型冠状病毒肺炎疫情应对 [J]. 卫生经济研究, 2020, 37（3）: 6.

[4] 周忠良. 国外突发公共卫生事件应对体系比较 [J]. 人民论坛, 2020（10）: 48-52.

[5] 薛澜, 彭宗超, 钟开斌, 等. 中国公共卫生应急指挥体系探析 [J]. 中国工程科学, 2021, 23（5）: 1-8.

[6] 冯玮, 王晔, 宫霄欢, 等. 上海市基于电子病历直推的传染病报告管理模式初探 [J]. 疾病监测, 2016, 31（4）: 341-345.

[7] 王晔, 陶芳芳, 冯玮, 等. 基于疾病分类与代码的上海市传染病报告标准编码的建立 [J]. 上海预防医学, 2018, 30（8）: 663-667.

[8] 王晔, 吴寰宇, 冯玮, 等. 上海市传染病报告管理系统现状及思考 [J]. 中国卫生资源, 2020, 23（4）: 404-407.

[9] World Health Organization. Diarrhoeal disease [EB/OL]. (2017-05-02) [2021-03-31]. http://www.who.int/mediacentre/factsheets/fs330/en/.

[10] TROEGER C, BLACKER B F, KHALIL I A, et al. Estimates of the global, regional, and national morbidity, mortality, and aetiologies of diarrhoea in 195 countries: a systematic analysis for the Global Burden of Disease Study 2016 [J]. Lancet Infect Dis, 2018, 18（11）: 1211-1228.

[11] ROTH G A, ABATE D, ABATE K H, et al. Global, regional, and national age-sex-specific mortality for 282 causes of death in 195 countries and territories, 1980-2017: a systematic analysis for the Global Burden of Disease Study 2017 [J]. Lancet, 2018, 392（10159）: 1736-1788.

［12］刘海霞，张静.2011年中国其他感染性腹泻监测现状分析［J］.中华预防医学杂志，2013，47（4）：328-332.

［13］张平，张静.我国2014—2015年其他感染性腹泻监测现状分析［J］.中华流行病学杂志，2017，38（4）：424-430.

［14］张静，常昭瑞，孙军玲，等.我国诺如病毒感染性腹泻流行现状及防制措施建议［J］.疾病监测，2014，29（7）：516-521.

［15］肖文佳，吴寰宇，宫霄欢，等.上海市2017年聚集性呕吐腹泻疫情流行病学特征分析［J］.上海预防医学，2019，31（6）：505-509.

［16］庄源，陈洪友，陈涌，等.上海市一例肠出血性大肠埃希菌O157：H7感染病例的病原学分析［J］.疾病监测，2019，34（6）：519-524.

［17］陈健，郑雅旭，孔德川，等.上海市实施急性呼吸道感染综合监测应对新发呼吸道传染病的实践与思考［J］.中华流行病学杂志，2020，41（12）：1994-1998.

［18］陈昕，吴寰宇.转变模式，创新发展——构建超大城市现代化传染病综合监测体系［J］.上海预防医学，2022，34（1）：1-6.

［19］王丽萍，曹务春.实施传染病监测是预防控制传染病的有效途径［J］.中华流行病学杂志，2017，38（4）：417-418.

［20］黄硕，刘才兄，邓源，等.世界主要国家和地区传染病监测预警实践进展［J］.中华流行病学杂志，2022，43（4）：591-597.

［21］陈育德，李辉，王临虹.我国慢性病及危险因素监测的发展及挑战［J］.中华预防医学杂志，2012，46（5）：389-391.

［22］蔡昌志.疾病预防控制中环境卫生监测的作用分析［J］.中国卫生产业，2019，16（13）：162-163.

［23］林帆，郭玉清，吴彦霖，等.发热伴出疹症候群监测预警研究进展［J］.中华流行病学杂志，2024，45（3）：455-463.

［24］张晓宇，杜红忠，张进保，等.急性脑炎脑膜炎症候群监测在流行性乙型脑炎监测中的应用［J］.中国人兽共患病学报，2023，39（11）：1112-1116.

［25］张鲍欢，张欢，张欣，等.广东省发热伴出血症候群监测病原谱分析［J］.中国公共卫生，2018，34（6）：864-867.

［26］Technical Contributors to the June 2018 WHO meeting. A definition for community-based surveillance and a way forward：results of the WHO global technical meeting, France, 26 to 28 June 2018［C］. Eurosurveillance, 2019, 24（2）：1800681.

［27］国家疾控局，国家卫生健康委，国家发展改革委，等.关于印发《关于建立健全智慧化多点触发传染病监测预警体系的指导意见》的通知：国疾控监测发［2024］16号［A］.2024.

［28］MCGOWAN C R, TAKAHASHI E, ROMIG L, et al. Community-based surveillance of infectious diseases：a systematic review of drivers of success［J］. BMJ Glob Health, 2022, 7（8）：e009934. DOI：10.1136/bmjgh-2022-009934.

［29］OKEEFFE J, TAKAHASHI E, OTSHUDIEMA J O, et al. Strengthening community-based surveillance：lessons learned from the 2018-2020 Democratic Republic of Congo（DRC）Ebola outbreak［J］. Confl Health, 2023, 17（1）：41.

［30］STOCKWELL M S, REED C, VARGAS C Y, et al. Five-year community surveillance study for acute respiratory infections using text messaging：findings from the MoSAIC Study［J］. Clin Infect Dis, 2022, 75（6）：987-995.

［31］LIU J, LI Q, LIANG W, et al. Sentinel community-based surveillance：an innovative mode of proactive surveillance on infectious disease［J］. China CDC Weekly, 2023, 5（23）：516-518.

［32］KIKUTI M, CUNHA G M, PAPLOSKI I A D, et al. Spatial distribution of dengue in a Brazilian urban slum setting：role of socioeconomic gradient in disease risk［J］. PLoS Negl Trop Dis, 2015, 9（7）：e0003937. DOI：10.1371/journal.pntd.0003937.

［33］HOWARD Z L, CARLSON S J, MOBERLEY S, et al. FluTracking：Weekly online community based surveillance of influenza-like illness in Australia, 2018 annual report［J］. Commun Dis Intell, 2022, 46. DOI：10.33321/cdi2022.46.41.

［34］崔爱利，朱贞，毛乃颖，等.2009—2021年中国九省份发热呼吸道症候群监测病例中常见病毒感染情况分析［J］.中华预防医学杂志，2022，56（7）：912-918.

[35] 曹亿会,伏晓庆,徐闻,等.中国西南地区发热呼吸道症候群病原学研究[J].国际病毒学杂志,2018,25(6):370-373.

[36] 吴凡.上海市创新传染病监测模式的实践和思考[J].中华流行病学杂志,2019,40(8):880-882.

[37] 唐必成,孙军玲,高峰,等.2009—2020年我国轮状病毒腹泻流行特征和基因型变化趋势[J].中华流行病学杂志,2024,45(4):506-512.

[38] WANG L P, ZHOU S X, WANG X, et al. Etiological, epidemiological, and clinical features of acute diarrhea in China [J]. Nat Commun, 2021, 12 (1): 2464. DOI: 10.1038/s41467-021-22551-2.

[39] 于青松,戴映雪,龙露,等.传染病监测体系和预警方式的研究进展[J].预防医学情报杂志,2023,39(8):1013-1018.

[40] 金水高,姜韬,马家奇.中国传染病监测报告信息系统简介[J].中国数字医学,2006,1(1):20-22.

[41] 金水高.我国公共卫生信息系统发展的回顾及展望[C]//2008年我国预防医学的现状与发展新观念专题研讨会论文集.2008:65-70.

[42] 周宇辉.我国传染病流行现状与防控体系建设研究[J].中国卫生政策研究,2023,16(4):74-78.

[43] 赵自雄,赵嘉,马家奇.我国传染病监测信息系统发展与整合建设构想[J].疾病监测,2018,33(5):423-427.

[44] 马家奇,赵自雄.中国疾病控制公共卫生信息化建设与展望[J].中国卫生信息管理杂志,2016,13(1):18-21.

[45] 赵自雄,马家奇.数智化在传染病预防控制中的应用与进展[J].中国卫生信息管理杂志,2024,21(5):635-640.

[46] 吴昕.疾病预防控制的财政支持机制研究[D].北京:中国人民大学,2011.

[47] 董雨晴,李敏,陆晔,等.美国与欧洲疾病预防控制中心的运营情况及启示[J].中国卫生资源,2016,19(2):120-124,153.

[48] 黎新宇,王全意,梁万年,等.欧洲疾病预防控制中心工作模式[J].中国全科医学,2007,10(17):1413-1415.

[49] 周忠良.国外突发公共卫生事件应对体系比较[J].人民论坛,2020(10):48-52.

[50] 孙点剑一,李立明.浅谈公共卫生与疾病预防控制体系建设[J].中国科学院院刊,2020,35(9):1096-1104.

[51] 程锦泉.我国疾病预防控制体系现代化建设的思考及对策建议[J].中华预防医学杂志,2020,54(5):475-479.DOI:10.3760/cma.j.cn112150-20200221-00151.

[52] 单莹,李士雪.结构功能主义视角下疾病预防控制体系现代化AGIL模型研究[J].中国公共卫生管理,2022,38(1):17-21.

[53] 中共上海市委,上海市人民政府.中共上海市委、上海市人民政府关于完善重大疫情防控体制机制健全公共卫生应急管理体系的若干意见[EB/OL].[2020-04-08].https://www.shanghai.gov.cn/nw12344/20200813/0001-12344_64656.html.

[54] 徐崇勇,付晨,许明飞,等.上海市疾病预防控制体系现代化建设思路探讨[J].上海预防医学,2021,33(1):1-5.

[55] 吴春峰,祖平,陈勇,等.新时代上海市疾病预防控制体系建设进展与对策思考[J].上海预防医学,2021,33(2):97-101.

[56] 潘杰,储强,周弋,等.新冠肺炎防控对疾病预防控制中心公共卫生人才队伍建设的启示[J].上海预防医学,2022,34(11):1141-1145.

[57] 沈灵智,何寒青,李娜,等.突发公共卫生事件中公共服务现状的SWOT分析:以新冠肺炎疫情为例[J].中国农村卫生事业管理,2021,41(10):734-739.

[58] 国务院办公厅.国务院办公厅关于推动疾病预防控制事业高质量发展的指导意见:国办发〔2023〕46号[A].2023.

[59] 中共上海市委,上海市人民政府.关于完善重大疫情防控体制机制 健全公共卫生应急管理体系的若干意见[EB/OL].(2020-04-08)[2020-11-26].http://www.shio.gov.cn/sh/xwb/n790/n792/n1114/n1121/u1ai24273.html.

[60] 上海市人民政府.关于加强本市疾病预防控制体系建设的指导意见[EB/OL].(2019-04-17)[2020-11-28].http://www.shanghai.gov.cn/nw44286/20200824/0001-44286_58627.html.

[61] 上海市人民政府办公厅.关于转发市卫生健康委等四部门制订的《上海市加强公共卫生体系建设三年行动计划（2020—2022年）》的通知［EB/OL］.（2020-06-19）［2020-11-28］.http：//www.shanghai.gov.cn/nw48505/20200825/0001-48505_65151.html.

[62] 饶远浪.江津卫生行政部门应对新冠肺炎疫情存在的问题及对策研究［D］.重庆：中共重庆市委党校，2022.

[63] 吴伟斌.突发公共卫生危机应急防控体系的研究之一——应急响应系统［J］.中华医院管理杂志，2005，21（12）：793-795.

[64] 徐晨.突发公共卫生事件应急管理中政府与社会大数据融合应用模型研究［D］.大连：辽宁师范大学，2021.

[65] 夏天，戚方圆，张诚，等.基于医院电子病历的严重临床异常病例/事件监测数据共享［J］.实用预防医学，2015，22（11）：1281-1286.

[66] 王肜，谢青燕，韦柳芳，等.新冠肺炎疫情下对传染病监测预警系统的思考［J］.实用预防医学，2021，28（8）：1018-1021.

[67] 陶芳芳，郑雅旭，冯玮，等.传染病监测预警系统在上海市新型冠状病毒肺炎防控中的作用与完善建议［J］.中国卫生资源，2021，24（6）：735-738.

[68] 刘星航，何永超，蒋先进，等.新冠肺炎疫情管理信息系统的应急开发与应用［J］.中国卫生信息管理杂志，2021，18（2）：199-213.

[69] 王晔，吴寰宇，冯玮，等.上海市传染病报告管理系统现状及思考［J］.中国卫生资源，2020，23（4）：404-407.

[70] 赵丽虹，王鹏.浅议新基建背景下城市公共卫生基础设施建设趋势［J］.上海城市规划，2020，2（2）：27-30.

[71] 倪闽景.建议加强城市公共卫生中心建设［J］.民主，2020（10）：21.

[72] 申立，陆圆圆.基于韧性提升的医疗卫生设施布局优化研究——以上海为例［J］.上海城市管理，2022，31（1）：11-17.

[73] 夏金彪.超大特大型城市扩容 要防治"大城市病"［EB/OL］.［2021-11-10］.https：//baijiahao.baidu.com/s？id＝1715969427805815107&wfr＝spider&for＝pc.

[74] 孙春兰.全面推进健康中国建设［EB/OL］.［2020-11-27］.http：//www.gov.cn/xinwen/2020-11/27/content_5565259.htm.

[75] 吴凡，陈勇，付晨，等.中国疾病预防控制体系发展改革的若干问题与对策建议［J］.中国卫生资源，2020，23（3）：185-190，294.

[76] 吴春峰，祖平，陈勇，等.新时代上海市疾病预防控制体系建设进展与对策思考［J］.上海预防医学，2021，33（2）：97-101.

[77] 金雅玲，王子军，张一平，等.全国区县级疾病预防控制中心2014—2018年基本情况分析［J］.中国公共卫生管理，2020，36（3）：289-292.

[78] 郑乐乐.我国县级疾病预防控制中心人力资源现况与变迁分析［D］.上海：复旦大学，2013.

[79] 范宪伟.加快补齐公共卫生资源配置短板的对策建议［EB/OL］.［2020-11-16］.https：//www.sohu.com/a/432223767_692693.

[80] BAKER E L, POTTER M A, JONES D L, et al. The public health infrastructure and our nation's health［J］. Annu Rev of Public Health, 2005, 26：303-318.

[81] 金忠民，陆圆圆，申立.超大城市卫生设施专项规划研究：上海的探索［J］.上海城市规划，2020，2（2）：20-26.

[82] 吴凡，汪玲.公共卫生应急管理人才培养策略及路径分析［J］.中国卫生资源，2020，23（2）：89-93.

[83] 付晨，张浩，冷熙亮，等.上海市公共卫生服务体系改革与建设实践研究［M］//上海市卫生健康委员会，上海市医药卫生发展基金会，上海市卫生和健康发展研究中心（上海市医学科学技术情报研究所）.上海卫生健康政策研究年度报告（2021）.北京：科学出版社，2022：89-101.

[84] 张浩，陈昕，吴立明，等.增强公共卫生体系能力 保障城市公共卫生安全：上海市第五轮加强公共卫生体系建设三年行动计划成效［J］.中国卫生资源，2023，26（5）：447-451，502.

[85] 上海市科学技术委员会，上海市卫生健康委员会，上海市药品监督管理局，等.关于印发《关于加强公共卫生应急管理科技攻关体系与能力建设的实施意见》的通知：沪科规［2020］3号［A］.2020.

［86］金兴明，严军，张怀琼，等.上海强化公共卫生应急管理体系建设研究［M］//上海市卫生健康委员会，上海市医药卫生发展基金会，上海市卫生和健康发展研究中心（上海市医学科学技术情报研究所）.上海卫生健康政策研究年度报告（2021）.北京：科学出版社，2022：102-109.

［87］金智明，马家奇.我国公共卫生信息标准研究现状［J］.中国卫生信息管理杂志，2020，17（3）：305-309.

［88］夏天，夏寒，张诚，等.互联网＋公共卫生信息服务应用模式研究［J］.中国卫生信息管理杂志，2019，16（5）：521-525.

［89］张诚，蔡任之，刘星航，等.疾病预防控制信息资源规划的设计与实践［J］.中国卫生信息管理杂志，2017，14（2）：174-178.

［90］张诚，夏天，毛丹，等.疾病预防控制信息化建设标准体系研究及应用［J］.中国卫生信息管理杂志，2022，19（1）：58-62，73.

［91］道理，夏天，张诚，等.新时代上海市疾病预防控制体系的信息化建设［J］.中国卫生资源，2022，25（1）：126-128.

［92］徐鹏.我国突发公共卫生事件处置工作规范及其支持系统研究［D］.上海：复旦大学，2007.

［93］戴建兵，王磊.特大城市重大突发性公共卫生风险防治研究［J］.科研管理，2020，41（8）：229-239.

［94］金其林，许建，徐斌，等.国外卫生应急体系建设的启示与借鉴［J］.中国医药指南，2012，10（33）：365-367.

［95］赵姗姗.新医改背景下疾病预防控制机构职能建设研究［D］.南京：南京大学，2016.

［96］张刚鸣.2002—2018年我国的公共卫生治理变迁［J］.中国卫生事业管理，2021，38（7）：507-510.

［97］邓绍林，孙丁，李幼平，等.从循证医学角度看成都市公共卫生体系建设［J］.中国循证医学杂志，2004，4（3）：187-193.

［98］李娟.公共卫生突发事件应急管理对策研究［D］.成都：电子科技大学，2006.

［99］张毅.广西城市突发事件应急管理存在的问题与对策研究［D］.桂林：广西师范大学，2007.

［100］文献英.论突发公共卫生事件的危机管理［D］.成都：四川大学，2007.

［101］吴凡.上海公共卫生30年的实践与启示［J］.上海预防医学，2019，31（1）：3-7.

［102］高秀，吴凡，梁鸿，等.超大城市公共卫生社会治理体系之群防群控机制探索研究［J］.中国初级卫生保健，2022，36（5）：17-19.

［103］睦建.临床医学导论［M］.2版.南京：江苏凤凰科学技术出版社，2017.

［104］翟铁民，张毓辉，万泉，等.基于"卫生费用核算体系2011"的中国卫生费用核算方法学研究［J］.中国卫生经济，2015，34（3）：9-11.

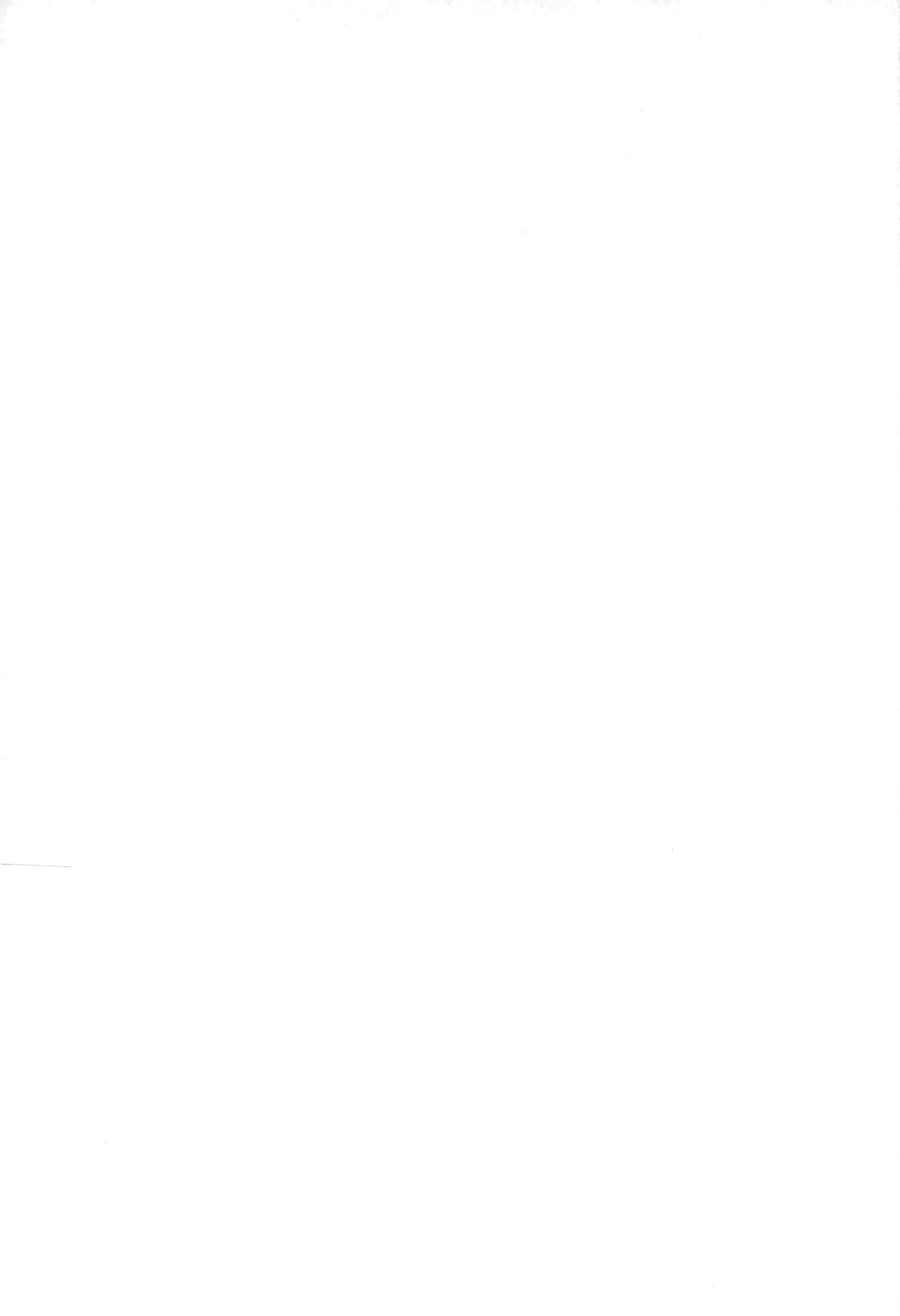